从中医看中国文化

李建民／著

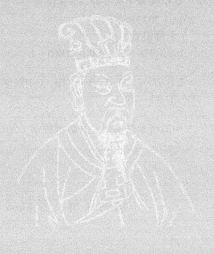

名师讲堂 MASTER'S LECTURES

07

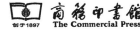

创于1897　商务印书馆
The Commercial Press

图书在版编目(CIP)数据

从中医看中国文化 / 李建民著 . —北京：商务印书馆，
2016（2023.3 重印）
（名师讲堂）
ISBN 978 - 7 - 100 - 11860 - 6

I.①从⋯　II.①李⋯　III.①中医学—普及读物
IV.① R2 - 49

中国版本图书馆 CIP 数据核字（2015）第 306325 号

从中医看中国文化

李建民　著

商 务 印 书 馆 出 版
（北京王府井大街36号　邮政编码100710）
商 务 印 书 馆 发 行
北京捷迅佳彩印刷有限公司印刷
ISBN　978 - 7 - 100 - 11860 - 6

2016 年 3 月第 1 版　　　　开本 710×1000　1/16
2023 年 3 月北京第 3 次印刷　印张 23¾
定价：96.00 元

目　录

序

　　"中国文化"给予我个人最初的意象竟然与"沙漠"有关联。我是在台湾南部乡下长大的。1970年代末，求知似渴的年纪，我在那个城市街角旮旯的书报摊，找到一本台北运来的杂志《仙人掌》。标题醒目："中国未来动向"、"中国的出发"……沙漠中开花的"仙人掌"，文化沙漠里的中国台湾。其实我从没见过真实的沙漠。

　　1970年代末，站在城市的电影院前面看大大的剧照，是一种幸福。胡金铨的武侠电影就是我"中国文化"的世界。那是个无穷党争、社盟的想象天地。胡金铨作品的"侠"大多有长长的官衔。《天下第一》（1983）的男主角张伯谨是个医生，全片百看不厌的是针灸治病的游刃场景。这个电影故事由后周世宗寻找民间医生治病而展开的。"武侠"其实讲的是政治权斗，也是政治智慧。

　　1980年代初，我北上当兵，在一条叫"重庆"的街道买了一本小册子《通鉴选注》。那时台湾出版商人翻印的国学书籍，都改了书名、作者名。这个读本的作者瞿（蜕）园先生是谁呢？小书有作者长长的序，剪裁衬帖的古文，清楚明白的白话注解，贯穿战国到五代的历史关键事件的解说，是中国史的极佳入门。后来知道此作品的作者"瞿蜕园"有着"通人"洞见，便尽所能找了他所有的著作浏览一过。《通鉴选注》给我的一个启示，中国文化的主轴是"政治"。

不仅中国文化的主轴是政治，连中国最好的诗也很"政治"。我在台湾大学求学时，读过一些"史学方法"的书，其中最为难忘的是洪业的《我怎样写杜甫》。这是一本 57 页的小册子。直到现在，这本小书仍是我推荐给学生的"治史"启蒙书。洪先生告诉读者如何以 374 首杜诗来写杜甫的历史。这位曾"卖药都市"的诗人，作品一往情深而不愆于义。洪业先生说杜诗至情的一面在"忠君爱国"。

中医（广义）的《黄帝内经》也是政治智慧之书。它是一个侠的世界。治身、治国二而一。医者意也；政治也是一个"意"。《素问》无疑的应与《论语》、《庄子》、《红楼梦》成为中国人的生命经典，终身以为师资。中国文化所结的"同晶体"（isomorph）是中医的自衍、滋生的体系。中医比附成"科学"是骆驼看做马肿背。中医是历来中国人如何过好的生活的智慧。

中国文化主要的两大流派，都与"政治"的关怀有关。一是带有目的或伦理性的，如儒家等。一是"技术流派"。今天我们重新理解中国文化，不能只提倡儒家思想，那即是一座倒立的庞大金字塔而无法立起来。通过中医的历史"移感"重看自己的文化是一种方式。

章太炎即将中医列为"哲学"。在其命名为《菿汉》的几本小书，可作为一部中国文化史散论。章氏以为百家技艺有与儒术相通者，如按摩、剑术等都讲求调气习定的道理。又论张仲景，主要是饮食养生日用，每令节俭，无令暴疾，及季节的生活习惯。他推崇中国医学《伤寒论》一支独尊，如"肠痈"服用大黄牡丹汤，效果不下于手术。

中国医学史有两个重要转型时期，一是南宋，一是明末清初。前者的特色是内在化，中医并不在技术上突破，而更追求身心修为及内证。这在现代医学科技发达的后现代，别具意义。南宋代表的是王硕《易简方》一系的医学流派，其精神流风一直存在。其次，中医所谓"复古"，真正是从明末开始的。中医的"古"只是一个"如"（as）字。我们试图在历史找"那诠释的如"（the hemeneutical as），心摹手追。我们重看了中国文化，相信曾经不相信的，就像"开始"看见那样来观看许多事物（believing is starting to look a lot like seeing）。

我较早阅读的一本医学史，有王吉民的《中国历代医学之发明》。王先生是西医，却欣赏中医。他的医学史有一节"游戏"，游戏也是医学。后来我的硕士论文的灵感即本于此。文化的原创力往往出自悠闲、游戏而有余裕。

犹太思想家 Romano Guardini 曾经以"群众人"（mass man）来形容我们现代人。群众人是一群被现代科技与"理性抽象化"所掌控的人们。群众人只顺服机器、技术的身体感，与抽象计划的生产模式。群众人逐渐失了"位格"（personality），失去"人"的存有价值。中国大陆新一波文化工程是对物化（fetishized）的人及其关系的救赎。

我们以"中医的"眼光，重看中国文化，仿佛是"熟悉化"的持续过程。熟悉化是波斯纳（Richard A. Posner）所说的"原创"。"熟悉"（heimlich）不仅是中国文化中隐藏的一面重新理解。熟悉也有"本土的"意思，中国的本土。理解中国文化必须"中国化"。这听起来似乎很奇怪。但中国文化的复杂与内在张力，往往就是在改写的"陌生化"（defamiliarization）的情景，作为正负情愫的嘲弄对象。我们都认为"太熟悉"中国文化的某些本质了。而"熟悉化"是用熟悉的事物如中医日常生活形态（不是医学专业），去理解业已"陌生的"中国文化而诉合无间。这是作者硁硁自守不敢强作解人的。

中国医学有明暗。中医不只是看病把脉、技术的。文化的戥秤上，我更喜欢阁暗、隐去不谈的部分。于是我们到达那最昏黑的一角，面对面，看见中国文化的优美与韧性；那曾经使我们失去本土身份，使我们分裂的争论的历史长流里。我们找回对中国文化的"敬畏意识"，共同对着文化存有意识而新奇惊讶，就好像再一次注视了不落凡近、无穷无尽的天空星体。

李建民

2013 年 12 月 11 日

另类医学？反思中医文化

1 "国学"与中医文化通识

自 1990 年代初至今，中国持续着"国学"的热潮。这股热潮不仅活跃于文化、学术界，而且扩及地方、社会团体。李零将过去二十年的国学热形容为"一种近似疯狂的离奇现象"。他似乎视这股不小的潮流，是一个政治化的"举国"狂热。但也不能否认，在其中有个人或团体为传统价值系统的起信及安身立命之道，自发地寻求精神资源。李零在《去圣乃得真孔子》中提到中医，意思是"新儒家"之类的思想流派的"精神胜利法"与中医相同："它要保留的只是内圣，就像中医，丢了地盘，最终还要领导西医——在理论上领导西医。"[1] 这是说中医的技术"地盘"不行、最终只能讲一些理论高调吗？

中国文化传统包括"中医"，不但极为丰富、复杂，而且存有不同的层次；我们在客观地寻求理解的同时，也不断地做理性的反省。我即想利用余英时先生《"国学"与中国人文研究》一文，对"民国"时期"国学"研究的分期，及不同阶段研究的特色及成果，以作为当下"国学热"的借鉴。[2]

余英时先生将"民国"时期的国学运动分为两期：第一期是清末至 1917年；第二期是 1917 年至 1949 年以前。这两大段落的分水岭，大致是以"新文化运动"为划界的。先说国学研究第一期。

1　李零，《去圣乃得真孔子：〈论语〉纵横谈》（北京：三联书店，2008）。

2　余英时，《"国学"与中国人文研究》，《人文与民主》（台北：时报文化，2010）。

清末以来的学人以"国学"来作为与"西学"的对照，但也以为西学应该与国学融会贯通。梁启超即说："今日欲使西学之真精神普及于祖国，则当转输之任者必邃于国学，然后能收其效。"（《饮冰室文集》）这种情况也出现在近代中、西医学。王国维也说："余谓中西二学，盛则俱盛，衰则俱衰。风气既开，互相推助。"（《观堂别集》）而中、西医学同时地进入"盛则俱盛"的阶段。西医对中医的影响在这个时期，已不像历史上几个时期只在一枝一节之上，而是更为系统、全面的。

国学研究的第二期，可以胡适 1922 年在北大《国学季刊》所写的宣言为代表。这篇宣言认为国学最重要的使命，是要对过去的中国文化进行"专史式"的系统研究。余英时先生说："国学研究必以建立中国文化史的整体架构为最终归宿"。[1] 这一规划对今天的国学热或许仍具有导向的意义。中国医学史作为不可忽略的"专史"之一，与整体的中国文化史应有更为有机的连接。

第二期的国学研究还有两项特色。其一是胡适所提倡的"科学方法整理国故"。其二是西方人文社会科学的分科全面进入到中国的高教体系之内。这两种情况，在中医学术、教育也有类似的情况。特别是以科学、实验室的方式来解释、证明中医的理论。不过，中、西医尽管不断寻求会通、结合，但在许多关键处多是二水分流的局面，而"互相推助"的趋势却无疑更加紧密。

在具体的研究成果上，国学研究的第一期，章太炎、廖平都有相当丰富的医经、医史的著作。章太炎《论宋人煮散之得失》讨论古今用药权量之变化，涉及宋人改汤剂为煮散的历史背景："宋人所以创为煮散者，盖由五代分裂之际，远方药物，致之不易，于是减省用量，而以散煮服之。治及宋时，遂为常法。"[2] 南宋煮散风气渐渐式微，取而代之的是以饮片为原料的汤剂。[3]

廖平曾辑录、评述中医的文献二十余种，题为《六译馆医学丛书》。他

1　余英时，《"国学"与中国人文研究》，页 48。

2　章太炎，《章太炎先生论伤寒》（北京：学苑出版社，2009），页 133。章氏医史作品，见《章太炎全集（八）》（上海：上海人民出版社，1994）。

3　郑金生，《药林外史》（桂林：广西师范大学出版社，2007），页 180~183。

的著述将医学与经学交互会通。例如，《分方异宜考》论医书的五行之学，"若医家专门切要之事，则详经络，考部位，识病名，知针药，于《内经》中取其切要者，不过二三十篇。其通论治国，医人皆所合通者，不过三四十篇。其高深玄远之《阴阳大论》，与政治阴阳五行家之专篇，则尽可束之高阁，书少功多，庶乎可以自得？收五行之归经学，日辟国万里，治法可以重光。"[1]简言之，医书多言治国之道，经学史研究也应留意古医家之论述。廖平又说："古者经学政法专书，多说人身脏腑。《五经异义》、《白虎通》、《五行大义》、《淮南》、《申鉴》，皆是也。医道通于政治，如《十二官相使篇》，其尤著者也。"[2]可见经学之书言人身脏腑，不专为治疗；政法与医学两者貌似神离，用殊理同。

廖平又将《黄帝内经》的内容，析分为"政治、医诊二大派"；这本经典之所以兼言天道人事者，"《内经》本为皇帝外史所掌，旁涉于医"[3]这些说法，正如匡衡说诗可以解人颐。他认为《内经》治病的专篇，《小针解》、《针解》、《八正神明论》、《阳明脉解》、《脉解》等五篇，"历来解家未能合之以成两美，大抵分篇作注，不免肢解全牛。"[4]因此，他主张将上述五篇合读，以相得益彰。

国学研究的第二期，陈垣、柳诒征、吕思勉等几位国学大师都有中医文化研究的相关著作。陈垣的医学史的论文很多，主要发表在《医学卫生报》、《光华医事卫生杂志》等刊物。他的医学史研究，多具现实之意义。如《释医院》一文，追溯"吾国医院之制，盖起于六朝矣"。自此以降，唐有"养病坊"，宋有"安济坊"，金元有"惠民药局"等，这些都是官方设立为治疗贫民之疾的。陈垣先生说中国人历来有"以医院为不详者"的禁忌，与西人心态不同。[5]他说住

1　廖平，《廖平医书全集》（天津：天津科学技术出版社，2010），页1332。

2　廖平，《廖平医书全集》，页1351。

3　廖平，《廖平医书全集》，页1358。

4　廖平，《廖平医书全集》，页1357~1358，黄镕序。

5　陈垣，《陈垣早年文集》（台北："中央"研究院中国文哲研究所，1992），页238~242。

医院有时为必要："有病须施行手术者必须入医院"，"有病能传染家人者必须入医院"。[1] 医院的历史，与"现代"医疗技术、卫生制度的革命有密切关系。

柳诒徵在其代表作《中国文化史》，包含中医药文化的发展。举例来说，柳诒徵认为中医早期重视解剖、手术，外科发达；有人认为中医治疗倾向"内治"并不正确。他说："盖古人精于全体之学，剽杀剖割，初非异事，与今世西人之治病相同。"又说："后世独祖张机，于一切病，惟恃诊脉处方之术，是汉代实古今医法变迁之枢。"[2] 所以，以"诊脉"、"处方"（汤剂）为主流的"方脉"（内科）一支，并不足完全说明中国医学之全貌。中医在骨伤科、疡医也有独特的传统。

吕思勉的《中国文化史》的"文化"不是狭义的学术技艺，而是"一切人为的事都包括于文化之中"。[3] 这本书是以各类专史如政体、刑法、实业等攀上"通史"写作的宏构。他在为近代医学史大家谢观撰写的传记《谢立恒先生传》（1935），即叙述兼通医术的儒者传统："君于医，虽不以是为业，顾自幼熟诵医经、经方，长而浏览弗辍，亲故有疾，或为治疗，遇儒医、世医、若草泽铃医，有一技之长者，必殷勤询访讨论，未尝一日废也。"[4] 谢观肄业于东吴大学，习地理之学；年少曾从马培之门下学医。吕思勉说，"予尝与君上下其论议"，[5] 国学与医学应可对话、相通。

可见，大师们（他们都不是执业医生）的眼光与今日"内史"取向的研究者或有不同，不少仍具参考价值。从他们所关怀的如外科、医院、儒医等课题，及提出的洞见，显示了极为独特的视野。

余英时先生回顾第一、第二期的国学研究，指出当今国学研究的处境、脉络："我要郑重地指出，一方面由于西方中心论、科学主义走向式微，而另

1　陈垣，《陈垣早年文集》，页 240~241。

2　柳诒徵，《中国文化史》（台北：正中书局，1993），页 416~417。

3　吕思勉，《中国文化史》（北京：北京大学出版社，2010），页 9。

4　谢观，《中国医学源流论》（福州：福建科学技术出版社，2003），页 2。

5　谢观，《中国医学源流论》，页 4。

一方面文化多元论已逐渐成为人文、社会科学界的共识，国学作为一门学术已不再有消解于西学之中的危险。中国自有一个源远流长的人文研究传统，这一传统虽在近百年中受过西学的不断刷新，却仍然未失其原有的文化身份（cultural identity）。"[1] 在此我并无意倡说"医学多元论"，以免误导视听；但中医经过百年来的纷扰、打击终究保持住其"文化身份"，这一点是我个人所深信的。德国学者蒋熙德（Volker Scheid）最新的论著可以支持这个看法。

蒋熙德的新作 Currents of Tradition in Chinese Medicine, 1626~2006（《孟河医派三百年》），探讨江苏武进镇孟河起源的一个中医流派史及其相关分支的兴起、扩展的漫漫过程，时间长达四个世纪。[2] 孟河学派的历史可以分三个阶段：从 17 世纪初叶，费氏家族迁至孟河始，通过血缘、婚姻、师弟及其他社会、政治网络，逐渐由孟河往上海扩散，形成错综复杂的医学家族（medicinal lineages）。第二阶段，在上海名医丁甘仁的提议下正式出现了"孟河学派"这一名词；而以上海为民国时期的医学中心，这个学派产生了"分歧的现代性"的微妙变化。如利用传统乡籍的关系建立新的医学校、团体及学术期刊。而传统"国粹"（national essence）的潜移默化，及追求儒医道德的理念已在这一阶段现代化的过程持续扮演重要的角色。

第三阶段是 1949 年以后，中医的发展受到国家的支持，以及政治、现代化的持续要求。相对来说，前两阶段的家族、社会关系网络受到很大的弱化。中医的传统虽然经历多次强烈的变迁但却保持一定的稳定结构。所谓传统是一套文化体系的保存、继承与改造。而文化是意义创造的具体实现，中医本身蕴含的意义结构不只是其技术的基础，同时也贯穿传统文化的主要内容。

一个封建社会的知识分子应该读哪些书？ 1870 年代的张之洞《书目答问》所建议的书单包含中医经典。《书目答问》挑选的中医典籍以唐以前为断限，一共十三部。[3] 有些中医典籍，非专家也应该读，这不是张氏个人之见解。

1　余英时，《"国学"与中国人文研究》，页 63。

2　蒋熙德，*Currents of Tradition in Chinese Medicine, 1626~2006*（Seattle：Eastland Press, 2007）。李夏亭主编，《孟河医派三百年》（北京：学苑出版社，2010）。

3　张之洞、范希曾，《书目答问补正》（台北：新兴书局，1962），页 139。

近代四川国学大师刘咸炘在《学略》中提示一般读者：“《素问》为理祖，非专门亦可读。李时珍《本草纲目》可考草木名类形状，亦有益于学者。”[1] 粗备国学常识的现代公民应该可以读《素问》原文。所谓的“理祖”，是指《内经》提供了养生、治病甚至修养、治国的规律。这里的“非专门”、“学者”，指的不是执业的中医师，而是中医在技术层面以外，其知识系统可能成为更多人的“文化通识”。这在传统社会称之为“士大夫之学”，指的是“略观大意”、“存其大体”的读者及做人境界。[2] 它与“专业”、“专家之学”不同，强调的是对国学中的各类学问的贯通、综合。“文化通识”希望培养现代公民对公共事务、日常生活的判断能力与人文修养。段逸山先生说，“由儒而医的现象”非常普遍存在于整个中国医学史中。[3]

本章的论旨，不是通过国学来理解中医，而是中医本身即是国学的核心文化资源之一。中医与儒道是国学的一体两面、不可偏废。而我们为现代人所做的不同层次中医文献及历史研究，其最终目的都是为了达成“中医文化通识”的深化及普及。

2　古典医学的知识根源

　　文信侯曰：尝得学黄帝之所以诲颛顼矣，爰有大圜在上，大矩在下，汝能法之，为民父母。盖闻古之清世，是法天地。

——《吕氏春秋·序意》[4]

　　岐伯曰：法往古者，先知《针经》也。验于来今者，先知日之寒温、

1　刘咸炘，《学略》（上海：华东师范大学出版社，2004），页 66。
2　余英时，《士与中国文化》（上海：上海人民出版社，2004），页 596。
3　段逸山，《段逸山举要医古文》（天津：天津科学技术出版社，2010），页 3。
4　王利器，《吕氏春秋注疏》（成都：巴蜀书社，2002），页 1209~1211。

月之虚盛，以候气之浮沉，而调之于身，观其立有验也。

——《素问·八正神明论》[1]

古史传说与知识传承

有些现代的中医师说，中医云云是一门"经验"医学。然而有哪一种传统医学没有经验的层面？巫术、仪式性的医疗也可以宣称自己是具有经验事实，并且历经长期积淀而有验效的。那么，中医知识真正的特色在哪里？

什么又是"经验"？当我们说一个医生很有经验时，这个经验意指直接、个人与证据性的，同时也蕴含其对个别病人有一连串切身的经历。因为医生治疗的对象不仅是"人"，而且是个别的人。临床的判断力无法靠共相的知识专擅，因为医生必须不断面对新的状况做出判断。而医生的经验受历史约制，特别是经典提供了诠释经验的范式。换言之，经验即诠释，是以历史传统为中介的"经验"。

现代中医的"经验"，不是完全脱离经典传统（特别是早期传统）的独立源泉。

关于中国早期医学的探讨，由于1970年代大量出土文献而方兴未艾。[2] 传世医学文献的断代与核心医学观念的重写与重建，成为中国医学史研究的显学。[3] 其中，特别值得深入的是，不同历史氛围的主导性思想及制度与医学技术之间，所产生的呼应与唱和。例如，徐复观即认为《吕氏春秋》是认识汉代学术与政治的骨干，"离开了《吕氏春秋》，即不能了解汉代学术的特

1　龙伯坚、龙式昭，《黄帝内经集解·素问》（天津：天津科学技术出版社，2004），页372。参见龙伯坚遗作《黄帝内经考》，页1157~1293。

2　马继兴，《中医古典文献遗产实物发掘与继承研究的重要价值》，收入江润祥编，《现代中医药之教育、研究与发展》（香港：中文大学出版社，2002），页73~87。

3　韩健平，《经脉学说的早期历史：气、阴阳与数字》，《自然科学史研究》23卷4期（2004），页326~333。

性",其思想以渗透融合之威力,在这段时期发生了几乎无孔不入的指导性作用[1],当然包括医学思想在内。

《吕氏春秋》发挥人君养生之旨,在全书占相当重的分量。养生可以"全其天",并与天地及天下相通感。[2]《吕氏春秋》的作者吕不韦(文信侯),将其书依托于黄帝教诲颛顼的圣言;上述的养生长寿与推历建制、效法天地的原则是一致的。王利器在其具有界碑性《吕氏春秋》疏证的工作,以"春秋、素王、大一统"指出这本书的题旨为"治历明时"、"上观尚古"[3],这种政治的宇宙论里,养生、物理、政事搏为一气。吕不韦将这种思想著作追溯于"古之清世"的帝王。

古典医学的知识传承也氤氲在古史传说中。[4]《黄帝内经》[5]关乎生命奥秘的言说,以黄帝为中心,有五师(岐伯、伯高、少师、少俞、鬼臾区)一徒(雷公)的应对问答;[6]一如《吕氏春秋》把"古之清世"作为创作的黄金盛世,《内经》"法往古者"也归于古代圣人所遗传的《针经》。[7]《内经》的医学论述不仅以黄帝君臣的格式展开,人体与国家的感应理论更饶富政治意涵。[8]正如席文(Nathan Sivin)教授所指出的:"他们创建的体系,不仅是一

---

1 徐复观,《〈吕氏春秋〉及其对汉代学术与政治的影响》,收入氏著,《两汉思想史》卷二(台北:台湾学生书局,1993),页1~83。又,丁原明,《黄老学论纲》(济南:山东大学出版社,1997),页201~211;刘殿爵,《〈吕氏春秋〉的贵生论》,收入氏著,《采掇英华》(香港:中文大学出版社,2004),页243~258。

2 徐复观,上引书,页34~40、41~48。

3 王利器,《吕氏春秋注疏》页8。

4 古史传说的新研究,裘锡圭,《新出土先秦文献与古史传说》,收入氏著,《中国出土古文献十讲》(上海:复旦大学出版社,2004),页18~45。

5 席文(Nathan Sivin),《黄帝内经》,收入鲁惟一主编,《中国古代典籍导读》(沈阳:辽宁教育出版社,1997),页206~228。

6 山田庆儿,《中国古代医学的形成》(台北:东大图书公司,2003),页19~36。

7 廖育群,《岐黄医道》(沈阳:辽宁教育出版社,1992),页73~75;龙伯坚,《黄帝内经概论》(上海:上海科学技术出版社,1980),页82。

8 金仕起,《论病以及国——周秦汉方技与国政关系的一个分析》(台北:"国立"台湾大学历史学研究所博士论文,2003)。

个政治体系，也是一个宇宙体系和一个人体系统。我们必须理解这个体系的多重性质，特别要理解为什么在各种科学独立发展之后，这种有政治意味的系统还如此有吸引力。"[1]这种医学的文化多样体，无疑是我们探索古典医学的核心所在。

"禁方"时代——秘密的医疗技术

中国医学的起源包围在传说之中。这段医学形成的关键时期有一个明显的特色，就是有关医学的记载极少，医家彼此知识受授的系谱不明；除了扁鹊、淳于意、华佗、张仲景几位名医以外，大多数是传说的人物。而这个时期最值得注意的是出现了"禁方"或"禁方书"这样的概念。当时的医学文献透过秘密的仪式流传；正如索安（Anna Seidel）形容早期图书的机密性："书写文书被一种类似于传统宝物的神圣气氛笼罩。"[2]宝物如玉、贝，在古代是权力的象征。[3]医学文献在这种氛围之下，与其相关的"经验"、"师资"的实质内涵是迥异于后世的。先秦的医学知识主要保留在官府，其隐秘性自不待言。《汉书·艺文志》说的很清楚，"方技者，皆生生之具，王官之一守也。"方技在古代是广义的"医学"，包括房中、神仙之术。顾实解释这段话："《晋语》赵文子曰'医及国家乎？'秦和对曰'上医医国，其次疾，固医官也。'盖古医字亦作毉。上世从巫史社会而来，故医通于治国之道耳。"[4]当时官府的医学活动，在《左传》、《周礼》等书略有反映。[5]但系统性的医学论述大致是战

1　席文，《中国、希腊之科学和医学的比较研究》，《中国学术》总第 9 辑（2002），页 125；中山茂，《历史とての学问》（东京：中央公论社，1974），页 31~81；G. E. R. Lloyd, *The Ambitions of Curiosity: Understanding the World in Ancient Greece and China*（Cambridge: Cambridge University Press, 2002），特别是页 126~147。

2　索安，《国之重宝与道教秘宝——谶纬所见道教的渊源》，《法国汉学》4 辑（1999），页 50。

3　江绍原，《中国古代旅行之研究》（上海：商务印书馆，1937），页 1~2。

4　顾实，《汉书艺文志讲疏》（台北：台湾商务印书馆，1980），页 254。

5　李建民，《死生之域——周秦汉脉学之源流》（台北："中央"研究院历史语言研究所，2000），页 120~138。

国以下民间私学的产物。巫者的职事之一为治病，[1] 但历来并没有留下系统的、持续的医疗论述；巫、医分流，后者必须依赖典籍以宣其专门之学。不过，由医学教授的程序来看，犹有巫史时代之遗绪。让我们重新理解《史记·扁鹊仓公列传》的故事。

"禁方"或"禁方书"的"禁"有秘密的意思，并带有咒术的色彩。就医学知识的传授而言，师徒之间并没有亲自传授经验而是传授秘书。这是医者对其知识来源的自我呈现，未必是虚构的。长桑君观察扁鹊长达十数年，判断其有无习医的天赋而后倾囊相授：

> （扁鹊）少时为人舍长。舍客长桑君过，扁鹊独奇之，常谨遇之。长桑君亦知扁鹊非常人也。出入十余年，乃呼扁鹊私坐，间与语曰："我有禁方，年老，欲传与公，公毋泄。"扁鹊曰："敬诺。"乃出其怀中药予扁鹊："饮是以上池之水，三十日当知物矣。"乃悉取其禁方书尽与扁鹊。忽然不见，殆非人也。扁鹊以其言饮药三十日，视见垣一方人。以此视病，尽见五藏症结，特以诊脉为名耳。[2]

上文特别值得注意的是书籍在知识传授过程的核心角色，以及授书仪式中"毋泄"的禁令。扁鹊在接受长桑君的秘仪之后，拥有透视人体脏腑的特殊技能，强调诊断在整个医疗过程的重要性。《史记》所收录三则扁鹊病案都涉及诊断，这种重视"决死生"的本事与巫者占病的传统有一定的联系。[3]

---

1 赵璞珊，《〈山海经〉记载的药物、疾病和巫医——兼论〈山海经〉的著作时代》，收入中国《山海经》学术讨论会编，《山海经新探》（成都：四川省社会科学院出版社，1986），页 264~276。又，战国医人特色，见陈直，《战国医人小玺汇考》，收入氏著，《读金日札》（西安：西北大学出版社，2000），页 239~245。

2 司马迁，《史记》（台北：鼎文书局，1984），页 2785。

3 Donald Harper, "Physicians and Diviners: The Relation of Divination to the Medicine of the Huangdi neijing（Inner Canon of the Yellow Thearchy）", *Extrême-Orient,Extrême-Occident* 21（1999），pp.91~110.

授书仪式的程序中，凸显师资的主动性；长桑君言"我有禁方"，表达自己掌握不为人知的技术。《史记·封禅书》也提及汉武帝时期的方士栾大"贵震天下，而海上燕齐之间，莫不搤捥而自言有禁方，能神仙矣。"[1]此处也说明方士"自言有禁方"，似强调传授者的师资身份。孰知长桑君何许人也？李伯聪说："长桑君传禁方书与扁鹊后，'忽然不见，殆非人也。'简直竟是一个巫师的形象了。同时所谓'禁方书'，其具体内容已无从得知，但既曰'禁方'，可推知其内容必有一部分为'禁咒之方'。"[2]从授书仪式服药、饮用上池之水等，除了典籍之外，应该还有医事器械（如针砭）与口诀相传。

扁鹊所授医书的内容并不清楚，稍晚淳于意已经可以读到"扁鹊之脉书"，[3]《汉书·艺文志》簿录《扁鹊内经》九卷、《扁鹊外经》十二卷。[4]这些禁方书后世散佚，在当时则是习医的规范。司马迁《太史公自序》："扁鹊言医，为方者宗，守数精明，后世循序，弗能易也。"[5]这里的"守数"，包括作为原则性的医典在内，《素问·疏五过论》："圣人之术，为万民式，论裁志意，必有法则，循经守数，按循医事，为万民副。"[6]又云："守数、据治，无失俞理。能行此术，终身不殆，不知俞理，五藏菀熟，痈发六府。诊病不审，是谓失常。谨守此治，与经相明。"[7]医者把握医学的原理（"守数"）往往与明白经旨并行。师徒关系通过授书而确立，而典籍的拥有者同时也扮演文本诠释、经验传授者的角色。换言之，典籍、师资、经验是三而一的。

什么是"书"？[8]这一时期的书籍观念又是什么？在战国秦汉的葬俗中，书籍作为陪葬品，无疑是新兴的文化现象。而在作为陪葬品的书籍中，技术

1　司马迁，《史记》，页1391。

2　李伯聪，《扁鹊和扁鹊学派研究》（西安：山西科学技术出版社，1990），页107。

3　司马迁，《史记》，页2794。

4　陈国庆，《汉书艺文志注释汇编》（台北：木铎出版社，1983），页226。

5　司马迁，《史记》，页3316。

6　龙伯坚、龙式昭，《黄帝内经集解·素问》，页1108。

7　龙伯坚、龙式昭，《黄帝内经集解·素问》，页1114。

8　参见李零，《三种不同含义的"书"》，《中国典籍与文化》2003年1期，页4~14。

书包括医学文献数量之丰富也是令人印象深刻的。文献通过礼仪程序所带来权威的内在，有待我们进一步挖掘。

以授与"禁方书"的知识传授形态也见于淳于意师徒之间。淳于意习医主要受业于公孙光与阳庆二人。公孙光保有古代医学的抄本，淳于意经由授书仪式取得一批秘书及口授心法：

> 臣意闻菑川唐里公孙光善为古传方，臣意即往谒之。得见事之，受方化阴阳及传语法，臣意悉受书之。臣意欲尽受他精方，公孙光曰："吾方尽矣，不为爱公所。吾身已衰，无所复事之。是吾年少所受妙方也，悉与公，毋以教人。"臣意曰："得见事侍公前，悉得禁方，幸甚。意死不敢妄传人。"居有闲，公孙光闲处，臣意深论方，见言百世为之精也。[1]

这里同样有师徒之间不得妄传、泄露的禁令。从淳于意自述来看，公孙光多次授书，并非一次尽传其技。而且，师徒切磋，"深论方，见言百世为之精也"，也就是讨论历代医书的精义所在。淳于意转益多师，经公孙光推荐之后，拜其同门弟兄阳庆为师，前后三年之久：

> 臣意即避席再拜谒，受其《脉书》、《上下经》、《五色诊》、《奇咳术》、《揆度》、《阴阳外变》、《药论》、《石神》、《接阴阳》禁书，受读解验之，可一年所。明岁即验之，有验，然尚未精也。要事之三年所，即尝已为人治，诊病诀死生，有验，精良。[2]

淳于意接受另一批医学秘籍；但阳庆要求他遵守一个条件："尽去而方书，非

1　司马迁，《史记》，页 2815。

2　司马迁，《史记》，页 2796。

是也。"[1]可以推测:公孙光与阳庆各自有若干医学抄本;公孙光中年时也想得到阳庆秘藏之书,但阳庆不肯给。淳于意之后也教授数名弟子,各得其技(书)之一偏。淳于意的六位弟子中,其中三位是由官方派来习医(高期、王禹、唐安)。这些与淳于意习医的学生及其后继者,大概活动于西汉中晚期及稍晚,其手中保留的秘籍经过二、三代的转抄复制,必有掺伪或传讹。而且,这些秘传方式只要中间若干人不守相关禁令,即可能将文本外流而产生各种传本。由马王堆医书、张家山医书与绵阳经脉木人模型等与淳于意师徒同时代的出土医学文献来看,当时的贵族、官僚也占有部分医疗资源。在淳于意的"诊籍"(病案)也记载一位宦者平,"平好为脉,学臣意所,臣意即示之舍人奴病";[2]这些口授的医理若进一步写成文字,则医学典籍的分化与流传益现纷杂。

而淳于意的病案也以引用既有典籍、师说作为诊断疾病的主要根据,而"众医"也就是同时代其他医生的说法多为负面教材。例如:

> 阳虚侯相赵章病,召臣意。众医皆以为寒中,臣意诊其脉曰:"迥风。"迥风者,饮食下嗌而辄出不留。法曰"五日死",而后十日乃死。病得之酒。所以知赵章病者,臣意切其脉,脉来滑,是内风气也。饮食下嗌而辄出不留者,法五日死,皆为前分界法。后十日乃死,所以过期者,其人嗜粥,故中藏实,中藏实故过期。师言曰:"安谷者过期,不安谷者不及期"。[3]

明显可见,医生个人经验是建立在文本及老师相关的解释。上文中的"法曰"、"分界法",在淳于意其他的病案皆称为"脉法"、"诊脉法"、"诊法"、"论

1　司马迁,《史记》,页2796。

2　司马迁,《史记》,页2806。

3　司马迁,《史记》,页2803。

曰"、"经解"、"脉法奇咳言"等，[1] 即诊断的纲领性文本。换言之，淳于意的经验是以正典为中介的经验。他在诊断齐阳虚侯的病时，认为"诊之时不能识其经解，大识其病所在。"[2] 这里的"经"，正如张舜徽所说："书籍之以经为名者，初不止于几部儒家经传而已。盖经者纲领之谓，凡言一事一物之纲领者，古人皆名之为经，经字本非专用之尊称也。故诸子百家书中有纲领性之记载，皆以经称之。"[3] 在今本《黄帝内经》所引书之中也有《针经》、《上经》、《下经》等引经之例。[4]

书籍、师资、经验是三而一的。淳于意解释如何使用《脉法》，及其个人经验与"诊籍"的关系：

> 古圣人为之《脉法》，以起度量，立规矩，县权衡，案绳墨，调阴阳，别人之脉各名之，与天地相应，参合于人，故乃别百病人异之，有数者能异之，无数者同之。然《脉法》不可胜验，诊疾人以度异之，乃可别同名，命病主在所居。今臣意所诊者，皆有诊籍，所以别之者，臣意所受师方适成，师死，以故表籍所诊，期决死生，观所失所得者合《脉法》，以故至今知之。[5]

诊籍在此只是为了验证《脉法》而留下的记录。而典籍的作用，如上述是"度量"、"规矩"、"权衡"、"绳墨"，这些都是正典概念下规范或标准的意义。而且，医者别人之脉是在"圣人—天地—人"的论述框架下进行的。或者说，古代医学知识的权威建立在古代圣人之上，同时个人的经验得失也必须以依

1　司马迁，《史记》，页 2797~2813。

2　司马迁，《史记》，页 2812。

3　张舜徽，《爱晚庐随笔》（长沙：湖南教育出版社，1991），页 48。

4　龙伯坚，《黄帝内经概论》，页 79~89。张灿玾主编，《黄帝内经文献研究》（济南：山东中医药大学出版社，2004），页 96~126。

5　司马迁，《史记》，页 2813。

托圣人的文本为规约。

这些思想，在《黄帝内经》里有极为神似的比喻，《灵枢·九针十二原》谈到医学"令可传于后世，必明为之法。令终而不灭，久而不绝，易用难忘，为之经纪"，故立《针经》；[1]《灵枢·逆顺肥瘦》："圣人之为道者，上合于天，下合于地，中合于人事，必有明法，以起度数，法式检押，乃后可传焉，故匠人不能释尺寸而意短长，废绳墨而起平水也"。[2]所谓法式、检押都有规矩、标准之意思。事实上，从淳于意的自述可知，医者人人各有其经验，技艺高下尚有"有数者"、"无数者"的分别，权威性的医籍才是判别得失的标准来源，故说"观所失所得者合《脉法》"。

淳于意论及医学传授的程序是"受读解验"，也就是：受书、诵读、理解及验证几个步骤；基本上，学习医术是围绕着典籍而依序展开。《灵枢·禁服》一篇可与前面扁鹊、淳于意的故事相呼应。《禁服》的"禁"即同于"禁方"之"禁"，事涉秘传授；服者，拳拳服应师说，即医术之事不仅来自师之密授，也有赖师之解说：

> 雷公问于黄帝曰：细子得受业，通于《九针》六十篇，旦暮勤服之，近者编绝，久者简垢，然尚讽诵弗置，未尽解于意矣。《外揣》言"浑束为一"，未知所谓也。夫大则无外，小则无内，大小无极，高下无度，束之奈何？士之才力，或有厚薄，智虑褊浅，不能博大深奥，自强于学若细子，细子恐其散于后世，绝于子孙，敢问约之奈何？黄帝曰：善乎哉问也！此先师之所禁，坐私传之也，割臂歃血之盟也，子若欲得之，何不斋乎？雷公再拜起曰：请闻命于是也。乃斋宿三日而请曰：敢问今日正阳，细子愿以受盟。黄帝乃与俱入斋室，割臂歃血。黄帝亲祝曰：今日正阳，歃血传方，有敢背此言者，反受其殃。

1　龙伯坚、龙式昭，《黄帝内经集解·灵枢》（天津：天津科学技术出版社，2004），页1299。
2　龙伯坚、龙式昭，《黄帝内经集解·灵枢》，页1749。

> 雷公再拜曰：细子受之。黄帝乃左握其手，右授之书，曰：慎之慎之，吾为子言之。[1]

由上可见，在传授过程中有多次授书的可能。老师或先给予入门之书，或有些文本需要进一步的文本解说，因此随着不同学习阶段而有进阶授书的程序。上文即因雷公不明白《九针》的核心题旨而有再一次授书仪式，而掌握典籍者同时也是诠释者及经验的传授者。黄帝提及"此先师之所禁，坐私传之也"，此处的"坐"即获罪之意，"私传"旨在强调得其人乃传，不可藏私。而黄帝的解说也是仪式的核心部分，"左握其手，右授之书"也许还包括了实作的演练。

因此，更高层次的密传是淳于意所说的"解"、"验"的阶段。例如，《灵枢·刺节真邪》论及一种"发蒙"的针刺方法：

> 黄帝曰：刺节言发蒙，余不得其意。夫发蒙者，耳无所闻，目无所见。夫子乃言刺府腧，去府病，何腧使然？愿闻其故。岐伯曰：妙乎哉问也。此刺之大约，针之极也，神明之类也，口说书卷，犹不能及也，请言发蒙耳，尚疾于发蒙也。黄帝曰：善。愿卒闻之。[2]

这种"发蒙"针法，其技巧是在正午之时将针刺入患者的听宫穴，能使针感传至瞳孔，同时耳中也听见进针之声。《灵枢·刺节真邪》解释说："已刺，以手坚按其两鼻窍而疾偃，其声必应于针也。"张介宾说："此验声之法也。"[3]这些技术上的细节，老师所讲、书本所载皆无以取代操作者的心领神会。

上述的针法，叙述针刺所形成的经验与期望，即其声必应于针的可操作

1　龙伯坚、龙式昭，《黄帝内经集解·灵枢》，页1820。

2　龙伯坚、龙式昭，《黄帝内经集解·灵枢》，页2006。

3　龙伯坚、龙式昭，《黄帝内经集解·灵枢》，页2006。

性。在《灵枢》同一篇也在介绍各种针刺技术后，使用文化分类认识、诠释人的身体与疾病，并归结在"用针者，必先察其经络之实虚，切而循之，按而弹之，视其应动者，乃后取之而下之"[1]的总纲之下，医者及其后续者不断地在实践中坚固其信念。

书籍的权威在礼仪程序中得以显现。《黄帝内经》曾用"宝"来形塑医学典籍的特性。《灵枢·玉版》："黄帝曰：善乎方，明哉道，请著之玉版，以为重宝，传之后世。"[2]《素问·气交变大论篇》："帝曰：余闻得其不教，是谓失道。传非其人，慢泄天宝。"[3]《素问·著至教论篇》："医道论篇，可传后世，可以为宝。"[4]在此，书籍并非买卖获得，而是近似政治权力象征的宝物，即《孙子兵法·用间》"人君之宝"，《史记·乐书》"天子之葆龟"，葆与宝同。[5]

医者通过授书仪式而取得习医甚至身份的确定。其中，或有口试或测验。《灵枢·官能》："黄帝问于岐伯：余闻《九针》于夫子众多矣，不可胜数。余推而论之，以为一纪，余司诵之，子听其理，非则语余，请正其道，令可久传，后世无患，得其人乃传，非其人勿言。"[6]学生领受医学秘籍之后，学习众多的医事论述后形成系统的而其使条理分明；张介宾说："一纪者，汇言也。"也就是择别医书中的精华所在。"司（试）诵"是背诵经文，而"推而论之"是在对《九针》的理解之下进而推演阐发。学生背诵医书，考核其对核心医理的了解，故有"子听其理，请正其道"之说。关于此，1983年湖北江陵张家山247号汉简《史律》中，律文有史、卜、祝学童的教育、课试内容，史学童要求"能讽书五千字以上"，卜学童要求"能讽书史书三千字"，而祝学

1　龙伯坚、龙式昭，《黄帝内经集解·灵枢》，页2014。

2　龙伯坚、龙式昭，《黄帝内经集解·灵枢》，页1893。

3　龙伯坚、龙式昭，《黄帝内经集解·灵枢》，页898。

4　龙伯坚、龙式昭，《黄帝内经集解·灵枢》，页1096。

5　王辉，《古文字通假释例》（台北：艺文印书馆，1993），页245~246。

6　龙伯坚、龙式昭，《黄帝内经集解·灵枢》，页1983。

童要求背诵《祝十四章》七千言以上。[1]在《内经》先就入门习医者的背诵、推论医文，考核其为"粗工"、"良工"或"上工"、"下工"。[2]

《灵枢·官能》进一步谈到"任其所能"的测验：

> 雷公问于黄帝曰：《针论》曰：得其人乃传，非其人勿言。何以知其可传？黄帝曰：各得其人，任之其能，故能明其事。雷公曰：愿闻官能奈何？黄帝曰：明目者，可使视色；聪耳者，可使听音；捷疾辞语者，可使传论；语徐而安静，手巧而心审谛者，可使行针艾，理血气而调诸逆顺，察阴阳而兼诸方；缓节柔筋而心和调者，可使导引行气；疾毒言语轻人者，可使唾痈咒病；爪苦手毒，为事善伤者，可使按积抑痹，各得其能，方乃可行，其名乃彰。不得其人，其功不成，其师无名。故曰：得其人乃言，非其人勿传，此之谓也。手毒者可使试按龟，置龟于器下，而按其上，五十日而死矣，手甘者复生如故也。[3]

老师按照学生的禀赋而为之器使，什么样的人可以学针灸，什么样的人可以学导引行气，等等。其中，手毒之人适合按积、抑制顽痹的医事；而谁为手毒者，则有按龟的测试，即把龟置于一种器具之下，被测试者按器上，五十日龟死即是。其他不同人的口、眼、耳等器官的特殊情况，如何检定而任用应该也有测验的方法，以传授其程度不一的典籍及相关的技能。

习医过程有进阶次第，除了背诵典籍、推演经文、择所专攻，也能行有规矩而灵活权变。《素问·示从容论篇》即说明学艺有一定阶段的教学。"示"即示范；"从容"为技能境界之形容。本篇，黄帝为师资，对雷公严厉

1　李学勤，《试说张家山简〈史律〉》，《文物》2002 年 4 期，页 69~72。关于中国古代的讽诵文化，参见 Martin Kern, "Methodological Reflections on the Analysis of Textual Variants and the Modes of Manuscript Production in Early China", *Journal of East Asian Archaeology* 4:1~4（2002），pp.143~181.

2　龙伯坚、龙式昭，《黄帝内经集解·灵枢》，页 1988~1989。

3　龙伯坚、龙式昭，《黄帝内经集解·灵枢》，页 1990~1991。

的指责与质疑，认为他根本不体会经典的精微之处、不会提问、技艺不精等，如"公何年之长而问之少"、"此童子之所知，问之何也？"《内经》中的对话设计，有些篇章相当生动，并不是一例按公式套用，甚至有若干段落不妨说是摹拟当时的教学"实况"。文章中也说，临床上相似病症令人陷入困惑，脾虚浮似肺、肾小浮似脾、肝急沉散似肾等。行医必须把握其中幽微难测之处：

> 帝曰：子所能治，知亦众多，与此病，失矣。譬以鸿飞，亦冲于天。夫圣人之治病，循法守度，援物比类，化之冥冥，循上及下，何必守经？[1]

在此，黄帝的口吻并不是针对初学者；他比喻，庸医治病，就像鸿鸟能飞天一样，千虑一得。法度典籍虽不可废，亦不足泥；何必守经，圣人之至治。

上述禁方的传授，大致是在医学集团师徒之间的秘密传授，至于民间一般人也以传抄的方式流通某些药方。《论衡·须颂篇》："今方板'技'之书，在竹帛无主名，所从生出，见者忽然，不卸（御）服也；如题曰'甲甲某子之方'若言'已验尝试'，人争刻写，以为珍秘。"[2] 药方有不题名，亦有题名者，民间传抄的经验之方疑以前者为多。而有题名之例，如"甲甲某子之方"刘盼遂以为"当是某甲某子之方"，[3] 这里的某甲、某子未必是依托古代圣人，而是医者或传方者的姓名。例如，出土的武威医简等出土简牍，有"建威耿将军方"、"公孙君方"、"吕功君方"、"治东海白水侯所奏方"、"惠君方"、"君安国方"、"漕孝宁方"等。[4] 方有题名，有时为迎合一般人民的心理，因为药

1　龙伯坚、龙式昭，《黄帝内经集解·素问》，页1104。

2　黄晖，《论衡校释》（台北：台湾商务印书馆影印，1983），下册，页855~856。

3　刘盼遂，《论衡集解》（台北：世界书局，1976），下册，页406。

4　张寿仁，《西陲汉代医简方名考》，《简牍学报》12期（1986），页283~284。

方"无主名"或"所从生出",没有人愿意服用。相对于《内经》中师出圣君而严密的授书仪式,这种私自刻写珍藏的作风类似今日所谓的"秘方";而且,药方的"已验尝试"只停留在应用程度,并没有提升到《内经》的理论层次,更谈不上老师的口授心传与技能演练。

先秦医学知识主要保存于官府,具有世袭、隐秘的色彩。战国以下,医学有民间私学,其中扁鹊师徒是以走方医的形态出现在中国医学史的舞台。淳于意也是民间的走方医,不愿接受贵族的聘请。据他自述"不敢往",原因大概是"诚恐吏以除拘臣意也,故移名数,左右不修家生,出行游国中,问善为方数者事之久矣",[1] 可见当时的名医未必向往官僚的生活。无论扁鹊或淳于意授受医术都与"禁方"秘传有关。其中,淳于意的数位弟子里,有三位是由官方派来学习的,一位还在学习半途被请去当侍医。从此,可以推测,淳于意所秘传的若干医书透过上述管道保存在官府。[2] 他个人的诊籍医论因故也成为官方档案。

透过禁方传递医学知识,如果用《内经》的话来总结,即是"循经受业",[3] 张介宾形容这个时代的医学教育即"依经受学"。[4] 这里的"经",具有正典概念下的规范或标准的意义。作为背诵考课、临床应用甚至师徒论辩的医文,有的阐述发明,并由口述而文本化。《素问·解精微论篇》也说:"臣授业,传之行,教以《经论》、《从容》、《形法》、《阴阳》","请问有瞀愚朴漏之问不在经者,欲闻其状",通篇对答即在"经"上打转如"在经有也"、"且子独不诵不念夫《经》言乎"等。[5] 相对于神仙、房中术偏重选择明师,[6] 祝由

1　司马迁,《史记》,页2814。

2　关于汉代医官,见金仕起,《古代医者的角色——兼论其身份与地位》,收入李建民主编,《台湾学者中国史研究论丛:生命与医疗》(北京:中国大百科全书出版社,2005),页1~35。

3　龙伯坚、龙式昭,《黄帝内经集解·素问》,页1122。

4　龙伯坚、龙式昭,《黄帝内经集解·素问》,页1122。

5　龙伯坚、龙式昭,《黄帝内经集解·素问》,页1151~1154。

6　村上嘉实,《中国の仙人——抱朴子の思想》(京都:平乐寺书店,1991),页9~11。

等仪式性医疗传统偏重语言、动作的展演，中国医学逐渐形成了"以文本为核心"的医学。

"依托"新论——知识的权威与系谱的重建

古代医学知识传授以"依托"为主要风格，而对其知识表达风格起作用的核心因素是晚周秦汉的政治气氛。所谓"依托"，余嘉锡论及六艺诸子之学，父子师弟相传，系谱清楚者为"家"，而"学有家法"；其间，别有发明则自名为"一家之学"，"惟其授受不明，学无家法，而妄相附会，称述古人，则谓之依托。"[1]依托之书以数术、方技最为大宗。淳于意即将脉法归功于"古圣人"，[2]马王堆帛书《脉法》也说："脉亦圣人之所贵也"。[3]换言之，医学知识不仅是老师的经验，同时也是古代圣人的创作。

圣人制器。《墨子·节用中》即将各种器物归为古代圣王之创作，"古者圣王制为节用之法"、"古者圣王制为饮食之法"、"古者圣王制为衣服之法"、"古者圣王制为节葬之法"。[4]这里的圣王都是统治者。《周易·系辞传下》以为，网罟、耒耜、日中为市、舟楫、臼杵、弧矢、宫室、棺椁、书契等，都是包牺、神农、黄帝、尧、舜等圣王所发明。[5]至于医药，《世本·作篇》述古代的创作医学托于巫彭、药学托于神农。[6]《素问·著至教论篇》："上通神农，著至教，疑于二皇。"[7]意思是说，著述医理，可与古伏羲、神农比美。不过，如前所述，《内经》全部是依托黄帝，并有五师（岐伯、伯高、少师、少俞、鬼臾区）一徒（雷公）彼此问对所形成的。[8]

1　余嘉锡，《古书通例》（台北：丹青图书公司，1987），页3~4。

2　司马迁，《史记》，页2813。

3　马继兴，《马王堆古医书考释》，（长沙：湖南科学技术出版社，1992），页274。

4　孙诒让，《墨子间诂》（台北：华正书局，1987），页149~152。

5　金景芳、吕绍纲，《周易全解》（长春：吉林大学出版社，1991），页514~515。

6　李零，《中国方术考》（北京：人民中国出版社，1993），页27。

7　龙伯坚、龙式昭，《黄帝内经集解·素问》，页1096。

8　马伯英，《中国医学文化史》（上海：上海人民出版社，1994），页256~260。

秦汉时代的圣人概念有二，一是指天子、君主本身，另外指的是君师、王者之师。[1]所谓"圣"的特质，如《庄子·胠箧》所说"夫妄意室中之藏，圣也"，[2]是一种先知的天赋；《吕氏春秋·当务》："夫妄意关内，中藏，圣也"，[3]高诱注："以外知内，此几于圣也。"而《素问·天元纪大论篇》则说："物生谓之化，物极谓之变，阴阳不测谓之神，神用无方谓之圣。"[4]在此，"圣"是一种可以把握天地阴阳变化的超凡能力。拥有这种能力的人，在医书称为"圣人"、"圣帝"或"圣王"。《灵枢·九针论》："夫圣人之起，天地之数也"，[5]《素问·离合真邪论》："夫圣人之起度数，必应于天地。"[6]这里"数"指的都是宇宙变化的规律、法则。而且，圣人就是帝王的形象，《素问·上古天真论》："夫上古圣人之教下也，皆谓之。"[7]《素问·阴阳离合论》："圣人南面而立"。[8]圣人不仅是政治同时也是医学的裁判者，《素问·疏五过论》："圣人之术，为万民式，论裁志意，必有法则，循经守数，按循医事，为万民副。"[9]而君主的品性即内明外昧，一副黄老无为的形象，《素问·阴阳应象大论》："圣人为无为之事，乐恬憺之能，从欲快志于虚无之守，故寿命无穷，与天地终，此圣人之治身也。"[10]

圣人一切任其自然，安静淡泊；医经往往将这种特质与"神明"联系起

1　关于圣人的研究，见柳存仁，《道家与道术》（上海：上海古籍出版社，1999），页5~7，《圣人和王者师》一节。又，顾颉刚，《"圣"、"贤"观念和字义的演变》，《中国哲学》1辑（1979），页80~96；邢义田，《秦汉皇帝与"圣人"》，收入杨聊升等主编，《国史释论》下册（台北：食货出版社，1988），页389~406；葛瑞汉（A.C.Graham），《论道者：中国古代哲学论辩》（北京：中国社会科学出版社，2003），页80~90。

2　王叔岷，《庄子校诠》（台北："中央"研究院历史语言研究所，1988），页350。

3　王利器，《吕氏春秋注疏》，页1099。

4　龙伯坚、龙式昭，《黄帝内经集解·素问》，页825。

5　龙伯坚、龙式昭，《黄帝内经集解·素问》，页2047。

6　龙伯坚、龙式昭，《黄帝内经集解·素问》，页378。

7　龙伯坚、龙式昭，《黄帝内经集解·素问》，页18。

8　龙伯坚、龙式昭，《黄帝内经集解·素问》，页107。

9　龙伯坚、龙式昭，《黄帝内经集解·素问》，页1108。

10　龙伯坚、龙式昭，《黄帝内经集解·素问》，页92。

来，如《素问·生气通天论》："圣人传精神，服天气而通神明"，[1]《素问·移精变气论》："夫色之变化以应四时之脉，此上帝之所贵以合于神明也。所以远死而近生，生道以长，命曰圣王。"[2] 所谓神明，张舜徽说："古书中凡言神明，多指君言。"又说："主道重在内藏聪慧，外示昏昧，使人望之若神而不可测。"[3] 这也就是人君南面之术。[4] 这与战国西汉讲究精神内守、无所贪欲而形性安的养生观念是完全一致的。《吕氏春秋·尽数》："圣人察阴阳之宜，辨万物之利以便生，故精神安乎形，而年寿得长焉。"[5]《汉书·公孙弘传》："武帝《赐平津侯诏》：'君其存精神，止念虑，辅助医药以自持。'"[6]《春秋繁露·循天之道》："古之道士有言曰：'将欲无陵，固守一德。'此言神无雏形，则气多内充，而忍饥寒也。和乐者，生之外泰也；精神者，生之内充也。"[7] 董仲舒阐释古道士"固守一德"说，同时是人君治国之术。

不过，更令人好奇的是为什么医书采用圣人之间问答形式？山田庆儿认为，《内经》问答形式有雷公—黄帝、黄帝—少师、黄帝—伯高、黄帝—少俞、黄帝—岐伯等五种，这五种君臣答问反映了《内经》内部的"学派"。[8] 廖育群也说《内经》中有"不同派别的不同著作"。[9] 事实上，问答形式近似君臣之间的奏疏，也就是《春秋繁露》中《对江都王》、《郊事对》的"对"。[10] 汉文帝四年（公元前 176 年），仓公因"不为人治病，病家多怨之者"而受

1 龙伯坚、龙式昭，《黄帝内经集解·素问》，页 45。

2 龙伯坚、龙式昭，《黄帝内经集解·素问》，页 190。

3 张舜徽，《爱晚庐随笔》，页 97。

4 关于"神明"，参见熊铁基，《对"神明"的历史考察》，收入武汉大学中国文化研究院编，《郭店楚简国际学术研讨会论文集》（武汉：武汉人民出版社，2000），页 533~537。

5 王利器，《吕氏春秋注疏》，页 292。

6 班固，《汉书》（台北：洪氏出版社，1975），页 2622。

7 苏舆，《春秋繁露义证》（北京：中华书局，1992），页 452~453。

8 山田庆儿，《〈黄帝内经〉的成立》，收入氏著，《古代东亚哲学与科技文化》（沈阳：辽宁教育出版社，1996），页 234~254。

9 廖育群，《岐黄医道》，页 64。

10 苏舆，《春秋繁露义证》，页 62~63。

人弹劾，后因少女缇萦上书奏效，得免肉刑。之后皇帝诏问淳于意，令其"具悉而对"。[1] 换言之，《内经》的问答是模仿秦汉皇帝亲临之论议制度。[2]《灵枢·师傅》："今夫王公大人、临朝即位之君而问焉，谁可扪循之而后答乎？"[3] 这里的问答，无疑与当时的政治氛围密切相关。

《内经》的问答，大多是黄帝提问题，由诸臣回答。但黄帝似具有一定的医学知识然后对臣下提问，最后以"善"做最后的裁断或认同。黄帝常以"余闻"、"经言"、"论曰"作为提问的开始，暗示其知道或阅读过一些医书，而后咨询臣下的意见。例如，《灵枢·周痹》便说：

> 黄帝问于岐伯曰：周痹之在身也，上下移徙随脉，其上下左右相应，间不容空，愿闻此痛，在血脉之中邪，将在分肉之间乎？何以致是？其痛之移也，间不及下针，其惛痛之时，不及定治，而痛已止矣。何道使然？愿闻其故。[4]

本篇涉及如何分辨周痹与众痹，黄帝的提问相当专业；在经过几回问对之后，黄帝说："善。余已得其意矣，亦得其事也。"[5]《内经》许多篇章以"愿闻其故"、"请言其故"、"愿闻其说"、"愿闻其道"等提问方式进行教学。[6]

《内经》另有若干篇章，则由黄帝师资，臣下受教。《素问·阴阳类论》："孟春始至，黄帝燕坐，临观八极，正八风之气，而问雷公曰：阴阳之类，经脉之道，五中所主，何藏最贵？雷公对曰：春、甲乙、青、中主肝，治

1　司马迁，《史记》，页 2796。
2　廖伯源，《秦汉朝廷之论议制度》，收入氏著，《秦汉史论丛》（台北：五南图书公司，2003），页 157~200。
3　龙伯坚、龙式昭，《黄帝内经集解·灵枢》，页 1709。
4　龙伯坚、龙式昭，《黄帝内经集解·灵枢》，页 1688。
5　龙伯坚、龙式昭，《黄帝内经集解·灵枢》，页 1690。
6　任秀玲，《中医理论范畴——〈黄帝内经〉建构中医理论的基本范畴》（北京：中医古籍出版社，2001），页 167~183。

七十二日，是脉之主时，臣以其藏最贵。帝曰：却念《上下经》、《阴阳》、《从容》，子所言贵，最其下也。雷公致斋七日，旦复侍坐。"[1] 通篇雷公受教，君王即医师。

在汉文帝与淳于意的问答中，文帝的提问也是专业知识，并不是表面的虚应故事。其中，文帝八个问答为：（1）"所诊治病，病名多同而诊异，或死或不死，何也？"（2）"所期病决死生，或不应期，何故？"（3）"意方能知病死生，论药用所宜，诸侯王大臣有尝问意者不？及文王病时，不求意诊治，何故？"（4）"知文王所以得病不起之状？"（5）"师庆安受之？闻于齐诸侯不？"（6）"师庆何见于意而爱意，欲悉教意方？"（7）"吏民尝有事学意方，及毕尽得意方不？何县里人？"（8）"诊病决死生，能全无失乎？"等。[2] 这暗示：医学知识必须经由政治权威予以认可的程序。而《内经》中君臣问答不是为了争辩，更多是为了统一意见；黄帝往往具有较多的医学知识，他询问臣子专门知识，并拥有最后的裁判权。《吕氏春秋·尊师》，王利器引刘咸炘说："周秦间师徒有君臣主属之义。"[3] 君、师身份是二而一。

甚至，君臣之义转化推及医事。《素问·六微旨大论》便以为："帝曰：位之易也如何？岐伯曰：君位臣则顺，臣位君则逆。逆则其病近，其害速；顺则其病远，其害微。"[4] 这里论及运气学说主气、客气易位，君上臣下则为顺，反之则为逆。在《灵枢·外揣》："岐伯曰：明乎哉问也！非独针道焉，夫治国亦然。黄帝曰：余愿闻针道，非国事也。岐伯曰：夫治国者，夫惟道焉，非道何可深浅离合而为一乎？"[5] 针道及其相关的自然与人体的秩序，与政治秩序是紧密相关的。《素问·移精变气论》便说色、脉是诊断之要事，"逆从到行，标本不得，

1　龙伯坚、龙式昭，《黄帝内经集解·素问》，页 1127~1128。

2　司马迁，《史记》，页 2813~2817。

3　王利器，《吕氏春秋注疏》，页 433。

4　龙伯坚、龙式昭，《黄帝内经集解·素问》，页 881。

5　龙伯坚、龙式昭，《黄帝内经集解·灵枢》，页 1795。

亡神失国。"[1] "神"是人生命的整体表现，将其与国家相类比，两者不仅相互诠释，而且治国、治身在操作上是可能的;《素问·天元纪大论》透过圣人之口，即说:"余愿闻而藏之，上以治民，下以治身，使百姓昭著，上下和亲，德泽下流，子孙无忧"。[2]

上一节，我们讨论到学医有进阶，登堂入室，循秩就序:受书、诵读、理解、验证等程序;其中圣人之间的问答，反映了知识传授得人乃传、非其人勿教的特质。《素问·气穴论》即提到了"圣人易语"的观念:

> 黄帝问曰:余闻气穴三百六十五以应一岁，未知其所，愿卒闻之。岐伯稽首再拜对回:窘乎哉问也! 其非圣帝，孰能穷其道焉? 因请益意，尽言其处。帝捧手逡巡而却曰:夫子之开余道也，日未见其处，耳未闻其数，而目以明、耳以聪矣。岐伯曰:此所谓圣人易语，良马易御也。[3]

上文强调医道之难解，"其非圣帝，孰能穷其道焉"，但圣人容易理解和接受其中深奥的道理。因为圣人拥有能听别人所听不到的讯息的天赋。《吕氏春秋·重言》:"圣人听于无声"[4]《淮南子·说林》:"听于无声，则得其所闻矣。"[5]因此，勿以教人的禁令并不是不传、不教，而是得其人（圣人）乃教。

《内经》的问答体例，到了《难经》也就是 2 世纪左右[6]进一步格式化;内容是一问一答，类似考题，其中没有《内经》注意君臣的教学模仿。《难经》

1　龙伯坚、龙式昭，《黄帝内经集解·素问》，页 194。

2　龙伯坚、龙式昭，《黄帝内经集解·素问》，页 841。

3　龙伯坚、龙式昭，《黄帝内经集解·素问》，页 688。

4　王利器，《吕氏春秋注疏》，页 2155。

5　刘文典，《淮南鸿烈集解》（台北:文史哲出版社，1985），卷 17，页 96。

6　李今庸，《〈难经〉成书年代考》，收入氏著，《读古医书随笔》（台北:启业书局，1986），页 94~97。

最早出现在张仲景的《伤寒论》序，称为《八十一难》，与《素问》《九卷》等黄帝医书并列。郭霭春指出，张仲景"已撰用《素问》及《九卷》，何需此《八十一难》，若以其有为《内经》所无者，则汉时古籍尚存者多，《黄帝外经》犹具在也。再按《隋书·经籍志》则称《黄帝八十一难经》，似黄帝另有一书，必不如今之传本。"[1] 他似乎把《难经》视为黄帝医书的古传本之一。的确，这本书早期皆依托黄帝而与扁鹊无关。

皇甫谧即将《难经》与黄帝、岐伯等君臣问对的背景联系起来。《帝王世纪》："黄帝有熊氏命雷公、岐伯论经脉，旁通问难八十一，为《难经》；教制九针，著内外术经十八卷。"又说："岐伯，黄帝臣也。帝使岐伯尝味草木，典主医病，经方、本草、《素问》之书咸出焉。"[2] 可见在皇甫谧心中，《难经》是旁通《内经》的黄帝书系之一。书中有不少以"经言"、"经曰"开始的提问；据考其中有 9 处与《素问》相同，有 38 处与《灵枢》之文相同，此外，还有今本《内经》未见的引文 17 处，大约是同时代流行的古医经。[3] 值得注意的是，这种从正典中找寻证据对于后代医家的示范，即引用既有经文而达到诠释经验的功用。从这个角度，可以把《难经》视为战国至西汉末的诸种医经最早的注释者或"应用者"。

《难经》的 81 个问难，不仅传递了医学知识的实作演练，也规范了这个学科核心的范畴概念，并限制该问那些核心的课题。例如，气、脉、阴阳五行以及相关的脏象、表里、虚实、补泻等。要言之，中国医学学术的发展，即由前述的范例性文本所界定的文化分类，以及其所蕴含的身体观与生命观，并形塑社群内互相沟通与可以不断复制的文化形式。

《内经》、《难经》两书虽然都依托黄帝，但前者的黄帝必须放在汉代早期

1　郭霭春、张海玲，《伤寒论校注语释》（天津：天津科学技术出版社，1996），页 2，注 9。

2　皇甫谧，《帝王世纪》（上海古籍出版社据上海图书馆藏清光绪贵筑杨氏刻训纂堂丛书本影印），页 4。

3　严世芸主编，《中医学术发展史》（上海：上海中医药大学出版社，2004），页 40。

黄老思潮理解，后者的"黄"倾向于东汉以下道教化的"黄神"；黄神是天帝、天神，有时也写成"黄帝"。[1]《难经》的最主要医学思想受道教影响已有学者讨论。[2]因此，《内经》依托黄帝，不仅归功作者给圣人（potential king），其隐含的读者也是君主；换言之，作者权与读者权是二而一的。依托之书，圣人是作者，同时也是最主要的受众，即《淮南子·修务》所说现实中的那些"乱世暗主"。[3]医学权威源自政治权威。而《难经》依托黄帝，除了说明医学技术授受有本之外，更强调建立学脉谱系的功能，成为联合学术社群的"法规"，使得不同时代的医者在其中找到自己的身份。例如，唐初的杨玄操的《难经集注》序将《难经》作者依托于扁鹊，但却放在更宏阔的黄帝典故重述：

> 按黄帝有《内经》二帙，帙各九卷。而其义幽赜，殆难究览。越人（扁鹊）乃采摘英华，抄撮精要，二部经内，凡八十一章，勒成卷轴，伸演其道，探微索隐，传示后昆，名为《八十一难》，以其理趣深远，非卒易了故也。既弘畅圣言，故首称黄帝。[4]

《难经》依托扁鹊，早在吴人吕广《黄帝众难经》注文已见，南北朝谢士泰《删繁方》引《难经》文时亦称"扁鹊曰"。[5]杨玄操习医特有师授，但他说"余今所演，盖亦远慕高仁，迩遵盛德。但很庸识有限，圣旨无涯。"[6]岐伯、黄帝与诸臣的对话成为医学最高权威（"圣旨"），其他的范例性文本则托其遗言而进行再创造。

1 吴荣曾，《镇墓文中所见到的东汉道巫关系》，收入氏著，《先秦两汉史研究》（北京：中华书局，1995），页371~373。后汉黄老思想，参见池田秀三，《后汉黄老学の特性》，收入《中国思想における身体·自然·信仰》（东京：东方书店，2004），页619~634。另，黄神的考证，参见小南一郎，《汉代の祖灵观念》，《东方学报（京都）》66册（1994），页39~55。

2 廖育群，《黄帝八十一难经·导言》（沈阳：辽宁教育出版社，1996），页3~4。

3 刘文典，《淮南鸿烈集解》卷19，页32。

4 凌耀星主编，《难经语译》，（北京：人民卫生出版社，1990），页5~6。

5 严世芸主编，《中医学术发展史》，页90~91。

6 凌耀星主编，《难经语译》，页7。

又如唐王勃（648~675）所写的《难经》一书的源流：

> 《黄帝八十一难经》是医经之秘录也。昔者岐伯以授黄帝，黄帝历
> 九师以授伊尹，伊尹以授汤，汤历六师以授太公，太公授文王，文王
> 历九师以授医和，医和历六师以授秦越人，秦越人始定章句，历九师
> 以授华佗，华佗历六师以授黄公，黄公以授曹夫子。夫子讳元，字真
> 道，自云京兆人也。盖授黄公之术，洞明医道，至能遥望气色，彻视
> 脏腑，洗肠刳胸之术，往往行焉。浮沉人间，莫有知者。[1]

这个谱系无疑是编造的。但其中值得重视的是，将医经归于官学，先由黄帝、
汤、文王等君臣所传授；而私学到了唐代有传授道教黄公、曹夫子的一支。
依托重建学术传承并宣称曹夫子象征权力，即自诩其透视人体、开肠剖腹的
医术与扁鹊、华佗一脉相承。其实，扁鹊非一人，华佗也依附各种传说故事，[2]
早期中国医者依托这些人物具有"匿隐性"；在很长的时间里，所谓医以"方
士"、"道士"等不同修辞出现。而"禁方"与"依托"是古典医学知识表达
方式的一体两面，这是我们探究中国医学"正典前"时期不得不留心的两条
重要线索。

　　总结而言，依托的知识形式蕴含古代君、师合一，以及医书特殊的作者
观，即圣人不只是知识的创作者，也是知识最重要的仲裁者。谢观谈到依托
在中国医学史的延续及其变化：

> 唐以前之医家，所重者术而已，虽亦言理，理实非其所重也。宋
> 以后之医家，乃以术为不可恃，而必推求其理，此宋以后医家之长。
> 然其所谓理者，则五运六气之空理而已，非能于事物之理有所真知灼

1　何林天，《重订新校王子安集》（太原：山西人民出版社，1990），页 75~76。

2　尚启东，《华佗考》（合肥：安徽科学技术出版社，2005），页 130~154。

见也。惟重术，故其所依托者，为专门授受之大师，而不必谬托于神
灵首出之人以为重。惟重理，乃以儒家所谓道统者，移而用之医家，
于是神农、黄帝，犹儒家之二帝三王，仲景、元化，犹儒家之有周公、
孔子矣。于是言医者，必高语黄、农，侈谈《灵》、《素》，舍是几不足
与于知医之列矣。[1]

我并不同意以重术、重理二系来区分唐以前与宋以后之医家。然宋代依
托形式的"道统化"，可说是中国这种医学知识表达方式的不断复制的新
阶段。

依托于帝王的知识传统持久不衰。后来御撰或御纂医书可说是此传统
的伏流之一。梁武帝即云："朕常以前代名人，多好此术，是以每恒留情，
颇识治体。"[2] 武帝本身懂得治病之道的。梁元帝撰《药方》一秩十卷、《宝帐
仙方》一秩三卷。北魏宣武帝亦命王显撰医书，"世宗诏（王）显撰《药方》
三十五卷，班布天下，以疗诸疾。"[3] 此外，有唐玄宗《广济方》（723）、唐
德宗《贞元广利方》（796）、宋太宗《神医普救方》（986）及《太平圣惠方》
（992）、宋仁宗《庆历善救方》（1048）宋徽宗《圣济经》（1118）与清高宗
《医宗金鉴》（1742）等。[4] 到这个阶段，所谓禁方不是民间秘传之方，而是
真正出自宫廷"禁中"之方。

正典的诞生——授书仪式的式微及其意义

如前所说，古典医学知识传授过程中，典籍所扮演的核心角色。透过授
书的仪式，典籍的拥有者也是诠释者。但这种授书仪式在汉魏交替期，也就

1　谢观，《中国医学源流论》（福州：福建科学技术出版社，2003），页46。

2　令狐德叶等，《周书》（台北：鼎文书局，1980），页840。梁武帝好学，六艺方术之学并悉称
善。见刘汝霖，《东晋南北朝学术编年》（上海：商务印书馆，1936，页427~429）。

3　魏收，《魏书》（台北：鼎文书局，1980），页1969。

4　严世芸主编，《中医学术发展史》，页731~775。

是以公元 3 世纪为分水岭，有式微的倾向；文本的公开化、重编及重新应用启发了"正典"的契机。王家葵认为，这个阶段有从"方士医学"往"正统医学"演进的轨迹。[1]不过，"异端"往往先于所谓正统；授书仪式之所以式微的原因，即是医学集团的扩大化。

医学实践者如扁鹊、淳于意等从周游各地到定居谋生，渐渐产生世代相袭的医者。汉平帝时生于医者之家，年轻时代随父在长安行医的楼护，出入王莽家族之中。《汉书·游侠传》："楼护字君卿，齐人。父世医也，护少随父为医长安，出入贵戚家。"[2]类似的史料并不多见，到了 3 世纪张仲景撰集《伤寒论》时这类的医者已颇为壮大，甚至成为被批评的对象：

> 观今之医，不念思求经旨，以演其所知，各承家技，始终循旧，省病问疾，务在口给，相对斯须，便处汤药。[3]

所谓"家技"，森立之说是"谓自家传来方技秘法也。"[4]同一时期的葛洪《抱朴子·杂应》几乎用极为相似的口吻质疑世医的技术："医多承袭世业，有名无实，但养虚声，以图财利。寒白退士，所不得使，使之者乃多误人，未若自闲其要，胜于所迎无知之医。"[5]延请无知的世医倒不如自己学习医术治病，而世家大族进而垄断医学资源，成就了范行准所说"门阀"一系的医

1　姜生、汤伟侠主编，《中国道教科学技术史：汉魏两晋卷》（北京：科学出版社，2002），页550~552。

2　班固，《汉书》，页3706。

3　郭霭春、张海玲，《伤寒论校注语译》，页3。又，仲景生平，见刘盼遂，《补后汉书·张仲景传》，收入氏著，《刘盼遂文集》（北京：北京师范大学出版社，2002），页156~157。

4　森立之，《伤寒论考注》（北京：学苑出版社，2001），页35。

5　王明，《抱朴子内篇校释》（北京：中华书局，1996），页272，张舜徽说："自命其书曰子，则魏以后始有之。"又说："迄晋葛洪自名其书为《抱朴子》，梁萧绎自题所作曰《金楼子》，学者沿波，述造日广，名虽类乎古书，义实乖于前例矣。"见张舜徽，《广校雠略》（北京：中华书局，1962），页29~30。

学。[1] 例如，范汪官至东阳太守，领安北将军，著《范汪方》共一百九卷（或一百七十六卷）；这部大型方书到唐代《千金要方》仍被视为必读之书。[2] 又如殷渊源，孝武帝为太子中庶子，官荆州太守，有《荆州要方》。[3] 北魏医家李修"集诸学士及工书者百余人，在东宫撰诸药方百余卷，皆行于世。"[4] 5 世纪的陶弘景在《本草集注》即说，当时医家"其贵胜阮德如、张茂先、裴逸民、皇甫士安，及江左葛稚川、蔡谟、殷渊源诸名人等，并亦研精药术。宋有羊欣、王微、胡洽、秦承祖，齐有尚书褚澄、徐文伯、嗣伯群从兄弟，治病亦十愈其九。"[5] 相较这之前医家授受不明，学无家法，此时出现像南北朝贵胜世医如徐氏医学：徐熙、徐秋夫、徐道度、徐叔响、徐文伯、徐嗣伯、徐成伯、徐雄、徐践、徐之才、徐之范、徐敏齐等一族七代之医。[6] 家传医学的特色，从"思求经旨"的医家来看，有着较多的封闭与保守的传授性格。换言之，"禁方"时代传贤不传子的秘密传授，在这个阶段以另外一种面貌复制。

其次，原始的道教集团与医疗活动的关系密切。《太平经》中有《灸刺诀》、《草木方诀》、《生物方诀》、《神祝文诀》等；该书处处皆见"天医"一词，如"守之积欠，天医自下，百病悉除，固得老寿"等。五斗米道、太平道、天师道等都涉入医药领域。[7] 不过，正如葛洪所指出的修道之人其实也会生病，

1　范行准，《中国医学史略》（北京：中医古籍出版社，1986），页 59~63。另参见余英时，《汉晋之际士之新自觉与新思潮》，氏著，《中国知识阶层史论（古代篇）》（台北：联经出版公司，1980），页 205~327；孟庆云，《魏晋玄学与中医学》，收入廖果等主编，《东西方医学的反思与前瞻》（北京：中医古籍出版社，2002），页 219~226；周瀚光、戴洪才主编，《六朝科技》（南京：南京出版社，2003），页 96~129；李学勤主编，《中国学术史·三国、两晋、南北朝卷》（南昌：江西教育出版社，2001），页 755~760。

2　严世芸主编，《中医学术发展史》，页 113~114。

3　范行准，《中国医学史略》，页 59~60。

4　魏收，《魏书》，页 1966。

5　尚志钧、尚元胜，《本草经集注（辑校本）》（北京：人民卫生出版社，1994），页 24。

6　范家伟，《六朝隋唐医学之传承与整合》（香港：香港中文大学出版社，2004），页 91~125。李书田，《古代医家列传释译》（沈阳：辽宁大学出版社，2003），页 113~139。

7　吉元昭治，《道教と不老长寿の医学》（东京：平河出版社，1989），页 26~42。

> 古之初为道者，莫不兼修医术，以救近祸焉。凡庸道士，不识此
> 理，恃其所闻者，大至不关治病之方。又不能绝俗幽居，专行内事，
> 以却病痛，病痛及己，无以攻疗，乃更不如凡人之专汤药者。所谓进
> 不得邯郸之步，退又失寿陵之义者。[1]

古修道之人没有不兼修医术的。对那些不懂治病之方的平庸道士，葛洪斥为古人学步，向前走学不到邯郸的步态，向后又丧失原来的姿式。但与"世俗医学"相较，道教养生的终极目的不只是治病。道教的病因说与一般医学成说互有出入，如对鬼神致病有相当地肯定；在治疗方法上则倾向强调忏悔、斋醮、功德等为救赎之道。[2]例如，《太平经·神祝文诀》："夫变事者，不假人须臾。天重人命，恐奇方难卒成，大医失经脉，不通死生重事，故使要道在人口中，此救急之术也。欲得此要言，直置一病人于前，以为祝本文。"[3]

早期医学的"禁方"传授在道教内部得到了继承。从葛洪的论述中不少劝诫只读道书不劝求明师而冀望成仙的人。《抱朴子·明本》："五经之事，注说炳露，初学之徒犹可不解。岂况金简玉札，神仙之经，至要之言，又多不书。登坛歃血，乃传口诀，苟非其人，虽裂地连城，金璧满堂，不妄以示之。夫指深归远，虽得其书而不师受，犹仰不见首，俯不知跟，岂吾子所详悉哉？"[4]所谓"非其人"，屡见于前述禁方传授的用语；而讲究"明师"并不依托古代传说的黄帝、岐伯，似偏重今师的口诀与秘传。

世医重视家传经验，道医依恃明师指导，而这个阶段的医学在古代"医经"的整理有突出的贡献。中国医学史上，医经曾有几次关键性的整理时期，第一次是西汉宫廷医生李柱国的工作，他将医学相关典籍分为医经、经方、

1　王明，《抱朴子内篇校释》，页271~272。

2　林富士，《试论中国早期道教对于医药的态度》，收入李建民主编，《台湾学者中国史研究论丛：生命与医疗》，页162~192。

3　杨寄林，《太平经今注今释》（石家庄：河北人民出版社，2002），页423。

4　王明，《抱朴子内篇校释》，页189。

房中、神仙四类。大部分的书籍日后都散佚，除了今人所称述的《黄帝内经》是唯一例外。但这些书除了官方目录记录之外，从不见任何人引述，也未见于其他书籍征引。如果从秘密的授书作风来考虑，上述的书籍流传过程无法详考，应该是可以理解的。

第二次医经的整理主要以皇甫谧为代表。他的《黄帝三部针灸甲乙经》主要是根据三种医经的传本改编而成，并且将其放在一个更广大的医学谱系之中：

> 夫医道所兴，其来久矣。上古神农，始尝草木而知百药。黄帝咨访岐伯、伯高、少俞之徒，内考五藏六府，外综经络血气色候，参之天地，验之人物，本性命，穷神极变，而针道生焉。其论至妙，雷公受业，传之于后。伊尹以亚圣之才，撰用《神农本草》，以为《汤液》。中古名医有俞跗、医缓、扁鹊，秦有医和，汉有仓公，其论皆经理识本，非徒诊病而已。汉有华佗、张仲景。华佗奇方异治，施世者多，亦不能尽记其本末。[1]

皇甫谧还提到与他同时代的王叔和。[2] 他说：

> 按《七略》、艺文志：《黄帝内经》十八卷，今有《针经》九卷，《素问》九卷，二九十八卷，即《内经》也。亦有所亡佚。其论遐远，然称述多而切事少，有不编次。比按仓公传，其学皆出于是。《素问》论病精微，《九卷》原本经脉，其义深奥，不易觉也。又有《明堂孔穴针灸治要》，皆黄帝岐伯遗事也。三部同归，文多重复，错互非一。[3]

1　张灿玾、徐国仟主编，《针灸甲乙经校注》（北京：人民卫生出版社，1996），页 16。

2　王叔和的《脉经》序，指出："遗文远旨，代寡能用，旧经秘述，奥而不售。"又说："今撰集岐伯以来，逮于华佗，经论要诀，合为十卷。百家根源，各以类例相从，声色微候，靡不赅备。其王、阮、傅、戴、吴、葛、吕、张，所传异同，咸悉载录。"其中，王指王遂；阮为阮炳；傅、戴待考；吴指吴普；葛是葛玄；吕指吕广；张为张苗。参叶怡庭，《历代医学名著序集评释》（上海：上海科学技术出版社，1987），页 121~125。

3　张灿玾、徐国仟主编，《针灸甲乙经校注》，页 20。

以公元 3 世纪为分水岭，皇甫谧将淳于意及《内经》的关系一线相牵起来；而《内经》由一种变为《针经》、《素问》二种传本，到了东汉又有《明堂》针灸书，也是黄帝岐伯遗书，一共三种。皇甫谧的学术谱系里，不列崔文子、负局、玄俗、韩康、壶公、费长房、王遥等方士医者，[1] 同时排除正史所记的涪翁、程高、郭玉等医家，[2] 主要是追溯三种黄帝医书，并再度予以重编回到第一世纪单一传本的流传史：

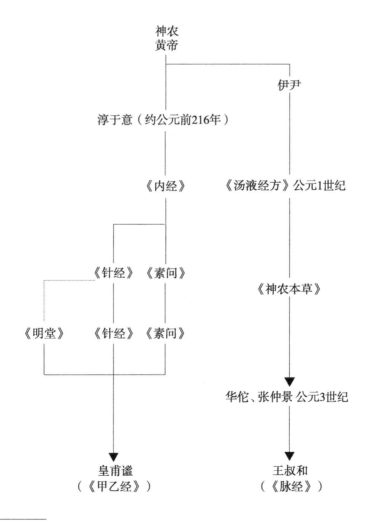

1　姜生、汤伟侠主编，《中国道教科学技术史：汉魏两晋卷》，页 541~542。

2　范晔，《后汉书》（台北：洪氏出版社，1978），页 2735。

皇甫谧并不是述而不作，而是作为编纂者的身份出现。他收集三种不同的黄帝医书重新分类，删繁去复，给予篇目；《内经》的经文在经过长时期的删改已经拥有几"重"的作者。而每一"重"也标示着典籍改编的关键年代。皇甫谧原始的意图是作为"教经"而收集这些旧文献，[1] 但《内经》的"经"与《甲乙经》的"经"意义已经不同，后者的目的是意图作为制度化的知识而设计的。在南北朝《甲乙经》，与其他《内经》系医书已受到医者的青睐。例如：《魏书·崔彧传》："彧少尝诣青州，逢隐逸沙门，教以《素问》、《九卷》及《甲乙》，遂善医术。"[2] 仍又如《北齐书·马嗣明传》："马嗣明，河内人，少明医术，博综经方，《甲乙》、《素问》、《明堂》、《本草》，莫不成育，为人诊候，一年前知其生死"。[3] 隋唐以下，《甲乙经》已成为习医必读的教材。

传授方式的改变与书籍格式的变化有密切关系。余嘉锡说："专门之学衰而后著述之界严，于此可以知体例变迁之故矣。"[4]《甲乙经》是第一部具有医经完整目录、篇名的医典。在这个阶段，医书"序"的体例开始普遍；序文其实也是文本公开化的象征，因为在秘密授书的时代是不会流行这种著作体例的。[5] 余嘉锡又说："古书既多不出一手，又学有传人，故无自序之例。"[6] 典籍从早期师徒个别传授的私密特性，如今它所预设的读者群便有所不同。皇甫谧自序说，如果不精通医理，即便有忠孝之心、仁慈的性格，国家和父母有难、人民遭受病痛，也只能束手无策。[7]

医经重新分类整理的同时，在医学体裁也有由问答体到论述体演变的现象。例如，王叔和的《脉经》中偶有问答之例："问曰：病有血分，何谓也？

1　张灿玾、徐国仟主编，《铁灸甲乙经校注》，页 21。

2　魏收，《魏书》，页 1970。

3　李百药，《北齐书》（台北：鼎文书局，1980），页 680。

4　余嘉锡，《古书通例》（台北：丹青图书公司，1987），页 35。

5　内山直树，《汉代における序文の体例——〈说文解字〉叙"叙曰"の解释を中心に》，《日本中国学会报》53 集（2001），页 30~44。

6　余嘉锡，《古书通例》，页 25。

7　张灿玾、徐国仟主编，《铁灸甲乙经校注》，页 21。

师曰：经水前断，后病水，名曰血分。此病为难治。"[1] 这里的"师"并不依托圣人；全书问答体的篇幅也不多。特别值得注意的是，方书出现"论"的新体例。从出土的方书来看，经方的书写格式多在疾病之下列一或数个治疗的药方，并没有太多病理或药理的解释。[2] 但魏晋以下的方书有"论"，医家个人可以在古代医经之外表达新见。陶弘景在为 3 世纪的葛洪《肘后方》作序时，指出："凡此诸方，皆是撮其枢要，或名医垂记，或累世传良，或博闻有验，或自用得力，故复各题秘要之说，以避文繁。又用药有旧法，亦复假事诠诏，今通立定格，共为成准。"[3] 方书从经验的层次进一步产生系统性的论说。

"方论"的勃兴显示作者意识的强化，以及师资观念的转变。而且，这一时期涌现大量临床实用性的方书，是汉以前数十倍之多。事实上，从数量来看，历代方书一直占医书之主流。据统计《千金方》载方五千三百余首，《外台秘要》、《太平圣惠方》渐次递增，至《圣济总录》则高达两万首以上。方论浩繁，不禁令医家望方浩叹。然而，正典化的历程并不是像滚雪球越来越多的累积过程，而是以排除为原则，最后留下来的是属于秦汉医家及后人续增理论、规范性的"经"籍。今本《金匮要略》，宋人林亿等序文后有遗文一篇，据考证应与张仲景医方及论有关[4]："仲景金匮录岐黄《素》、《难》之方，近将千卷，患其混杂繁重，有求难得。故周流华裔九州之内，收合奇异，捃拾遗逸，拣选诸经筋髓，以为方论一编。"[5] 换言之，方论终必以诸经筋髓为依归。

医学的边界也有微妙的调整。汉代广义的"医学"（方技）包括神仙与房中术。由于世袭医学与道教医学的成立，表现在知识分类上有极明显的变迁。阮孝绪的《七录》，把"医经"、"医方"归入"技术录"；而"仙道录"

1　沈炎南主编，《脉经校注》（北京：人民卫生出版社，1991），页 362。关于《脉经》最系统性的研究，见小曾户洋，《〈脉经〉总说》，收入氏编，《解题·研究·索引》（大阪：东洋医学研究会，1981），页 333~418。

2　严健民，《五十二病方注补译》（北京：中医古籍出版社，2005），页 218~221。

3　尚志钧辑校，《补辑肘后方》（合肥：安徽科学技术出版社，1996），页 9。

4　张灿玾主编，《中医文献发展史》（济南：山东中医药大学，2003），页 34。

5　《金匮要略》（元邓珍本）（东京：燎原书店影印，1988），页 6，宋臣序。

之下另有"经戒"、"服饵"、"房中"、"符图"等分支；其中，服饵、房中近乎《汉书·艺文志·方技略》的"神仙"、"房中"。阮孝绪说："但房中、神仙，既入仙道；医经、经方，不足别创。"[1] 医学与数术合为一录，不再各自独立成门，而房中、神仙之术则为道教所吸纳精益求精，派生出更多的门类技术。[2] 而《隋书·经籍志》的"医方"归于诸子之学，而"道经"一项相应于道教医学的成立，其下有房中、经戒、服饵、符录之书。[3] 医学史总的趋势，是逐渐把神仙、房中排除于"医"的范畴之外。

"正典化"的演变也见于《隋书·经籍志》。此书收录梁、陈、齐、周、隋五代官私书目所收现存典籍。其中"医方"类，承袭《汉书·艺文志》中"方技"的精神，也有《周礼·天官·医师》（食医、疾医、疡医、兽医）内容。[4] 由此，可以得知汉至六朝以来医学的变迁史。清章宗源、姚振宗《隋书经籍志考证》认为"医方"收录之书其实是合并了二份医书书单："是篇章法显分上下，与他类不同，因从而厘析之；上篇五类，下篇六类。"[5]

先将两份医书书单的书名排列如下（书名的号码为作者所加）：

书单（一）	书单（二）
1《黄帝素问》九卷，梁八卷。	57《黄帝素问》八卷，全元起注。
2《黄帝甲乙经》十卷，音一卷，梁十二卷。	58《脉经》二卷，徐氏撰。
3《黄帝八十一难》二卷，梁有《黄帝众难经》一卷，吕博望注，亡。	59《华佗观形察色并三部脉经》一卷
	60《脉经决》二卷，徐氏新撰。
4《黄帝针经》九卷，梁有《黄帝针灸经》十二卷，徐悦、龙衔素《针经并孔穴虾蟆图》三卷，《杂针经》四卷，程天祚《针经》	61《脉经钞》二卷，许建吴撰。
	62《黄帝素问女胎》一卷
	63《三部四时五藏辨诊色决事脉》一卷

1　阮孝绪，《七录》（清抄本，北京图书馆分馆藏），页3。另参见汪辟疆，《汉魏六朝目录考略》，收入氏著，《目录学研究》（上海：商务印书馆，1934），页157~174。

2　林克，《医书と道教》，收入三浦国雄等编，《道教の生命观と身体论》（东京：雄山阁，2000），页45~61。

3　长孙无忌等，《隋书经籍志》（上海：商务印书馆，1955），页103~110。

4　松木きか，《历代史书目における医书の范畴と评价》，《日本中国学会报》50集（1998），页92~107。

5　章宗源、姚振宗，《隋书经籍志考证》，收入《二十五史补编》（台北：台湾开明书店，1967），页594。

续表

书单（一）	书单（二）
六卷，《灸经》五卷，《曹氏灸方》七卷，秦承祖《偃侧杂针灸经》三卷，亡。	64《脉经略》一卷
5《徐叔响针灸要钞》一卷	65《辨病形证》七卷
6《玉匮针经》一卷	66《五藏决》一卷
7《赤乌神针经》一卷	67《论病源候论》五卷，目一卷，吴景贤撰。
8《岐伯经》十卷	68《服石论》一卷
9《脉经》十卷，王叔和撰。	69《痈疽论方》一卷
10《脉经》二卷，梁《脉经》十四卷。又《脉生死要诀》二卷；又《脉经》六卷，黄公兴撰；《脉经》六卷，秦承祖撰；《脉经》十卷，康普思撰，亡。	70《五藏论》五卷
	71《疟论并方》一卷
	72《神农本草经》三卷
11《黄帝流注脉经》一卷，梁有《明堂流注》六卷，亡。	73《本草经》四卷，蔡英撰。
	74《药目要用》二卷
12《明堂孔穴》五卷，梁《明堂孔穴》二卷，《新撰针灸穴》一卷，亡。	75《本草经略》一卷
	76《本草》二卷，徐太山撰。
13《明堂孔穴图》三卷	77《本草经类用》三卷
14《明堂孔穴图》三卷，梁有《偃侧图》八卷，又《偃侧图》二卷。	78《本草音义》三卷，姚最撰。
	79《本草音义》七卷，甄立言撰。
15《神农本草》八卷，梁有《神农本草》五卷，《神农本草属物》二卷，《神农明堂图》一卷，《蔡邕本草》七卷，《华佗弟子吴普本草》六卷，《陶隐居本草》十卷，《随费本草》九卷，《秦承祖本草》六卷，《王季璞本草经》三卷，《李谵之本草经》、《谈道术本草经钞》各一卷，《宋大将军参军徐叔响本草病源合药要钞》五卷，《徐叔响等四家体疗杂病本草要钞》十卷，《王末钞小儿用药本草》二卷，《甘濬之痈疽耳眼本草要钞》九卷，《陶弘景本草经集注》七卷，《赵赞本草经》一卷，《本草经辅行》、《本草经利用》各一卷，亡。	80《本草集录》二卷
	81《本草钞四卷》四卷
	82《本草杂要诀》一卷
	83《本草要方》三卷，甘濬之撰。
	84《依本草录药性》三卷，录一卷。
	85《灵秀本草图》六卷，原平仲撰。
	86《芝草图》一卷
	87《入林采药法》二卷
	88《太常采药时月》一卷
	89《四时采药及合目录》四卷
	90《药录》二卷，李密撰。
	91《诸药异名》八卷，沙门行矩撰。本十卷，今阙。
16《神农本草经》四卷，雷公集注。	92《诸药要性》二卷
17《甄氏本草》三卷	93《种植药法》一卷
18《桐君药录》三卷，梁有《云麾将军徐滔新集药录》四卷，《李谵之药录》六卷，《药法》四十二卷，《药律》三卷，《药性》、《药对》各二卷，《药目》三卷，《神农采药经》二卷，《药忌》一卷，亡。	94《种神芝》一卷
	95《药方》二卷，徐文伯撰。
	96《解散经论并增损寒食节度》一卷
	97《张仲景疗妇人方》二卷
	98《徐氏杂方》一卷
	99《少小方》一卷
19《太清草木集要》二卷，陶隐居撰。	100《疗小儿丹法》一卷
20《张仲景方》十五卷，仲景，后汉人。梁有黄素药方二十五卷，亡。	101《徐太山试验方》二卷
	102《徐文伯疗妇人瘕》一卷

书单（一）	书单（二）
21《华佗方》十卷，吴普撰。佗，后汉人。梁有《华佗内事》五卷，又《耿奉方》六卷，亡。	103《徐太山巾箱中方》三卷
	104《药方》五卷，徐嗣伯撰。
22《集略杂方》十卷	105《堕年方》二卷，徐太山撰。
23《杂药方》一卷，梁有《杂药方》四十六卷。	106《效验方》三卷，徐氏撰。
	107《杂要方》一卷
24《杂药方》十卷	108《玉函煎方》五卷，葛洪撰。
25《寒食散论》二卷，梁有《寒食散汤方》二十卷，《寒食散方》一十卷，《皇甫谧、曹歙论寒食散方》二卷，亡。	109《小品方》十二卷，陈延之撰。
	110《千金方》三卷，范世英撰。
	111《徐王方》五卷
26《寒食散对疗》一卷，释道洪撰。	112《徐王八世家传效验方》十卷
27《解寒食散方》二卷，释智斌撰。梁《解散论》二卷。	113《徐氏家传秘方》二卷
	114《药方》五十七卷，后魏李思祖撰。本百一十卷。
28《解寒食散论》二卷，梁有《徐叔响解寒食散方》六卷，《释慧义寒食解杂论》七卷，亡。	115《禀丘公论》一卷
	116《太一护命石寒食散》二卷，宋尚撰。
29《杂散方》八卷，梁有《解散方》、《解散论》各十三卷，《徐叔响解散消息节度》八卷，《范氏解散方》七卷，《解释慧义解散方》一卷，亡。	117《皇甫士安依诸方撰》一卷
	118《序服石方》一卷
	119《服玉方法》一卷
	120《刘涓子鬼遗方》十卷，龚庆宣撰。
30《汤丸方》十卷	121《疗痈经》一卷
31《杂丸方》十卷，梁有《百病膏方》十卷，《杂汤丸散酒煎薄帖膏汤妇人少小方》九卷，《羊中散杂汤丸散酒方》一卷，《疗下汤丸散方》十卷。	122《疗三十六瘘方》一卷
	123《王世荣单方》一卷
	124《集验方》十卷，姚僧垣撰。
	125《集验方》十二卷
32《石论》一卷	126《备急单要方》三卷，许澄撰。
33《医方论》七卷，梁有《张仲景辨伤寒》十卷，《疗伤寒身验方》、《徐文伯辨伤寒》各一卷，《伤寒总要》二卷，《支法存申苏方》五卷，《王叔和论病》六卷，《张仲景评病要方》一卷，《徐叔响、谈道述、徐悦体疗杂病疾源》三卷，《甘濬之痈疽部党杂病疾源》三卷，《府藏要》三卷，亡。	127《药方》二十一卷，徐辨卿撰。
	128《名医集验方》六卷
	129《名医别录》三卷，陶氏撰。
	130《删繁方》十三卷，谢士秦撰。
	131《吴山居方》三卷
	132《新撰药方》五卷
	133《疗痈疽诸疮方》二卷，秦政应撰。
	134《单复要验方》二卷，释莫满撰。
34《肘后方》六卷，葛洪撰。梁二卷。《陶弘景补阙肘后百一方》九卷，亡。	135《释道洪方》一卷
	136《小儿经》一卷
35《姚大夫集验方》十二卷	137《散方》二卷
36《范东阳方》一百五卷，录一卷，范汪撰。梁一百七十六卷。梁又有《阮河南药方》十六卷，阮文叔撰。《释僧深药方》三十卷，《孔中郎杂药方》二十九卷，《宋建平王典术》一百二十卷。《羊中散药方》	138《杂散方》八卷
	139《疗百病杂丸方》三卷，释昙鸾撰。
	140《疗百病散》三卷
	141《杂汤方》十卷，成毅撰。
	142《杂疗方》十三卷

续表

书单（一）	书单（二）
三十卷，羊欣撰。《褚澄杂药方》二十卷，齐吴郡太守褚澄撰。亡。	143《杂药酒方》十五卷
37《秦承祖药方》四十卷，见三卷。梁有《阳眄药方》二十八卷，《夏侯氏药方》七卷，《王季琰药方》一卷，《徐叔响杂疗方》二十二卷，《徐叔响杂病方》六卷，《李譡之药方》一卷，《徐文伯药方》二卷，亡。	144《赵婆疗漯方》一卷
	145《议论备豫方》一卷，于法开撰。
	146《扁鹊陷水丸方》一卷
	147《扁鹊肘后方》三卷
	148《疗消渴众方》一卷，谢南郡撰。
	149《论气治疗方》一卷，释昙鸾撰。
38《胡洽百病方》二卷，梁有《治卒病方》一卷。《徐奘要方》一卷，无锡令徐奘撰。《辽东备急方》三卷，都尉臣广上。《殷荆州要方》一卷，殷仲堪撰。亡。	150《梁武帝所服杂药方》一卷
	151《大略丸》五卷
	152《灵寿杂方》二卷
	153《经心录方》八卷，宋侠撰。
39《俞氏疗小儿方》四卷，梁有《范氏疗妇人药方》十一卷，《徐叔响疗少小百病杂方》三十七卷，《疗少小杂方》二十卷，《疗少小杂方》二十九卷，《范氏疗小儿药方》一卷，《王末疗小儿杂方》十七卷，亡。	154《黄帝养胎经》一卷
	155《疗妇人产后杂方》三卷
	156《黄帝明堂偃人图》十二卷
	157《黄帝针灸虾蟆忌》一卷
	158《明堂虾蟆图》一卷
	159《针灸图要诀》一卷
40《徐嗣伯落年方》三卷，梁有《徐叔响疗脚弱杂方》八卷，《徐文伯辨脚弱方》一卷，《甘濬之疗痈疽金创要方》十四卷，《甘濬之疗痈疽毒惋杂病方》三卷，《甘伯齐疗痈疽金创方》十五卷。亡。	160《针灸图经》十一卷，本十八卷。
	161《十二人图》一卷
	162《针灸经》一卷
	163《扁鹊偃侧针灸图》三卷
	164《流注针灸》一卷
	165《曹氏灸经》一卷
41《陶氏效验方》六卷，梁五卷。梁又有《疗目方》五卷，《甘濬之疗耳眼方》十四卷，《神枕方》一卷，《杂戎狄方》一卷，宋武帝撰。《摩诃出胡国方》十卷，摩诃胡沙门撰。又《范晔上香方》一卷，《杂香膏方》一卷。亡。	166《偃侧人经》二卷，秦承祖撰。
	167《华佗枕中灸刺经》一卷
	168《谢氏针经》一卷
	169《殷元针经》一卷
	170《要用孔穴》一卷
	171《九部针经》一卷
42《彭祖养性经》一卷	172《释僧匡针灸经》一卷
43《养生要集》十卷，张湛撰。	173《三奇六仪针要经》一卷
44《玉房秘诀》十卷	174《黄帝十二经脉明堂五藏人图》一卷
45《墨子枕内五行纪要》一卷，梁有《神枕方》一卷，疑此即是。	175《老子石室兰台中治癫符》一卷
46《如意方》十卷	176《龙树菩萨药方》四卷
47《练化术》一卷	177《西域诸仙所说药方》二十三卷，目一卷。本二十五卷。
48《神仙服食经》十卷	
49《杂仙饵方》八卷	178《香山仙人药方》十卷
50《服食诸杂方》二卷，梁有《仙人水玉酒经》一卷。	179《西域波罗仙人方》三卷
	180《西域名医所集要方》四卷，本十二卷。
51《老子禁食经》一卷	
52《崔氏食经》四卷	181《婆罗门诸仙药方》二十卷
53《食经》十四卷，梁有《食经》二卷，	182《婆罗门药方》五卷

书单（一）	书单（二）
又《食经》十九卷。《刘休食方》一卷，齐冠军将军刘休撰。亡。	183《耆婆所述仙人命论方》二卷，目一卷。本三卷。
54《食馔次第法》一卷，梁有《黄帝杂饮食忌》二卷。	184《乾陀利治鬼方》十卷
55《四时御食经》一卷，梁有《太官食经》五卷，又《太官食法》二十卷，《食法杂酒食要方白酒》并《作物法》十二卷，《家政方》十二卷，《食图》、《四时酒要方》、《白酒方》、《七日面酒法》、《杂酒食要法》、《杂藏酿法》、《杂酒食要法》、《酒》并《饮食方》、《绨及铛蟹方》、《羹臛法》、《䱹腤胸法》、《北方生酱法》各一卷，亡。	185《新录乾陀利治鬼方》四卷，本五卷，阙。
	186《伯乐治马杂病经》一卷
	187《治马经》三卷，俞极撰，亡。
	188《治马经》四卷
	189《治马经目》一卷
	190《治马经图》二卷
	191《马经孔穴图》一卷
	192《杂撰马经》一卷
	193《治马牛驼骡等经》三卷，目一卷。
	194《香方》一卷，宋明帝撰。
	195《杂香方》五卷
	196《龙树菩萨和香法》二卷
	197《食经》三卷，马琬撰。
56《疗马方》一卷，梁有《伯乐疗马经》一卷，疑与此同。	198《会稽郡造海味法》一卷
	199《论服饵》一卷
	200《淮南王食经》并目百六十五卷，大业中撰。
	201《膳羞养疗》二十卷
	202《金匮录》二十三卷，目一卷。京里先生撰。
	203《练化杂术》一卷，陶隐居撰。
	204《玉衡隐书》七十卷，目一卷。周弘让撰。
	205《太清诸丹集要》四卷，陶隐居撰。
	206《杂神丹方》九卷
	207《合丹大师口诀》一卷
	208《合丹节度》四卷，陶隐居撰。
	209《合丹要略序》一卷，孙文韬撰。
	210《仙人金银经并长生方》一卷
	211《狐刚子万金决》二卷，葛仙公撰。
	212《杂仙方》一卷
	213《神仙服食经》十卷
	214《神仙服食神秘方》二卷
	215《神仙服食药方》十卷，抱朴子撰。
	216《神仙饵金丹沙秘方》一卷
	217《卫叔卿服食杂方》一卷
	218《金丹药方》四卷

续表

书单（一）	书单（二）
	219《杂神仙丹经》十卷
	220《杂神仙黄白法》十二卷
	221《神仙杂方》十五卷
	222《神仙服食杂方》十卷
	223《神仙服食方》五卷
	224《服食诸杂方》二卷
	225《服饵方》三卷，陶隐居撰。
	226《真人九丹经》一卷
	227《太极真人九转还丹经》一卷
	228《练宝法》二十五卷，目三卷。本四十卷，阙。
	229《太清璇玑文》七卷，冲和子撰。
	230《陵阳子说黄金秘法》一卷
	231《神方》二卷
	232《狐子杂决》三卷
	233《太山八景神丹经》一卷
	234《太清神丹中经》一卷
	235《养生注》十一卷，目一卷。
	236《养生术》一卷，翟平撰。
	237《龙树菩萨养性方》一卷
	238《引气图》一卷
	239《道引图》三卷，立一，坐一，卧一。
	240《养身经》一卷
	241《养生要术》一卷
	242《养生服食禁忌》一卷
	243《养生传》二卷
	244《帝王养生要方》二卷，萧吉撰。
	245《素女秘道经》一卷，并《玄女经》。
	246《素女方》一卷
	247《彭祖养性》一卷
	248《郯子说阴阳经》一卷
	249《序房内秘术》一卷，葛氏撰。
	250《玉房秘诀》八卷
	251《徐太山房内秘要》一卷
	252《新撰玉房秘诀》九卷
	253《四海类聚方》二千六百卷
	254《四海类聚单要方》三百卷

这一短一长的两份书单并抄于《隋志·医方》。前份书单1~14医经，

15~41 本草、经方，42~44 房中，45~51 神仙，52~56 食经、兽医。第二份书单
57~71 也是以医经为首；72~155 本草、方书，数量为前份书单的数倍之多；
156~174 针灸；175~201 各种方书，包括胡方、香方疗法等；202~244 神仙、
养生；245~252 房中；253~254 大型方书。值得留心的是，两份书单都以《黄
帝素问》为首，依托黄帝的古书仍相当多，别出的《脉经》注解也十分丰
富；特别是第二份书单中医经明堂图的遽增。另外，从《隋志》注文中得
知，着录医书以梁人最多，数量近 140 种；[1] 这似乎是医学史断代的一个重要
指标。[2]

　　方书在上述两份书目皆占最大宗。[3] 然而，医经与方书的位阶不同；5 世
纪陈延之的《小品方》即强调，原则性的医经为"大品"，应用性的方书则
为"小品"：

　　　　夫用故方之家，唯信方说。不究药性，亦不知男女长少殊耐、所
　　居土地温凉有早晚不同，不解气血浮沉深浅应顺四时、食饮五味以变
　　性情。唯见方说相应，不知药物随宜，而一概投之，此为遇会得力耳，
　　实非审的为效也。是以《黄帝经》教四海之民，为治异品，此之谓也。
　　今若欲以方术为学者，当精看大品根本经法，随宜制方处针灸，病者
　　自非寿命应终，毒害已伤生气，五劳七伤已竭气血者，病无不愈也。
　　若不欲以方术为学，但以备身防急者，当依方决，看此《经方小品》
　　一部为要也。[4]

1　张灿玾主编，《中医文献发展史》，页 43。
2　医学在南北朝，南学或胜于北学，初步意见参陈寅恪，《魏晋南北朝史讲演录》（台北：昭明
出版社，1999），页 365~382。又，周一良，《江氏世传家业与南北文化》，收入氏著，《周一良集》
第 2 卷（沈阳：辽宁教育出版社，1998），页 605~606。
3　参见范行准，《两汉三国南北朝隋唐医方简录》，《中华医史论丛》6 辑（1965），页 295~347。
4　高文铸辑校，《小品方》（北京：中国中医药出版社，1995），页 1。李经纬、胡乃长，《〈经方
小品〉研究》，《自然科学史研究》8 卷 2 期（1989），页 171~178。

陈延之批评此时各种"方说"横行，因袭旧法，不考虑本草药性，而且没有规范可依循。他心目中的准则是《黄帝经》，也就是《黄帝内经》。[1] 陈延之述医家古今之师承共五家：神农、黄帝、扁鹊、华佗和张仲景。其中，"黄帝矜于苍生，立经施教，教民治病，非但慈于疾苦，亦以以强于国也。"[2] 这无疑是《内经》中黄帝的典型形象。陈延之质疑"后来学者，例不案经，多寻方说，随就增损"[3] 的风气，并且认为习医有次第可循："童幼始学治病者，亦宜先习此小品，则为开悟有渐，然后可看大品也。"[4] 将医书区分为大品、小品的位阶，这是医经正典化的重要一步。

与陈延之同时代的陶弘景整理《神农本草经》的文本，以为"此书应与《素问》同类"，[5] 也就是把黄帝经视为经典。陶弘景针砭医家不知药理："今庸医处治，皆耻看本草，或倚约旧方，或闻人传说，或过其所忆，便揽笔疏之，俄然戴面，以此表奇。"[6] 这种论调与前述陈延之的态度是相同的。因此，陶弘景希望以汉代古籍《神农本草经》作为"故方之家"的标准，"药理既昧，所以人多轻之。今案方处治，恐不必卒能寻究本草，更复抄出其事在此，览略看之，易可知验。"[7] 对药理的诉求，正是本草对经方之学凭恃经验的批评。

方论大盛的同时，规范化的呼声此起彼落。南朝梁人全元起首次训解《素问》，即在这种氛围里诞生。[8] 唐中期的王冰改编《素问》即根据全元起本："而世本纰缪，篇目重叠，前后不伦，文义悬隔。施行不易，披会亦难。岁月既淹，袭以成弊。"所谓的"世本"，除了全元起本，尚有别本。王冰注所引注文有"全注"与"一经言"，也多有"一方"、"或作"等按语，可见当时各种不同的

1　马继兴，《〈小品方〉古写本残卷分析》，收入高文铸辑校，《小品方》，页310。

2　高文铸辑校，《小品方》，页14。

3　高文铸辑校，《小品方》，页3。

4　高文铸辑校，《小品方》，页3。

5　尚志钧、尚元胜，《本草经集注（辑校本）》，页2。

6　尚志钧、尚元胜，《本草经集注（辑校本）》，页28。

7　尚志钧、尚元胜，《本草经集注（辑校本）》，页94。

8　段逸山，《"素问"全元起本研究与辑复》（上海：上海科学技术出版社，2001）。

《素问》传本在流通。[1]而王冰本《素问》增入运气七篇大论可说是"扩大的正典";而唐人杨上善的《太素》为另一别本类编,从篇幅来看,可说是"缩小的正典"。[2]整个《内经》的定本化即正典的最后形式到宋代才告一个段落。[3]

无论是皇甫谧、王叔和、全元起、杨上善或王冰等人的工作,并不是赋予任何经书的正典地位与权威,而是不断地把既有医经的正典性挖掘出来。历来不同医家重新编辑、命名、注解与阅读并不是权威来源,只有书卷本身才是。而正典的功用,涉及了学科成员身份的确认、学科边界的再划定与学术传统的重建等多个层面。

正典化一方面是加强古代典籍的权威,另一方面也稀释这些古书的神圣性。褚澄的《褚氏遗书》有《辨书》一篇谈到对《素问》等古典的态度有三问:

> 曰:《素问》之书,成于黄岐,运气之宗,起于《素问》,将古圣哲妄耶?曰:尼父删经,三坟犹废;扁鹊卢医,晚出遂多,尚有黄岐之经籍乎?后书之托名圣哲也。曰:然则诸书不足信邪?曰:由汉而上,有说无方,由汉而下,有方无说。说不乖理,方不违义,虽出后学,亦是良医。故知君子之言,不求赀朽;然于武成之策,亦取二三。曰:居今之世,为古之工,亦有道乎?曰:师友良医,因言而识变;观省旧典,假荃以求鱼。博涉知病,多诊识脉,屡用达药,则何愧于古人。[4]

---

1 段逸山,《"素问"全元起本研究与辑复》,页55~59。

2 钱超尘,《内经语言研究》(北京:人民卫生出版社,1990),页33~85。

3 严世芸主编,《中医学术发展史》,页212~214。据《大唐故尚乘奉御上柱国吴君(本立)墓志铭并序》,唐高宗永徽元年(650)已有医举。肃宗时,医术科地位始与明法科同。其考试科目在乾元三年(760)固定下来。见彭炳金,《墓志中所见唐代弘文馆和崇文馆明经、清白科及医举》,《中国史研究》2005年1期,页41~42。另参见 Joseph Needham, *Science and Civilisation in China* Vol. VI:6 (Cambridge: Cambridge University Press. 2000), pp.95~113。

4 赵国华,《褚氏遗书校释》(河南科学技术出版社,1986),页51。《褚氏遗书》的年代,或以为成书于宋。近来的考证则倾向于该书不伪:从《遗书》中对历代典籍的态度,亦近魏晋南北朝人手笔。见《褚氏遗书校释》,页64~69。余嘉锡以为此书为宋人之作,赵璞珊驳仪,见赵璞珊,《中国古代医学》(北京:中华书局,1997),页78~79。

《内经》经文的"正典形式"也就是经文的最后形式，从汉到六朝一直都变动不居。而运气之说是否出于《素问》原书，未有定论。褚澄所说的"托名"，并不同于前述的"依托"，而是晚出之书假冒古圣哲之名以传书。其次，褚澄自居于"有方"的时代，故提出"说不乖理，方不违义，虽出后学，亦是良医"的说法，意思是方说虽出自后学，但只要不违拗古典义理，也是可取的。作者还引用了两个典故："君子之言，不求贫朽"典出《礼记·檀弓上》，意思是说书籍产生有其历史条件，所言内容学者不容硬套。"然于武成之策，亦取二三"语出《孟子·尽心篇》，亦即书上的东西不可尽信，二三策即书中一小部分。因此，在尊古之下，医家以临床亲诊校正古典，假荃求鱼，也就无愧于古人了。活用古书，这才是提倡正典的真正目的。

托古之风没有完全消逝。葛洪即说："世俗苦于贵远贱近，是古非今，恐是此方，无黄帝、仓公、和、鹊、踰跗之目，不能采用，安可强乎？"[1] 相对于葛洪不愿从俗，西晋医家徐熙一族的医学，据说来自某位道士，"（徐）熙好黄、老，隐于秦望山，有道士过求饮，留一瓠（瓠）与之，曰：'君子孙宜以道术救世，当得二千石。'熙开之，乃《扁鹊镜经》一卷，因精心学之，遂名震海内。"[2] 此类似扁鹊遇长桑君之故事，而《扁鹊镜经》内容为何，并不清楚。此外，南齐龚庆宣编著的《刘涓子鬼遗方》亦托名"黄父鬼"为作者：

> 昔刘涓子，晋末于丹阳郊外照射，忽见一物，高二支许，射而中之，如雷电，声若风雨，其夜不敢前追。诘旦，率门徒子弟数人，寻踪至山下，见一小儿提罐，问何往为？我主被刘涓子所射，取水洗疮。而问小儿回：主人是谁人？云：黄父鬼。仍将小儿相随，还来至门，

1　尚志钧辑校，《补辑肘后方》，页7。
2　李延寿，《南史》（台北：鼎文书局，1981），页838。

> 闻捣药之声，比及遥见三人，一人开书，一人捣药，一人卧尔，乃齐声叫突，三人并走，遗一卷痈疽方并药一臼。时从宋武北征，有被疮者，以药涂之即愈。[1]

又说：

> 道庆曰：王祖母刘氏有此鬼方一部，道庆祖考相承，谨按处治，万无一失。舅祖涓子兄弟自写，写称云无纸，而用丹阳录，永和（疑为元嘉）十九年，财资不薄，岂复无纸，是以此别之耳。[2]

此书实为家藏之秘方，却与"禁方"传授仿佛，托名于异人（物）所遗留。其病痈疽诸说，都循《灵枢·痈疽》。例如，卷四（九江黄父痈疽论）全文抄袭《灵枢·痈疽》。仅在问答体例上将"黄帝曰"僭改为"九江黄父问于岐伯曰"。[3]由此个案，可见断裂中的连续的特质：即在创新中的旧传统因素的延续。

以 3 世纪为分水岭，中国医学经历了以下一连串根本性的变迁：授书仪式的式微、医学集团的扩大、文本公开化、医书撰写格式的改变、作者意识强化、方书有"论"、目录分类的变迁、古医经的改动以及不同类型医书位阶的确立等，不一而足。中国医学作为正典医学仿如成长茁壮中的胎儿，正等待着瓜熟蒂落了。

1　龚庆宣编，《刘涓子鬼遗方》（北京：人民卫生出版社，1986），页 7。刘涓子据说是东晋时医家，曾随南朝宋武帝刘裕北征。元嘉二十年（443），时秣陵（江苏南京）令患背疽，刘与甘伯济共议治疗得遂。龚庆宣于建武二年（495）得刘氏书抄本，以其故草写多无次第，乃于永元元年（499）整理编次。另参见张赞臣，《中医外科医籍存佚考》（北京：人民卫生出版社，1987），页 1~10。

2　龚庆宣编，《刘涓子鬼遗方》，页 8。

3　龚庆宣编，《刘涓子鬼遗方》，页 32。

"极端的中间"

禁方的时代去矣，依托的真正精神也无所依傍。

不同的技术或医疗传统对典籍的依仗程度不一，中国医学主流发展逐渐形成"以文本为中心"的医学。不过，如葛洪所提示的：书籍"虽不足以藏名山石室，且欲缄之金匮，以示识者。其不可与言，不令见也。"[1] 诚然，若学无传人，经典宁可封诸石室金匮、以待有识之士。

古代医学透过授书仪式传授知识，在此书籍具有建立师徒关系、区别我群与他群（如神仙家、房中家）的功能。授书仪式大概式微于汉魏之间，早先典籍、师资、经验不可分割的知识特质，从此有所分化。道教医学可说是明师类型的知识形态，门阀医学则以血缘相系、家传经验为标示。而魏晋医家整理旧有医经重新划定"医学"的边界，并试图形塑医学知识的正统。

古代医书的权威性源自依托。依托于圣人，他们不仅是技术的作者，同时也是孕育的读者，在现实上欲说服的主要对象。圣人具有"共同个性"，因此政治秩序、自然秩序与身体秩序三者可以协同感通。而圣人之言是自圆自足的；对历代医家来说中国医学可谓是圣人"个性"之集团化，其技术本身也始终沾满资质的色彩。

"正典"医学的发展，一是以《内经》系为主流，根据同一批文本不断重编的历史；另一是注释这些医经的传统的形成。另外，由古代医籍别出分化的论述也层出不穷、迭生新说。中国医学的进程仿如筑室。《内》、《难》、《伤寒》等提供的骨架业已营建周全，后人寓居其中，不过适时代而变稍作增损修葺；但其根本基盘，固未尝撼摇。

从公元前3世纪到公元3世纪，是所谓禁方时代。东汉末至魏晋南北朝是中国医学重整、系统化的时期；其中，3世纪至5世纪又是另一个阶段。第5世纪左右的几本重要医书如《小品方》、《本草经集注》、《褚氏遗书》等都论及

1　王明，《抱朴子内篇校释》，页 368。

古典医经的位阶。到了 7 世纪，几种核心的医学正典以"皇帝教科书"的面貌示人。我们看到上述三个不同历史阶段，以及旧有的文化形式再创造的现象。

相应时代的变化，君臣伦理让位于血亲关系。如王焘所说："齐梁之间，不明医术，不得为孝子。"[1] 因此，魏晋六朝的王公侯伯将军及其子弟们纷纷写起了医书。

中国正典医学的叙事浸润于政治史、制度史之中。中国史近年来研究的眼光有两种下降的特色，其一是："由了解上层为主下降到庶民的研究、对基层社会之注意"。[2] 但中国历来医书所呈现的生命、身体的观念，与不同时代上层的思想、文化是互相渗透、套叠的。我们不同意将"民俗"扩大解释，并以政治制度史用另外一种姿态改写，成为下层社会生活史研究的常态。[3] 换言之，从医疗看中国历史，一方面是竭力从为数庞大的医疗（含养生）文献中挖掘基层社会的心态与生活，另一方面这些研究也必须建立在更缜密、更深入的对上层文化的洞见。这是一种"极端的中间"的研究取向——不仅是中国正典医学发展史的特色，同时也是中国历史本色所系。

1　高文铸校注，《外台秘要方》（北京：华夏出版社，1993），页 5。

2　王汎森，《历史研究的新视野——重读〈历史语言研究所工作之旨趣〉》，收入许倬云等，《"中央"研究院历史语言研究所七十五周年纪念文集》（台北："中央"研究院历史语言研究所，2004），页 174。

3　杜正胜，《新史学之路》（台北：三民书局，2004），页 381~382。

疾病的历史

3 先秦至中古"病因观"及其变迁

> 桓公田于泽，管仲御，见鬼焉。公抚管仲之手曰："仲父何见？"对曰："臣无所见。"公反，诶诒为病，数日不出。齐士有皇子告敖者曰："公则自伤，鬼恶能伤公！夫忿滀之气，散而不反，则为不足；上而不下，则使人善怒；下而不上，则使人善忘；不上不下，中身当心，则为病。"
>
> ——《庄子·达生》[1]

作为病因的鬼神

疾病最深层的根源是恐惧；未知的事物是恐惧的渊薮。

齐桓公与管仲一起狩猎，独独桓公撞鬼；桓公饱受惊吓而生病，甚至足不出户。鬼神祟人是先秦时代病因观的主流，[2] 不过在上述故事里，皇子告敖排除桓公见鬼的可能，认为真正致病的原因是自身过度忧伤，这种内因情绪又可以称之为"忿滀之气"。郁结之气的滞流，影响了一个人身体及情绪的病变，如好怒、精神恍惚等。桓公目睹的鬼是"气"的作用所产生的幻觉罢了。[3] 除

1　王叔岷，《庄子校诠》（台北："中央"研究院历史语言研究所，1988），页 693~694。

2　严一萍，《中国医学之起源考略》，《大陆杂志》2 卷 8 期、9 期（1951），页 20~22 及页 14~17。另见宋镇豪，《商代的巫医交合和医疗俗信》，《华夏考古》1995 年 1 期，页 77~83、13；张炜，《商代医学文化史略》（上海：上海科学技术出版社，2005），页 97~100。

3　关于古典气论，参见杜正胜，《从眉寿到长生——医疗文化与中国古代生命观》（台北：三民书局，2005），页 122~154。

此以外，因鬼神作祟而导致人心神不宁，在当时被认为是失德的结果。《韩非子·解老》："凡所谓祟者，魂魄去而精神乱，精神乱则无德。鬼不祟人则魂魄不去，魂魄不去而精神不乱，精神不乱之谓有德。"[1]气的循环无所不在；人体中的魂魄、精神或"德"都是一种精微之气，而"气"同时蕴含道德伦理的意涵。[2]

　　公元前4世纪左右，是古典医学病因观变迁的关键期。在这之前，病因主要是指人体的外侵者如天象变化或鬼神祟祸等；《周礼·医官》疾医"四时皆有疠疾"；《素问·风论》也说："风者，百病之长也。"[3]不过，外因如天候的变化也渐渐可推算、规律化，与数术学有密切关系。[4]而与此同时，特别值得注意的是内因说或心因性的解释的兴起。[5]《素问·上古天真论》："恬惔虚无，真气从之，精神内守，病安从来？"[6]《素问，疏五过论》："虽不中邪，病从内生。"[7]这些说法都是不强调外邪对人体的危害，而是着重内在精神的保养，与道家的养生论相互呼应。[8]《庄子·刻意》："平易恬惔，则忧患不能入，邪气不能袭，故其德全而神不亏。"[9]《淮南子·原道》也提到"人大怒破阴，大喜坠阳；薄气发瘖，惊怖为狂；忧悲多恚，病乃成积；好憎繁多，祸乃相随"。[10]这些都是强调人的情志所造成的疾病。在上述引文有关齐桓公见鬼的故事里，

1　陈奇猷，《韩非子集释》（台北：华正书局，1974），页357。

2　刘翔，《中国传统价值诠释学》（台北：桂冠图书公司，1993），页93~105。

3　石田秀实，《风の病因论と中国传统医学思想の形成》，《思想》No.799（1991），页105~124。

4　饶宗颐，《谈银雀山简〈天地八风五行客主五音之居〉》，《简帛研究》1辑（1993），页113~119；Donald Harper, "Physicians and Diviners: The Relation of Divination to the Medicine of the Huangdi neijing（Inner Canon of the Yellow Thearchy）," *Extrême-Orient, Extrême-Occident* 21（1991），pp.91~110。

5　山田庆儿，《中国医学はいかにつくられたか》（东京：岩波书店，1999），页99~103。

6　龙伯坚、龙式昭，《黄帝内经集解·素问》（天津：天津科学技术出版社，2004），页18。

7　龙伯坚、龙式昭，上引书，页1109。

8　这一方面的讨论，参见徐复观，《两汉思想史》卷二（台北：台湾学生书局，1993），页41~49。

9　王叔岷，《庄子校诠》，页556。

10　刘文典，《淮南鸿烈集解》（台北：文史哲出版社，1985），卷一，页20~21。

皇子告敖也是以鬼祟由内生来理解。

固然，新兴的气论与内因致病说对相同的病理现象有不同的洞见；然而，桓公见鬼的故事也反映鬼神作为病因仍然是相当重要的。[1]本章将分析战国到六朝之间鬼神作为病因观的变化及重新定义，特别是其在医学典籍中的角色。我认为：战国时期内因说的崛起，以及东汉中叶运气医学外因说的再发展是病因观发展的两条线索。而鬼神致病说这一伏流，在东汉末年结合祖先崇拜及罪的意识的成形再度受到重视，而"禁咒"等相关仪式性医疗技术同时得到医家的肯定，不仅在医学占有一席之地，稍后并尝试正典化、体系化。在这一章，我将着重在仪式、宇宙观、身体论的交互关系，希望能丰富一般读者对这一时期宗教的医疗面向的深度。

医学正典与对"祝由"的重新定义

人鬼同域。虽然有研究已经指出鬼魅精怪经常出没特定的界域，[2]也有相当可靠的论文涉及"来世观念"的转变；[3]但在古代基层社会，鬼神与庶人的日常起居活动如此亲近。湖北云梦睡虎地秦简《日书甲种·诘咎篇》即显示

1　关于鬼神作为病因，及相关的仪式医疗，参见廖育群，《中国古代咒禁疗法研究》，《自然科学史研究》12卷4期（1993），页373~383；朱瑛石，《"咒禁博士"源流考——兼论宗教对隋唐行政法的影响》，《唐研究》5卷（1999），页147~160；范家伟，《六朝隋唐医学之传承与整合》（沙田：香港中文大学，2004），页59~89；Nathan Sivin，《中国传统の仪礼的医疗について》，收入酒井忠夫编，《道教の综合的研究》（东京：国书刊行会，1981），页97~140；山田庆儿，《夜鸣く鸟：医学·咒术·传说》（东京：岩波书店，1990），页3~51。

2　例如，江绍原，《中国古代旅行之研究》（上海：商务印书馆，1937）。

3　关于这方面代表性的作品，参见蒲慕州，《追寻一己之福：中国古代的信仰世界》（台北：允晨文化有限公司，1995），页195~265。巫鸿，《汉代艺术中的"天堂"图像和"天堂"观念》，《历史文物》6卷4期（1996），页6~25；连劭名，《〈曾姬壶〉铭文所见楚地观念中的地下世界》，《南方文物》1996年1期，页112~113；刘信芳，《蒿官、蒿闲兴蒿里》，《中国文字》新24期（1998），页113~118；Ying-Shih Yü, "O Soul, Come Back!—A Study in the Changing Conceptions of the Soul and Afterlife in Pre-Buddhist China," *Harvard Journal of Asiatic Studies* 47:2（1987），pp. 363~395；K.E.Brashier, "Han Thanatology and the Division of Souls," *Early China* 21（1996），pp. 125~158；吉川忠夫，《中国古代人の梦と死》（东京：平凡社，1985），页7~40；小南一郎，《汉代の祖灵观念》，《东方学报》（京都）66册（1994），页1~62等。

形形色色的鬼神，会骚扰、戏弄人，让人生病严重致死，有的使人做噩梦，有些让人精神失常等；面对这些特性不一的鬼神，《诘咎篇》提供不同的自力救济方法。[1] 这些技术称为"解逐之法"，[2] 据说与古代逐疫之礼如傩祭性质类似；[3] 有时也叫"祝由"或"咒禁"之术。[4]

从病因论的角度，《日书·诘咎篇》经常以"无故"而人有各种困扰归咎某种"鬼"在作祟。例如，"一宅中毋（无）故而室人皆疫，或死或病，是棘鬼在焉"；"一室人皆毋（无）气以息，不能童（动）作，是状神在其室"。[5] 人们的痛苦是切身的，希望找到真正的原因；所谓"无故"应该是认为自己道德无亏，或所谓的"气论"也无从解释，找不到任何原因。而该篇所涉及的疾病内容，有不少与情志、精神方面的疾病，像是"人毋（无）故而心悲也"，"女子不狂痴，歌以生商"，"人毋（无）故而忧也"，"人毋（无）故而弩（怒）也"。[6] 人各种突然的、偶发的病痛，他们以为是来自鬼神的骚扰。而仪式性的治疗不只是处理心理或精神相关的疾病，同时也针对各种躯体疾病。[7] 不过，山田庆儿有关马王堆帛书《五十二病方》的研究指出，咒术疗法的范围仍然以与精神有关的疾病、没法治疗的疾病、偶发性疾病三者为大宗。[8]

古代的庶民生活在或许可称为"泛鬼论"的生活世界里。这里的"鬼"，在《日书·诘咎篇》中其实鬼、神、妖、怪、精等词汇并没有严格的区分；而一些鸟兽动物或自然现象也具备灵性可以作祟害人。例如，"犬恒夜入人室，执丈夫，戏女子，不可得也，是神狗伪为鬼。""野兽若六畜逢人而言，是票

1　刘乐贤，《睡虎地秦简〈日书诘咎篇〉研究》，《考古学报》1993 年 4 期，页 435~454。

2　《论衡·解除篇》。参见黄晖，《论衡校释》（台北：台湾商务印书馆，1983），页 1035~1041。

3　饶宗颐，《上甲微作（傩）考》，《民俗曲艺》84 期（1993），页 31~42。

4　李零，《中国方术考》（北京：东方出版社，2000），页 330~340。

5　刘乐贤，前引文，页 435~436。

6　刘乐贤，前引文，页 435~437。

7　廖育群，前引文，页 382。

8　山田庆儿，《夜鸣く鸟：医学·咒术·传说》，页 8~9。

（飘）风之气。"[1] 这些鬼活生生的，能说话能戏弄人；他们不只是不具身形的邪灵，如影像一般难以捉摸；人类抓到有些鬼物尚可烹而食之，如"有赤豕，马尾犬首，亨（烹）而食之，美气"；"狼恒譚（呼）人门曰：'启吾。'非鬼也。杀而亨（烹）食之，有美味。"[2]

不过，人死为鬼应该是鬼神信仰的基础。《日书·诘咎篇》："人妻妾若朋友死，其鬼归之者"，"鬼恒羸（裸）入人宫，是幼殇死不葬"，"鬼婴儿恒为人号曰：'鼠（予）我食。'是哀乳之鬼。"[3] 新死之鬼或得不到后人安葬祭祀的鬼是作祟的原因。而这两种因素引起鬼神作祟使人生病，以祖先亡灵为甚。同样是睡虎地秦简《日书》的《病》、《有疾》等篇，病因即以"父母"、"王父"、"王母"、"王父母"、"高母"等直系祖灵为主；再者，以"外鬼"、"外鬼殇死"等恶鬼为祟次之；此外，巫者本身也能以其术致人生病。[4] 王充《论衡·言毒》也提到那些以为他人祷告为业的巫者能以诅咒转移人的疾病或者加剧人的灾祸。[5] 所以，当一个人"无故"患病，其实必须考虑鬼神或巫者为祟。在《汉书·艺文志》有关"数术"的部分，就著录《祯祥变怪》、《人鬼精物六畜变怪》、《变怪诰咎》、《执不祥劾鬼物》等，与出土《日书》相关内容的专书，[6] 显而易见，不仅在基层社会，鬼神作为病因仍然是相当普遍、强势的信仰。

由睡虎地秦简、马王堆帛书、周家台秦简[7] 等出土的祝由方可知，其中所载的一些驱鬼治病的仪式活动应该是个人性的，但巫者或适时介入。以马王

1　刘乐贤，前引文，页436。

2　刘乐贤，前引文，页436~438。

3　刘乐贤，前引文，页436~437。

4　工滕元男，《睡虎地秦简"日书"における病因论と鬼神の关系について》，《东方学》88辑（1994），页1~21。

5　黄晖，《论衡校释》，页948。

6　顾实，《汉书艺文志讲疏》（台北：台湾商务印书馆，1980），页237~238。

7　关于周家台的祝由方，参看湖北省荆州市周梁玉桥遗址博物馆编，《关沮秦汉墓简牍》（北京：中华书局，2001）。

堆帛书《五十二病方》为例，现存 283 方中祝由方约占 12%，比例不高。内容以"祝曰"、"呼曰"、"曰"、"唾喷"、"吷"等例的祝辞共 25 方；直接诵念祝辞共 3 方；以"禹步"等展演动作配合祝辞者 3 方；仅以禹步而无祝辞者 2 方，余 2 方。[1] 而祝辞的内容，有向鬼神表达乞求的，有陈述驱除疾鬼的方法及用具者，也有语气强硬、威胁鬼神的祝辞：[2]

（1）因唾匕，祝之曰："喷者剧喷，上如彗星，下如蚘血，取若门左，斩若门右，为若不已，磔膊若市。"[3]

（2）以日出时，今癫者屋霤下东向，令人操筑西向。祝曰："今日△。某癫九，今日已。某頯已。□而父与母，皆尽柏筑之颠，父而冲子，胡不已之有？"以筑冲頯二七。已备，即曰："某起"癫已。[4]

（3）祝曰："喷者，魅父魅母，毋匿□□□北□巫妇求若固得，□若四体，编若十指，投若□水，人也人也而比鬼。每行□，以奚蠡为车，以敝箕为奥，乘人黑猪，行人室家，□□□□□□□若□□彻胆魅□魅□□□□所。"[5]

祝由疗疾，主要是以象征性的动作、用具、语言等驱除鬼神。如婴儿〔例（1）〕与小儿病魅病〔例（3）〕即以吐唾液、喷吐的动作而后念祝辞；而且施术者持饭匙或棒槌对疾鬼进行攻击〔例（1）、（2）〕。其中的祝辞，如对鬼神施行肢解，"如果你再不停止作恶，就会当众分裂你的身体"〔例（1）〕；鬼神有时还攀亲带故，有父有子，在灵界有位阶主从的关系。例（2）的祝辞即对疾儿威胁说："你的父母都亡于柏棒，你为何不停止作恶？"而例（3）

---

1 严健民，《五十二病方注补释》（北京：中医古籍出版社，2005），页 233~235。

2 张丽君，《〈五十二病方〉祝由之研究》，《中华医史杂志》27 卷 3 期（1997），页 144~147。

3 马继兴，《马王堆古医书考释》（长沙：湖南科学技术出版社，1992），页 374。

4 马继兴，上引书，页 481。

5 马继兴，上引书，页 636。

的祝辞提到："不论是鬼父、鬼母，全都没有藏身之所，巫妇一定把你找到。断裂你的四肢，捆绑你的十指，把你投进水里！"换言之，即把鬼淹死。[1]鬼神一直在找寻可以居住的地方；不同的疾病与特性不一鬼神的攻击或掌控人体有关。

鬼神作祟有各自的区域势力。《庄子·达生》提到，沟泥之中有履神，灶有髻神。门户之内扰攘处有雷霆神居住；东北方墙下，有鬼名倍阿鲑蠪；西北方墙下，有洪阳之鬼。水中有罔象，丘鬼曰峷，山中有夔，野外有彷徨，泽中有委蛇。[2]《论衡·订鬼篇》引用礼书以为传说中的帝王颛顼有三子，死去后成为疫鬼，其中住在江水为虐鬼，住在若水是魍魉鬼，另外一个住在人的闲宅废库、躲在阴暗潮湿的角落惊吓儿童的小儿鬼。[3]这也显示在古代人类活动有其恐惧的场域，离开自己的住所或住所的某些角落，鬼神潜伏伺机祟人。1987 年湖北荆门包山 2 号楚墓的"卜瘳"竹简，有墓主临死前三年的记录，内容涉及禳除的鬼神有"人害"、"不辜"、"殇"、"兵死""水上与溺人"、"木渐立"，以厉鬼、冤魂最多；其中的驱鬼仪式有些要卜问凶祟所在，也就是鬼神虽然无所不在，但彼此之间仍有辖区领域。[4]

鬼祟论与新兴的气论进一步糅合，是这个阶段的发展。以当时的时令礼俗而言，四时各有不同的流行病，疫气伤人，故有集体性的仪式"傩"来驱除疾病。[5]《礼记·月令》"命国难，九门磔攘，以毕春气"，也就是在城中各门，磔狗挂在门上，以攘除殃气。孙希旦收集汉代经学家对傩祭的解释，反映汉代人的实用性信仰：

难（傩）索室驱疫也。《周礼》方相氏掌之。命国难者，命国人为

1　张丽君，前引文，页 145~146。

2　王叔岷，《庄子校诠》，页 694。

3　黄晖，《论衡校释》，页 935。

4　李零，《中国方术考》，页 293。

5　栗原圭介，《磔攘の习俗について》，《东方学》45 辑（1973），页 1~17。

难也。盖阴阳之气，流行于天地之间，其邪沴不正者，恒能中乎人而为疾病，而厉鬼乘之而为害。然阳气发舒，而阴气沈滞，故阴寒之气，为害为甚。而鬼又阴类也，恒乘乎阴以出，故仲秋阴气达于地上，则天子始难。季冬阴气最盛，又岁之终，则命有司大难。季春阳气盛而亦难者，盖感冬寒之气而不即病者，往往感春温之气而发，故难以驱之也。磔，磔裂牲体也。九门磔攘者，逐疫至于国外。因磔牲以祭国门之神，欲其攘除凶灾，禁止疫鬼，勿使复入也。[1]

疫鬼的活动不仅受限于空间，也随季节变化伺时而出。在数术的宇宙论框架，人们对季节的体验可以用阴气与阳气的消长来表达，而鬼的属性为"阴"，因此其祟人也配合着一年之间阴寒之气的盛衰。东汉末年的经学家郑玄采用纬书与占星家的解释，认为季春三月太阳由胃宿行至昴宿，而这两种星宿附近有"大陵积尸"之星，它们主管死丧之事，"大陵、积尸之气佚（逸）则厉鬼随而出"。而季冬十二月，太阳经过危、虚二星宿，危星附近有"坟墓"四星，又有管理"鬼官之长"的星，这个时候"厉鬼将随强阴出害人也"。人体的气是有季节性的；古代人为了解释季节交替之际，往往许多人同时间罹病甚至死亡的原因，同时也为流传久远的傩祭赋予时代的新义。[2]

在医学的典籍如《内经》，[3] 主要是用气的观念重新解释"祝由"。《素问·移精变气论》："黄帝问曰：余闻古之治病，惟其移精变气，可祝由而已。今世治病，毒药治其内，针石治其外，或愈或不愈，何也？"[4] 这里把祝由术限定在转移患者的精神意志的功能，而且新兴的医疗技术则是为了适应新的

1　孙希旦，《礼记集解》（台北：文史哲出版社，1984），页396~397。

2　詹鄞鑫，《神灵与祭祀——中国传统宗教综论》（南京：江苏古籍出版社，1992），页384~385。

3　关于《内经》的成书及年代的讨论，参见廖育群，《岐黄医道》（沈阳：辽宁教育出版社，1992），页51~76。

4　龙伯坚、龙式昭，《黄帝内经集解·素问》，页189。

时代的来临："当今之世不然，忧患缘其内，若形伤其外，又失四时之从，逆寒暑之宜，贼风数至，虚邪朝夕，内至五藏骨髓，外伤空窍肌肤，所以小病必甚，大病必死，故祝由不能已也。"[1] 同时鬼神作为病因也有新的理解，如《灵枢·贼风》以为"其毋所遇邪风，又毋怵惕之志，卒然而病者，其故何也？惟有因鬼神之事乎？"[2] 足见突发的疾病，容易被认定是鬼神作祟，这也让我们想起本章前述《日书·诘咎篇》所谓的"无故"之说。而《贼风》则以"故邪"也就是宿因潜伏在体内未发来解释："此亦有故邪留而未发，因而志有所恶，及有所慕，血气内乱，两气相搏。其所从来者微，视之不见，听而不闻，故似鬼神。"[3] 宿邪由于人的情感起了变化，如心有所厌恶之事或所慕而不顺心之事，诱发生病。这似乎是间接地强化"内因"在疾病所扮演的角色。进一步说，人若见鬼是人生病，心有忧惧或者思虑过多所招致。《论衡·订鬼篇》也说病痛产生恐惧：

> 病者因剧身体痛，则谓鬼持箠杖殴击之；若见鬼把椎锁绳缪立守其旁，病痛恐惧，妄见之也。初疾畏惊，见鬼之来；疾困恐死，见鬼之怒；身自疾痛，见鬼之击；皆存想虚致，未必有其实也。[4]

因此不是鬼神导致疾病而是恰恰相反；恐惧是一切病痛想象的根源。

祝由方所涉及的疾病，如前所述包含精神、躯体等多方面的病变。但医学典籍与鬼神相关的疾病只涉及"癫狂"。这两种病均属精神异常，其中癫发病的形态偏静、狂偏动；《灵枢·癫狂》："狂者多食，善见鬼神"，并独自暗笑，这种病况是因大喜伤心所致；[5] 病因乃大喜伤神，治疗的方法为针刺。

1　龙伯坚、龙式昭，上引书，页189。

2　龙伯坚、龙式昭，《黄帝内经集解·灵枢》，页1879。

3　龙伯坚、龙式昭，上引书，页1879。

4　黄晖，《论衡校释》，页931。

5　龙伯坚、龙式昭，《黄帝内经集解·灵枢》，页1631。

而成书于公元 2 世纪左右的《难经》中第 20 个及 59 个问答，也同样提到狂者的症候表现即为"见鬼"；[1] 不过见鬼按当时医学的理解是得了狂病的结果而不是原因。事实上，《内经》中大量病因术语如"邪"、"邪气"等，是之前鬼祟论的一种转化或再创造。特别是风寒暑湿等邪气，在过去也与鬼神怪物等观念不可分的。又例如对梦的理解，在《日书》认为是恶鬼作祟；[2] 而《灵枢·淫邪发梦》即以"淫邪"来解释，即情志、饥饱、劳逸等病因由外侵犯人体，而后与体内的营卫之气一起运作，伴随魂魄等精神活动共同运作，使人不得安卧而产生奇梦幻境。[3] 另外有所谓"邪哭"一疾，得之悲喜无常，多梦，患者无法控制自己的精神；而且可以分为癫、狂两种类型，《金匮要略·五脏风寒积聚病脉证并治》："邪哭使魂魄不安者，血气少也。血气少者，属于心，心气虚者，其人则畏，合目欲眠，梦远行而精神离散，魂魄妄行。阴气衰为癫，阳气衰者为狂。"[4] 这种解释无疑是鬼祟论"合理化"的结果。

　　战国以降，古典医学的病因说经历突破性的变迁；我们看到同一个时代里对疾病想象的多样性。当时医病之间的张力，尤可显示各种病因学说并行互竞的局面。《素问·五藏别论》即表示，如果病人信仰鬼神，就得不到好的治疗；如果病人不愿意使用针石（相对而言即相信祝由等巫术），则医者束手无策；如果病人不信赖医者，病不可治，勉强从事只会劳而寡功。[5] 不过，这些医学典籍的谆谆告诫，反而突出鬼神致病在大部分患者的日常生活里仍是幽魂不散，并且伺机复兴。事实上，鬼祟论在汉代以下也呈现新的面貌与进展，我们在下一节将详细地探索。

1　郭霭春、郭洪图，《八十一难经集解》（天津：天津科学技术出版社，1984），页 48、112。

2　参见林富士，《试释睡虎地秦简〈日书〉中的梦》，《食货月刊》17 卷 3、4 期（1988），页 30~37。

3　龙伯坚、龙式昭，《黄帝内经集解·灵枢》，页 1783~1789。

4　郭霭春、王玉兴，《金匮要略方论校注语译》（北京：中国中医药出版社，1999），页 125~126。

5　龙伯坚、龙式昭，《黄帝内经集解·素问》，页 178。

鬼神致病说的新发展

只要疾病存在的一天，鬼神的信仰就不会消逝。有哪个时代是不信鬼神的呢？

对远古世界的中国人来说，无论生哪一种疾病，其实生病本身暗示来自鬼神的处罚或警戒；因此鬼祟论是病因的根本。的确，天候灾变对人的影响无疑是巨大的，不过自然界的变化降伏于鬼神掌握的报复法则之下；疾病是遂行鬼神意志的工具之一。在战国以降的医学文本涉及鬼祟论的内容稀少，而以"风"为主导形成一个新的疾病世界；同时外在的威胁也必须以内虚的身体才能构成疾病。[1] 在本章一开始所引述的故事里，皇子告敖以"公则自伤"的解说揭开新时代对鬼神作祟新的一页。

反求诸己；战国至汉初的养生家寻求精神内守、无所贪欲的身心状态，那是个没有疾病、长寿高龄的境界。《吕氏春秋·尽数》："圣人察阴阳之宜，辨万物之利以便生，故精神安乎形，而年寿得长焉。长也者，非短而续之也，毕其数也。毕数之务，在乎去害。何谓去害？大甘、大酸、大苦、大辛、大醎，五者充形，则生害矣。大喜、大怒、大忧、大恐、大哀，五者接神，则生害矣。大寒、大热、大燥、大湿、大风、大霖、大雾，七者动精，则生害矣。故凡养生，莫若知本，知本则疾无由至矣。"[2] 这里的"本"是指生命的本源，而精／神往往比形来的重要、更具本质性。稍晚，董仲舒的《春秋繁露·循天之道》："和乐者，生之外泰也；精神者，生之内充也。外泰不若内充，而况外伤乎？"[3] 外在表现的和乐，比不上内在精神生命的充实。值得注意的是，这些论述偏向适用于预防或未病之时。但在另一方面，气候等环境病因与鬼神为祟的论述别开生面，两者之间各有发展的同时也有所交集。

1　栗山茂久，《身体的语言——从中西文化看身体之谜》（台北：究竟出版社，2001），页234~247。

2　王利器，《吕氏春秋注疏》（成都：巴蜀书社，2002），页292~295。

3　苏舆，《春秋繁露义证》（北京：中华书局，1992），页453。

　　《内经》时代的病因论，风雨等外邪伤人之外，强调个人的嗜好、作息生活习惯内在因素而导致疾病。《素问·调经论》："夫邪之生也，或生于阴，或生于阳。其生于阳者，得之风雨、寒暑。其生于阴者，得之饮食、居处、阴阳、喜怒。"[1] 这里的"阴阳"指的是男女之间的房事。以公元前 2 世纪名医淳于意留下的 25 则病案来看，其对外因的说明比较具体，内因方面房事占相当的比例，如"饮酒且内"、"盛怒而以接内"、"欲男子而不可得"等。[2]《灵枢·邪气藏府病形》："愁忧恐惧则伤心。形寒寒饮则伤肺，以其两寒相感，中外皆伤，故气逆而上行。有所堕坠，恶血留内，若有所大怒，气上而不下，积于胁下则伤肝。有所击仆，若醉入房，汗出当风则伤脾。有所用力举重，若入房过度，汗出水浴水则伤肾。"[3] 房事不够慎重，成为诱发疾病的首要因素。所以，《灵枢·百病始生》指出，"风雨寒热，不得虚，邪不能独伤人，卒然逢疾风暴雨而不病者，盖无虚，故邪不能独伤人，此必因虚邪之风，与其身形，两虚相得，乃客其形。"[4] 这种内"虚"的病因说，可说是古典医学界碑性的发展。

　　而外邪之中，特别值得注意的是火热病邪的偏重。虽然"寒暑"经常被并举，但两者重要性是不对称的。《春秋繁露·暖燠常多》即论述天道运行温暖之日多于寒凉之日；阳气盛于阴气是生育万物的根本：

　　　　自正月至于十月，而天之功毕。计其间，阴与阳各居几何，薰与溧其日孰多。距物之初生，至其毕成，露与霜其下孰倍。故其中春至于秋，气温柔和调。及季秋九月，阴乃始多于阳，天于是时出溧下霜。出溧下霜，而天降物固已皆成矣。故九月者，天之功大究于是月也，

1　龙伯坚、龙式昭，《黄帝内经集解·素问》，页 779~780。

2　廖育群等，《中国科学技术史——医学卷》（北京：科学出版社，1998），页 89~91。

3　龙伯坚、龙式昭，《黄帝内经集解·灵枢》，页 1354。

4　龙伯坚、龙式昭，上引书，页 1940。

十月而悉毕。故案其迹，数其实，清溧之日少少耳。[1]

一年之中，火热之气为多。而一般熟知的六气如风、寒、暑、湿、燥、火等，火热的词汇相对较为丰富。《素问》中有涉及运气学说的"七篇大论"，成书于东汉。[2]这些文献可视为外因说的再发展。其中，《天元纪大论》与《五运行大论》中的六气，是以五行为框架，将火一分为二：即"君火"与"相火"，而与风、寒、燥、湿形成了六气。另外在《至真要大论》也提及大凡各种疾病都生于六气的变化；医者必须观察疾病的机理，而不违背六气运行的原则。接着，该篇论及疾病的属性，以及自然气候的特点，以火热病邪最多：

> 诸热瞀、瘈，皆属于火。
>
> 诸禁鼓栗，如丧神守，皆属于火。
>
> 诸逆、冲上，皆属于火。
>
> 诸胀、腹大，皆属于热。
>
> 诸躁、狂越，皆属于火。
>
> 诸病有声，鼓之如鼓，皆属于热。
>
> 诸病胕肿、疼酸、惊骇，皆属于火。
>
> 诸转反戾，水液浑浊，皆属于热。
>
> 诸呕吐酸，暴注下迫，皆属于热。[3]

不仅如此，汉代民间对鬼祟也以火热论来理解。有人即以为，鬼是由阳气所构成的，阳气是红色，世间人目见之鬼的颜色也是如此。《论衡·订鬼篇》：

1　苏舆，《春秋繁露义证》，页347~348。

2　关于今本《内经》运气七篇的成书年代，钱超尘，《内经语言研究》（北京：人民卫生出版社，1990），页293~294；李学勤，《〈素问〉七篇大论》，收入氏著，《李学勤学术文化随笔》（北京：中国青年出版社，1999），页140~151。

3　龙伯坚、龙式昭，《黄帝内经集解·素问》，页1081~1085。

"鬼，阳气也，时藏时见。阳气赤，故世人尽见鬼，其色纯朱。蜚凶，阳也；阳，火也，故蜚凶之类为火光。"这跟一般理解鬼属阴气是迥异其趣的。当时人认为火盛为毒，与阳气同类，同书《言毒篇》更直接说："人行无所触犯，体无故痛；痛处若箠杖之迹。人肺，肺谓鬼殴之。鬼者，太阳之妖也。微者疾谓之边，其治用蜜与丹；蜜、丹阳物，以类治之也。"[1] 同类相治，是古典医学的思维；但治疗与鬼击相关的"肺"、"边"等疾病，未见于医籍记载，应该是基层社会的信仰罢。鬼与火的性质相近，这是鬼祟论的新说，皇甫谧的《甲乙经》论及狂病即以为"狂易，见鬼与火，解谿主之。"[2] 这本第 3 世纪的医学典籍，除了整理这之前的成说以外，似乎也吸收了新的想法。在《灵枢·经脉》有关精神疾病属于"胃足阳明之脉"，有"病至则恶人与火，闻木声则惕然而惊，心欲动，独闭户塞牖而处，甚则欲上高而歌，弃衣而走"的叙述；[3] 这类病人发病时的表现，偏向于火热阳盛的状态，极富戏剧性与爆发力。

鬼神到底存不存在？存而不论并没有解答问题；气论无所不包可以解释很多现象，但也有时而穷。因为鬼神的存在往往与疾病的体验密不可分。有患者确实见鬼，甚至因此做出惊人的举动；而医者或方技家也发现某种物质的效用与鬼神有关，有些服食后可见鬼神，或反之可治疗鬼邪之病。

大概成书于东汉的《神农本草经》，[4] 在病因方面即结合了以"风"为主的气论与鬼祟论二者；该书《序录》列举的主要疾病有"中恶"、"惊邪"、"癫痫"、"鬼疰"，[5] 除了癫痫以外，余皆不见于《内经》等医籍。根据我个人的统计，《神农本草经》涉及鬼祟相关的药物大约五十余种。[6] 举例来说，龙胆治

1　黄晖，《论衡校释》，页 941~949。

2　张灿玾、徐国仟，《针灸甲乙经校注》（北京：人民卫生出版社，1996），页 1737。

3　龙伯坚、龙式昭，《黄帝内经集解·灵枢》，页 1468。

4　王家葵、张瑞贤，《神农本草经研究》（北京：北京科学技术出版社，2001）页 39。

5　马继兴，《神农本草经辑注》（北京：人民卫生出版社，1995），页 31。

6　李建民，《祟病与场所：传统医学对祟病的一种解释》，《汉学研究》12 卷 1 期（1994），页 145~148。

惊痫邪气、杀蛊毒；[1] 白及治贼风鬼击，痱缓不收；[2] 鬼曰主杀蛊毒、鬼疰精物、避恶气不祥[3] 等。从这些药物的主治来看，邪气、恶气与鬼物几乎是近似之物。而特别引人注目的是鬼疰之类的鬼祟之病最多，如蓝实杀蛊、蚑、疰鬼；[4] 石龙刍治鬼疰；[5] 彼子去三虫、蛊毒、鬼疰、伏尸；[6] 石下长卿主鬼疰精物邪恶气、杀百精蛊毒老魅、注易亡走、啼哭悲伤恍惚。[7] 鬼疰的"疰"通注，有传染的意思。《释名·释疾病》："注病，一人死一人复得，气相灌注也。"[8] 鬼疰是死人透过尸气、冢气传染给生人的疾病，严重的甚至灭门。[9] 另外，所谓"伏尸"应该是遭人弃置不收、不殓并乏人祭祀的尸骨，可以为祟害人。在汉代墓券材料对这些死者即以"尸"、"伏尸"、"伏尸既骨""尸骸"、"青骨死人"称呼的。[10] 无论是鬼疰或伏尸，都是东汉中晚期以下特殊的鬼祟之病，我们将在下一节详细地讨论。

《神农本草经》约有二十余味药物可以杀三虫或去三虫。关于三虫，有人说只是人体内的寄生虫，但有人认为三虫即三尸，其性质如鬼神之属。[11]《抱朴子·微旨》："三尸之为物，虽无形而实魂灵鬼神之属也。欲使人早死，此尸当得作鬼，自放纵游行，享人祭酹。"[12] 三尸是人身的监察系统，人有犯罪就上天报告司命之神，鬼神即会致人疾病或减寿。《抱朴子·杂应》提及三尸会

1　杨鹏举，《神农本草经校注》（北京：学苑出版社，2004），页 49。

2　杨鹏举，上引书，页 244~245。

3　杨鹏举，上引书，页 254。

4　杨鹏举，上引书，页 62。

5　杨鹏举，上引书，页 82。

6　杨鹏举，上引书，页 189。

7　杨鹏举，上引书，页 258。

8　毕沅，《释名疏证》（台北：广文书局，1979），页 64。

9　参见万方，《古代注（疰）病及禳解治疗考述》，《敦煌研究》1992 年 4 期，页 91~98。

10　李建民，《中国古代"掩骴"礼俗考》，《清华学报》新 24 卷 3 期（1994），页 338~340。

11　关于三尸或尸虫的讨论，见宫川尚志，《道教的身体论における尸虫と魂魄》，收入内藤幹治编，《中国的人生观、世界观》（东京：东方书店，1994），页 259~271。

12　王明，《抱朴子内篇校释》（北京：中华书局，1996），页 125。

乘人衰弱不利的月份，"招呼邪气，妄延鬼魅，来作殃害"。[1]也就是说，疾病之来是人内在的鬼邪招引外在的鬼邪所造成的（详下）。这是《内经》所说"两虚相得"的翻版。《抱朴子·遐览》胪列道经名目，有《三尸集》、《呼身神治百病经》、《收山鬼老魅治邪精经》等；[2]在这种背景下，鬼祟论重新得到医者的青睐指日可待了。

相对于稍早鬼神作祟而引起的疾病是突发、偶然的，或者没有办法给予充分解释及治疗；东汉中晚期的鬼祟论则重视疾病的连续性，特别是在家族中一个接一个罹疾，而且赋予鬼邪之疾有关道德伦理的因素。鬼祟论的新发展与汉代地下世界的成形同步。从东汉晚期道经《太平经》所示，[3]我们看见政治、家族与个人之间微妙的交融共契包括疾病在内的转移及遗传；简单地说，个体罹疾可说是集体罪愆的显现。

《太平经》认为末世（书中称作"下古"之世）的主要特征之一便是群鬼竟出、疾病流行。这个时代，"今承负之后，天地大多灾害，鬼物老精凶殃尸咎非一，尚复有风、湿、痹、疥，今下古得流交众多，不可胜名也。"[4]承负是先人的罪咎递相给子孙的各种灾祸。[5]而政治所造成的承负导致"鬼神邪物大兴，共乘人道，多书行不避人也。今使疾病不得绝，列鬼行不止也。"[6]末世鬼神不是偶发骚扰人，而是永无宁日，甚至百鬼白昼出行，各式各样的疾病丛生。因此，道教中人提出各种诫律、方术来帮助人解除罪过，《太平经》宣称"今天当以解病而安帝王，令道德君明示众贤，以化民间，各自思过，以解先人承负之谪，使凡人各自为身计，勿令懈忽"。[7]

---

1 王明，《抱朴子内篇校释》，页 271。

2 王明，上引书，页 334。

3 参看姜生、汤伟侠主编，《中国道教科学技术史》（北京：科学出版社，2002），页 557~568。

4 王明，《太平经合校》（北京：中华书局，1960），页 293。

5 前田繁树，《业报と注连の间——亲の因果は子に报いるか——》，收入《日本中国学会创立五十年纪念论文集》（东京：汲古书院，1998），页 1137~1152。

6 王明，《太平经合校》，页 49。

7 王明，上引书，页 255。

人的过错可以量化，掌握人寿的诸神记录这些失误，子孙后代必须承担前人之罪。《太平经》指出，"过无大小，天皆知之。簿疏善恶之籍，岁日月拘校；前后除算减年；其恶不止，便见鬼门。地神召问，其所为辞语同不同，复苦思治之，治后乃服。上名命曹上对，算尽当入土，愆流后生。"[1] 死后有严密的审判制度，地下世界的有司与死人当面对质，有罪者且殃及生人。其中疾病不止，即是先人之罪的结果。对此，《太平经》有进一步的描述：

> 随疏之者众多，事事相关。乃更明堂，拘校前后，上其姓名，主者任录。如过负辄白司官，司官白于太阴。太阴之吏取召家先，去人考掠治之。令归家言，咒诅逋负，被过行作，无有休止，故遣病人。病人之家，当为解阴解谪，使得不作，谪解得除之，不解其谪，病者不止，复责作之。[2]

"明堂"是天庭机构，"太阴"是阴间法曹；先人之罪使后代子嗣疾病缠绵，而病家有各种解救先人怕恶积过之术，这同时也是为了解决家族中罹病不断的惨状。有些情况，先人被阴间所拘禁，生者不知道作祟的原因；如果生者不找出原因并且悔罪的话，则他家的人就会一一死去。"先人复拘闭祠，卜问不得，得当用日为之。天听假期至，不为不中。谢天下地，取召形骸入土，魂神于天狱考，更相推排，死亡相次。"[3] 在《太平经》所鼓吹的教义里，没有无故而死或病这回事；疾病之由，最根本的是祖先遣害或鬼神报应的结果。该书反复强调："胞胎及未成人而死者，谓之无辜承负先人之过"；"多病鬼物者，天地神灵怒也"[4] 等教义。后代的生命纳入了祖先的世界，而且与至高之神的意志息息相关。甚至，执行神职不利的神灵，例如对生人功过勘问

1　王明，《抱朴子内篇校释》，页526。

2　王明，上引书，页624。

3　王明，上引书，页605~606。

4　王明，上引书，页23。

不实者，天神乃贬谪其下凡为凡人，《太平经》有个故事说："天君出教曰，且待于外，须勑诸神伏地，自以当直危立也。教曰勑诸神言，天君欲不惜诸神，且未忍相中伤。教谪于中和地上，在京洛十年，卖药治病，不得多受病者钱。"[1]

罪恶余殃下及子孙，这是传统中国"报"信念的一个侧面。[2]《史记·王翦列传》便指出报应的法则"夫为将三世者必败，必败者何也？必其所杀伐多矣。其后受其不祥"。[3]先人杀人之罪归于后代子孙。《后汉书·耿弇传》也说："三世为将，道家所忌。"[4]亡灵为祟，祸延嗜杀者的子子孙孙。《后汉书·襄楷传》有着同样的观念："杀无罪，诛贤者，祸及三世。"[5]这些世代报应观神秘化、宗教化之后，就成了天道不爽的规律。东汉末年的道经《老子想尔注》即以为："以兵定事，伤煞不应度，其殃祸返还人身及子孙。"[6]上述有关"承负"的说法，与鬼疰、伏尸等病是一体两面的事。杨联升即指出："注连之义与《太平经》之承负相通。"[7]注连是指新鬼返家作祟、祸事连绵不绝。东汉中晚期出土的地券、镇墓文所显现的冥界观，正是对死者遗祟的恐惧，及冀求建立一种和谐世代连续性的努力。[8]

1　王明，《抱朴子内篇校释》，页 611。

2　关于古代中国"报"的研究，参见 Lien-Sheng Yang, "The Concept of Pao as a Basis for Social Relations in China", in John K. Fairbank (ed.), *Chinese Thought and Institutions* (Chicago:The University of Chicago Press, 1957), pp. 291~309; 杨联升，《中国文化中报、保、包之意义》(沙田：香港中文大学出版社，1987)，页 5~10。

3　司马迁，《史记》(台北：鼎文书局，1984)，页 2341~2342。

4　范晔，《后汉书》(台北：洪氏出版社，1978)，页 715。

5　范晔，上引书，页 1077。

6　饶宗颐，《老子想尔注校证》(上海：上海古籍出版社，1991)，页 38。

7　杨联升，《古史简记两条》，《中国文字》新 12 期 (1988)，页 103。

8　关于地券、镇墓文的研究极多，例如陈槃，《于历史与民俗之间看所谓"瘗钱"与"地券"》，收入氏著，《旧学旧史说丛》(台北："国立"编译馆，1993)，页 795~821；汤浅幸孙，《地券徵存考释》，《中国思想史研究》4 号 (1981)，页 1~34；Anna Seidel, "Traces of Han Religion in Funeral Texts Found in Tombs", 收入秋月观映编，《道教と宗教文化》(东京：平河出版社，1987)，页 21~57；王素、李方，《魏晋南北朝敦煌文献编年》(台北：新文丰出版公司，1997)。

相对于《内经》对鬼祟论的保留态度，葛洪的《肘后方》即大量收录鬼病的内容。[1]如"中恶"、"客忤"、"鬼击"、"魇寐不寤"、"五尸"、"尸注"、"鬼注"等，并有极丰富的论述。葛洪说："凡卒死、中恶及尸厥者，皆天地及人身自然阴阳之气，忽有乖离否隔，上下不通，偏竭所致。故虽涉死境，犹可治而生，缘气都未竭也。当尔之时，兼有鬼神于其间，故亦可以符术获济者。"[2]他又说："今巫觋实见人，忽被神鬼所击刺摆损者，或犯其行伍，或遇相触突，或身神散弱，或愆负所招。轻者获免，重者多死"。[3]严重者如祖灵作祟，"死后复传之旁人，乃至灭门"。[4]有意思的是，5世纪的道士陶弘景在重新整理《肘后方》时，将该书所有的疾病区分为三大类，"内病"、"外发病"与"为物所苦病"。鬼祟之病属于上述"内病"的范围，而外发病是人受风寒等外邪而害病。[5]这种内病之鬼，不是因病人心中有鬼，而是人身之外存活的魂魄精物之属。鬼神由外邪而"内因化"，并且与风邪等病因加以区隔，这无疑是对中医气论的一大修正，也是鬼神致疾说再一次受到了肯定。

同样成书于3世纪前后的王叔和《脉经》，内容以辑录汉以前医学典籍为主，但相较《内》、《难》诸经，再度出现鬼病的内容。《脉经·平奇经八脉病》："有病鬼魅风死，苦恍惚，亡人为祸也。"[6]又，同书《心手少阴经病证》也说："五脏者，魂魄之宅舍，精神之所依托也。魂魄飞扬者，其五脏空虚也，即邪神居之。神灵所使，鬼而下之，脉短而微，其脏不足，则魂魄不安。"[7]毫无疑问，这里的"邪神"、"神灵"与"鬼"都是中医病理事实，并不是人幻觉所产生的想象修辞。《脉经》甚至从难以言喻的脉象肯定某些

1　参见王利器，《葛洪论》（台北：五南图书出版公司，1997），页84~91。

2　尚志钧，《补辑肘后方》（合肥：安徽科学技术出版社，1996），页13。

3　尚志钧，上引书，页16。

4　尚志钧，上引书，页24。

5　尚志钧，上引书，页10，陶弘景《序》。

6　沈炎南主编，《脉经校注》（北京：人民卫生出版社，1991），页61。

7　沈炎南主编，上引书，页181。

疾病的确即由鬼神所引起的：

> 滑者，鬼疰。
>
> 弦而钩，胁下如刀刺，状如蜚尸，至困不死。
>
> 紧而急者，遁尸。
>
> 脉来乍大乍小、乍长乍短者，为祟。
>
> 脉来洪大嫋嫋者，社祟。
>
> 脉来沉沉泽泽，四肢不仁而重，土祟。[1]

鬼神眼见不足凭，身体的病痛难以倾诉幽冥之情状；然"脉"作为中国古典医学的重要诊断标准，鬼脉的诞生间接地传达了时代的变迁轨迹。

鬼神是真实的存在。两汉有关鬼神致病说的发展基本上沿着两条主要线索，一是以风寒外邪的论述，突出以火热为主的病邪，甚至鬼神都曾经以火邪的面貌出现。二是东汉中晚期，鬼祟论的复兴。道经所言乱世多妖孽，群鬼竟出祟人，而大疾流行。不过，外鬼非不足畏，而家先亡灵是生人最大的威胁。祖先不只活在后人生动记忆里，声容无所不在；事实上没有家的集体性就没有个体的身份。因果之病，相较之前的鬼祟论，强调了道德伦理的根本。鬼神作为外邪、内伤之外，家族关系特别是祖先的过失以疾病的方式连累子孙。

"注病"的年代——一个关于恐惧与治疗的故事

一个人罹病为什么与祖先遗咎有关？罪如何遗传？东汉中晚期兴起的鬼注、尸注等所谓注病，这一类鬼祟病的特色是集体、连续具有强烈传染性，而且宗教意味十足。张仲景在《伤寒论·自序》说："余宗族素多，向余二百，建安纪年以来，犹未十稔，其死亡者，三分有二。"[2] 大规模的因病

1　沈炎南主编，《脉经校注》，页112~116。

2　郭霭春、张海玲，《伤寒论校注语译》（天津：天津科学技术出版社，1996），页2。

而死，可以归因于外在寒邪流行侵袭；[1]但在宗族及相关的共同体中一个又一个的罹难，也不禁让人心启疑窦：为什么是我们而不是别人遭遇这些不幸？为什么同在一个宗族有人死亡、有人却能幸免于难？按照后来道教神秘的解说，汉安元年是古代宇宙秩序的一个结束，《赤松子章历》甚至说："汉代人鬼交杂，精邪遍行"；在这个类似于末世情绪铺天盖地的年代里，当然不可能满足于"风"邪致病的解释。[2]人们奢求救赎。

长时间、重复发作之病并不等于个别、偶尔被鬼神作弄、触犯所引起的困扰。生病会康复，但久病不愈、反复发病、家中的人接二连三也有相似的疾病，严重者甚至代代传染以至于灭门；这种种现象令人焦虑。后世的道经如《金锁流珠引》称"注病"为"祟家族"。[3]这个病名生动地点出注病关于"家"的集体、连续特性。

先人死后可遗祸福的执念诞生于阴德积善的实践摇篮。《易·文言》："积善之家必有余庆，积不善之家必有余殃。"[4]当时之人重视血缘伦理，企盼流泽于至亲。《文子·上德》："有阴德者必有阳报。"[5]同理，有阴罪者也为后代带来深远的祸害。因此，刘向《说苑·谈丛》即以为"贞良而亡，先人余殃；猖蹶而活，先人余烈。"[6]这也解释了好人没有好报、反之不肖子孙却因先人余德而得福。[7]《说苑·复恩》有许多故事论及此理，例如："邴吉有阴德于孝宣皇帝微时，孝宣皇帝即位，众莫知，吉亦不言。吉从大将军长史转迁至御史大夫，宣帝闻之，将封之。会吉病甚，将使人加绅而封之，及其生也。太子太

1　东汉末年疾疫流行的情况，参见钱超尘，《伤寒论文献通考》（北京：学苑出版社，2001），页57~69。

2　王天麟，《天师道教团的罪观及仙德思想》，收入李丰楙、朱荣贵主编，《仪式、庙会与社区——道教、民间信仰与民间文化》（台北："中央"研究院中国文哲研究所，1996），页511~545。

3　王利器，《葛洪论》，页94。

4　周振甫，《周易译注》（北京：中华书局，1996），页16。

5　王利器，《文子疏义》（北京：中华书局，2000），页302。

6　向宗鲁，《说苑校证》（北京：中华书局，1991），页387。

7　参见许素菲，《说苑探微》（台北：太白书屋，1989），页452~469。

傅夏侯胜曰：此未死也。臣闻之，有阴德者必飨其乐，以及其子孙。今此未获其乐而病甚，非其死病也。"[1] 果然，邴吉病愈且封高侯，阴德并下逮其子孙。《抱朴子·道意》设问：为什么世人也有完全不懂什么道术方技的，这些人的一生仍然平安长寿？葛洪回答说：或有阴德善行，以致福佑。[2] 不过，先人的"余庆"与"余殃"往往是一体的两面；但东汉中晚期一般人似乎更担心祖先的"阴罪"[3] 对于后代生命所造成的威胁。这是家族罪观的一大转变。

所谓"余殃"，可以理解为罪可转移而无法消解。《大戴礼记·本命》："大罪有五：逆天地者，罪及五世；诬文武者，罪及四世；逆人伦者，罪及三世；诬鬼神者，罪及二世；杀人者，罪止其身。"[4] 罪及五世、四世、三世等，主要是形容罪的轻重，未必真的罪累数代。但《汉书·郊祀志》中刘向引《易大传》也说："诬神者殃及三世。"若按神秘性的解说，触犯鬼神罪不仅止于其身，甚至数世遭殃。[5] 东汉的经学家郑玄解释《周礼·太祝》的"策祝"也就是上章告神："策祝，远罪疾。""罪疾"两字应连读，鬼注、尸注等有些情况即是因先人之罪而有的某种报应病。[6]

特别值得留意的是，在汉代"谪"从法律的用语转变为鬼神处罚生人的术语。谪有因犯罪而受罚的意思，"罪谪"也往往并称。[7]《太平经》中"谪"的意识大量出现，如"生亦有谪于天，死亦有谪于地"[8]、"天地开辟以来，流灾委毒之谪"[9] 等等。这里的罪当然与错咎有关，却不能减化为错咎而已。人

1　向宗鲁，《说苑校证》，页 123。

2　王明，《抱朴子内篇校释》，页 176~177。

3　王明，上引书，页 127。

4　黄怀信，《大戴礼记汇校集注》（西安：三秦出版社，2005），页 1391。

5　黄怀信，上引书，页 1392。

6　连劭名，《建兴廿八年"松人"解除简考述》，《世界宗教研究》1996 年 3 期，页 116~119。

7　《抱朴子外篇·弹祢》，"曹公尝切齿欲杀之，然复无正有入法应死之罪，又惜有杀儒生之名乃谪作鼓吏。"

8　王明，《太平经合校》，页 74。

9　王明，上引书，页 86。

死后犯罪受罚虽然可类比于世间的律令，但带有宗教意味的"谪"更是一种无形的权势、一种奴役人的负面力量。东汉刘熙《释名·释天》："疫，役也，言有鬼行役也。"[1] 役有役使的意思；人罹患疾病就仿如受鬼神折磨劳作一般。

为死者解罪的仪式起于什么时候？湖北江陵县九店出土的战国时代《告武夷》楚简有一则因战争死亡者的祷词。我们参考周凤五的考证与语译，全文如下：

> 啊！谨告绘之子武夷：你居住在复山之下，不周山之野。天帝认为你没有事作，命令你管理兵死鬼。今天兵死鬼"某"想要饮食。"某"恭敬的差遣妻子献上摄币、芳粮，为"某"赎罪。您已经接受过"某"的摄币、芳粮了，希望能让"某"的鬼魂暂时回家，如往常一般接受祭祀。[2]

简文旨在兵死者差遣妻子以祭品请求武夷君允许"某"暂时脱离其管辖，接受家人的祭祀。但原文中并没有出现"赎罪"的"罪"字，当然更看不出死者若有子孙会罪遗后代的任何暗示。一般来说，祖灵是大部分人直接祈求祝福的对象。《论衡·辨祟篇》便说"居衰宅耗，蜚凶流尸，集人室居，又祷先祖，寝祸遗（遭）殃；疾病不请医，更患不修行，动归于祸，名曰犯触。"[3] 这篇文章通篇谈的是时日禁忌。基层人民认为，家中闹鬼，主要是触犯忌讳所致；而祖先则是解除灾殃的守护者。不过，《论衡》同篇也提到"重丧"之说，也就是家中连续死亡，同样与没有选择吉利的日子相关。[4]

罪的可计算化与司命之神崇拜相结合应是另外一条重要的线索。根据杜正胜的研究，中国早期祈求长寿主要是向祖先祷请。从金文所留下的祝嘏之

1　毕沅，《释名疏证》，页5。

2　周凤五，《九店楚简"告武夷"重探》，《"中央"研究院历史语言研究所集刊》72本4分（2001），页956。

3　黄晖，《论衡校释》，页1009。

4　黄晖，上引书，页1010。

辞来看，西周前期封建贵族所关注的主要在宗族生命的绵延，而自西周中期以后，祈求个人寿考的风俗在贵族中逐渐形成。而天神或天帝在东周以降，取代祖先成为人世生命的来源与主宰。天帝与人的生命密切化；从周王独占垄断，渐与诸侯、贵族，而后普及至平民。在此同时，与天帝相关管理人间生命的臣工组织也发展起来，有种种"司命"神祇的出现。[1] 司命神祇的成立，象征着天神对人世事务的直接介入，而不那么遥不可及。1986 年，甘肃天水放马滩一号秦墓出土一则"死者复生"的木简。故事是秦昭王三十八年（公元前 269 年）邸县县丞向中央御丞报告，内容关于一个叫丹的人死后三年竟复活，原因是"丹所以得复生者，吾犀武舍人，犀武论其含人□命者，以丹未当死，因告司命史公孙强。因令白狗（？）穴屈出丹，立墓上三日，因与司命史公孙强北出赵氏，之北地柏丘之上。"[2] 司命底下设有僚属，他们的职司都与掌管人的生命有关。

《礼记·祭法》中王立七祀、诸侯立五祀，两者皆以司命居首。再者，庶士人立一祀，则无祀司命之法。只有《仪礼·士丧礼》有"疾病祀于五祀"之说，似乎司命之神也涉及疾病之事。郑玄说：司命者，"此小神，居人间，司察小过，作谴告者尔"。这大概是司命崇拜在汉代的状况。[3] 上一节有提到人身有三尸或三虫，东汉中晚期以下，司命与人身的尸虫共同构成司过的系统；《抱朴子·微旨》说，人身体中的三尸每到庚申这一天，它们即上天报告司命神有关人所犯的过失。[4]《肘后方》论及尸病即提到活人的"身中尸鬼"共为病害。[5] 司命崇拜在这个阶段更加普及化，而"鬼神"不再只是人外在的力量，而内化成为人身体中一部分。

1 杜正胜，《从眉寿到长生——医疗文化与中国古代生命观》，页 159~202。

2 李学勤，《简帛佚籍与学术史》（台北：时报文化出版公司，1994），页 181~190。关于死而复活的故事，请参见一篇重要的研究：Stephen F. Teiser, "Having Once Died and Returned to Life: Representations of Hell in Medieval China", *Harvard Journal of Asiatic Studies* 48:2（1988），pp. 433~464.

3 王国维，《王国维学术随笔》（北京：社会科学文献出版社，2000），页 6~7。

4 王明，《抱朴子内篇校释》，页 125。

5 尚志钧，《补辑肘后方》，页 21。

司命之神成为司过之神的同时，"罪"的精密计量化则是另一步的发展。这种想法最早见于《太平经·天神考过拘校三合诀》：

> 今恐小人积愚，不可复禁，共淹污乱洞皇平气。故今天之大急，部诸神共记之，日随其行，小小共记而考之。三年与闰并，一中考，五年一大考。过重者则坐，小过者减年夺算。三世一大治，五世一灭之。[1]

神灵记录人的过犯，每年一小考，三年一中考，五年一大考，这应该是复制人间的岁计制度；按《周礼·地官》有每隔三年对乡民进行考评之制，《礼记·王制》有天子五年一巡狩视察之说，而天庭也设有考核之制。[2] 夺算即减人年岁；而且，罪会累积，历经三代人就有一次大惩治，到了五代人则灭绝其家族。"算"原指天神在人生前预定的寿数，如早亡所余者即称为余算，由天庭转赐给他人，罪咎亦然。《抱朴子·微旨》即说人有罪，"但有恶心而无恶迹者夺算，若恶事而损于人者夺纪，若算纪未尽而自死者，皆殃及子孙也。"[3] 因此，人死其罪未解谪，父罪子偿，连绵不绝。颜之推的《颜氏家训·归心》所说"阴纪其过，鬼夺其算"的信仰，在这个时代已经深植人心了。[4]

注病或尸病为《内经》时代医籍所无的疾病；但在隋代巢元方等编撰的《诸病源候论》中已有"尸病诸候"、"注病诸候"等系统性、总结性的专章。[5] 这本书成书于公元610年，内容为魏晋南北朝医学不同方面的具体而微。《诸病源候论》形容注病"其变状多端，乃至三十六种，九十九种"之多。[6] 显而易见，中古中国应该可以说是注病的恐慌年代。相对于《诸病源候论》大

1　王明，《太平经合校》，页672。

2　参见《春秋繁露·考功名》、《白虎通·巡狩》、《考黜》、《风俗通义·山泽》等篇。

3　王明，《抱朴子内篇校释》，页126。

4　王利器，《颜氏家训集解》（北京：中华书局，1993），页406。

5　丁光迪主编，《诸病源候论校注》（北京：人民卫生出版社，1994），页682~714。

6　丁光迪，上引书，页691。

篇幅的报道，金元时代的重要医著很少提到注病，而医书大量涌现的明清时代，这一类疾病也较少被提到。

人们对注病的恐慌心理与惧怕祖灵的崇拜有关。在此，我们留意到所谓"归杀"的丧俗。《颜氏家训·风操》说：

> 偏傍之书，死有归杀。子孙逃窜，莫肯在家；画瓦书符，作诸厌胜：丧出之日，门前然火，户外列灰，被送家鬼，章断注连；凡如此比，不近有情，乃儒雅之罪人，弹议所当加也。[1]

"家鬼"指的是祖考。[2] 新丧之家畏惧祖灵返家而有各种驱鬼的方法。其中，"章断注连"的"章"是指道教上章科仪，以求天神断绝亡人对后代的伤害。[3]《赤松子章历》即有上章仪式等，傅飞岚（Franciscus Verellen）有精密的研究。[4] 而"注连"两个字应该分读，即鬼注、伏连之类的祟病。[5]

"归杀"的丧俗起于何时？也就是惧怕祖灵并深信先人阴罪遗祸的信仰什么时候开始的？我认为与上述东汉地下世界及祖灵幽谪论形成的同时，不可能推溯的太早。[6] 东汉中期以降出土的镇墓文（也有人称为解注器）说

1　王利器，《颜氏家训集解》，页 98。

2　王利器，上引书，页 100~101。

3　王利器，上引书，页 101~102。又，王利器，《两种文化的背后》，《传统文化与现代化》1994年 1 期，页 82~85。

4　傅飞岚，《天师道上章科仪——〈赤松子章历〉和〈元辰章醮立成历〉研究》，收入黎志添主编，《道教研究与中国宗教文化》（香港：中华书局，2003），页 37~71。

5　参见 Jianmin Li, "Contagion and its Consequences: The Problem of Death Pollution in Ancient China", in Yasuo Otsuka, Shizu Sakai and Shigehisa Kuriyama（eds.）, *Medicine and the History of the Body*（Tokyo: Ishiyaku EuroAmerica, 1999）, pp.201~222.

6　关于"归杀"丧俗，泽田瑞穗的研究所举的史料以宋代以后最多。参见：泽田瑞穗，《魂归る——回煞避殃のフォークロア》，收入氏著，《中国の民间信仰》（东京：工作舍，1982），页 406~449。

明死者会危害生人特别是自己家人或共同体的成员。[1] 这一类镇墓文有极为雷同的书写套式，尤其是不断地强调"生死异路，各不相干，死者无与生人复会，以相求索"。[2] 不仅如此，死者有罪必须移咎转祸，并有铅、蜜、松等制成的偶人代其罪谪，以祈死生迥隔。公元4世纪左右"松人解除简"即记载：

> 主人拘校复重，松人应之，死人罚谪作役，松人应之，六畜作役，松人应之，无复兄弟，无复妻子，若松人前却，不时应对，鞭笞三百，如律令。[3]

在镇墓文所见的解除的习惯用语中，"重复"或"复"多与时日相连，如"或同岁月重复勾校日死"、"死日时重复年命"、"解时日复重勾校"等。饶宗颐指出，这是指死者与生人之间的时日相冲，"生死命籍中死人与生人时日之交相注忤"，而"注忤"与勾校、注连、注祟等的意思都是一样的。[4] 这大概可以解释为何死人作祟，家族中有人因时日相冲罹疾、有人却幸免于难的原因。

"注病"不是一种病，而是一类病。在道书不断宣传死者遗祸，以及注病具有强烈的传染性之下，这段时期有不少因死丧所诱发的相关敏感症候群。《诸病源候论》记载：

（1）人有年命衰弱，至于丧死之处，而心意忽有所畏恶，其身内

1　刘昭瑞，《谈考古发现的道教解注文》，《敦煌研究》1991年4期，页51~57。

2　张勋燎，《东汉墓葬出土的解注器材料和天师道的起源》，《道家文化研究》9辑（1996），页257。

3　连劭名，《建兴廿八年"松人"解除简考述》，页116。

4　饶宗颐，《敦煌出土镇墓文所见解除惯语考释》，《敦煌吐鲁番研究》3卷（1998），页15~16。关于镇墓文中"复"的不同解释，见刘昭瑞，《"承负说"缘起论》，《世界宗教研究》1995年4期，页100~107。

尸虫，性既忌恶，便更接引外邪，其为疹病。其发亦心腹刺痛，胀满气急。但逢丧处，其病则发，故谓之丧尸。[1]

（2）人有触值死尸，或临尸，其尸气入腹内，与尸虫相接成病。其发亦心腹刺痛，胀满气急。但闻尸气则发，故谓之尸气。[2]

（3）人有病注死者，人至其家，染病与死者相似，遂至于死，复易旁人，故谓之死注。[3]

（4）人有临尸丧，体虚者则受其气，停经络腑脏。若触见丧柩，便即动，则心腹刺痛，乃至变吐，故谓之丧注。[4]

（5）人有染疫疠之气致死，其余殃不息，流注子孙亲族，得病证状，与死者相似，故名为殃注。[5]

人们对死亡的惧怕一触即发。以上五种注病，缠滞不瘳；而发作时刻，都是患者亲临死丧之地、目触棺柩、尸体，甚至嗅到尸气就复发。有些注病传染性极强，牵连子孙及旁人。患者的身体显然有明显的症候，但与其说注病是某种"病"，倒不如说是因死亡污染相关事物所引发的身心焦郁。

注病由畏惧家鬼，扩及对死丧之事物连锁感染的焦郁。刘宋刘义庆《幽明录》说司马隆兄弟与王箱等"共取坏棺，分以作车。少时三人悉见患，更相注连，凶祸不已"，而根据王箱之母的解释，这三人因取他人墓中棺木造车，"隆等死亡丧破，皆由此也"。[6]此外，同样是刘宋时代的名医徐嗣伯在治疗尸注特别使用死人之枕，这应该是以同类之物治疗鬼祟病的原理；徐嗣伯即说："尸注者，鬼气伏而未起，故令人沉滞。得死人枕投之，魂气飞越，不

1　丁光迪，《诸病源候论校注》，页688~689。

2　丁光迪，上引书，页689。

3　丁光迪，上引书，页699。

4　丁光迪，上引书，页707。

5　丁光迪，上引书，页153。

6　鲁迅，《古小说钩沉》（台北：盘庚出版社，1978），页301~302。

得复附体，故尸注可差。"[1]反之，死人枕一如棺木，若是误用也可能自取灾殃。因此，徐嗣伯主张在用完死人枕后，"可埋枕于故处"。[2]物归原地以免死丧之物祟人。

《内经》的气论不讨论鬼祟的问题；但在中古的医书，鬼神的性质犹如外在的"风"邪一般的存在，《诸病源候论·诸注候》说："人死三年之外，魂神因作风尘，著人成病，则名风注。"[3]这里的"风"原本是人死的魂魄所变化。气的流动鬼祟化，成为人死后持续存在的证明。《诸病源候论·邪注候》又说："凡云邪者，不正之气，谓人之腑脏血气为正气，其风寒暑湿，魑魅魍魉，皆谓为邪也。"[4]在病因论的发展上，这无疑是对不正之气解释的扩大，即包括了早期古典医书所排除的鬼祟因素。上述《颜氏家训·风操》所描述的家鬼，在陶弘景的《真诰》可以理解为"冢注之气"或"注气"："今当为摄制冢注之气，尔既小佳，亦可上冢讼章，我当为关奏之也，于是注气绝矣。"[5]解注之术，并不同于针灸、药物疗法而是上章忏悔先人及已罪。陶弘景在《本草经集注·序录》论及三种并存相关的病因观及禁咒疗法的复兴，值得重视：

> 夫病之所由来虽多，而皆关于邪。邪者不正之因，谓非人身之常理；风、寒、暑、湿、饥、饱、劳、佚，皆各是邪，非独鬼气疾厉者矣。人生气中，如鱼之在水，水浊则鱼瘦，气昏则人疾。邪气之伤人，最为深重。经络既受此气，传以入藏府，藏府随其虚实冷热，结以成病，病又相生，故流变遂广。精神者，本宅身为用。身既受邪，精神亦乱。神既

1　李书田，《古代医家列传释译》（沈阳：辽宁大学出版社，2003），页118。

2　李书田，上引书，页118。

3　丁光迪，《诸病源候论校注》，页691。

4　丁光迪，上引书，页700。

5　参见吉川忠夫、麦谷邦夫，《真诰研究（译注篇）》（京都：京都大学人文科学研究所，2000），页368。

乱矣，则鬼灵斯入，鬼力渐强，神守稍弱，岂不至于死乎？古人譬之植杨，斯理当矣。但病亦别有先从鬼神来者，则宜以祈祷祛之。[1]

"邪"作为病因的总纲领，基本上可分为气（风）论与鬼祟论；而后者的情况有二，一是患者精神衰弱后，邪灵趁机入侵，一是邪灵直接攻击人身。注病包含以上两种情形；若是祖先遣咎的话，"别有先从鬼神来者"，不必以患者身体虚弱为条件：

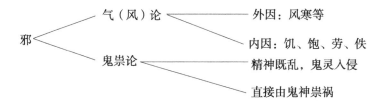

从陶弘景对可"邪"的重新界定，祈祷之术如解谪、解注等不只是针药之外的辅助疗法，而取得了独立的地位。祷告驱除疾病、断除恐惧。

相较于本章一开始齐桓公个人见鬼致病的故事，注病所处理的是群体的、连续性的祟祸。其中格外引人注目的是以"家"为中心，疾病在家族中传袭或累及旁人。这无法用先前的个人体质内虚或精神失守得以理解，而更相信先人余殃、甚至是历世以来罪恶积累而导致的死亡连连。这是一个注病异常躁动的年代。

"被忽略的中层"

应该是我们结束这一章冥界之旅的时候。漫漫旅行只允许我们做鸟瞰。

鬼神作为病因的历史历经三个阶段。第一阶段是战国兴起的内因说，杂糅了气的学说，重视人体"神"的作用。鬼神在病由内生的脉络，被解消为疑心生暗鬼。第二阶段是汉代外因说的再发展，外在风寒等邪，特别强调火热等病邪，鬼神也一度被理解为热毒之气。而东汉中晚期，"幽谪"、"余殃"

---

1 尚志钧、尚元胜，《本草经集注（辑校本）》（北京：人民卫生出版社，1994），页 15~16。

的论述迭起，鬼祟论再次受到肯定，而且认为道德伦理为其根本，此为第三阶段。这三个阶段所形成的鬼祟论并存，形成不同层次的光谱甚至延续至今。

祝由、禁咒或者仪式医疗本身也在变化中。7世纪左右孙思邈辑成《禁经》，对禁咒疗法系统化，而其内容的复杂性远远超过稍早的《日书》、《五十二病方》；禁咒与汤药、针灸、导引、符印等成为核心的救急之术。[1]

宗教信仰可以说是广义的"医疗"，鬼祟论及鬼注、尸注等疾病，正是宗教与医学两个领域的交集。而宗教—医疗史这个领域对中国历史整体的了解，是补充抑或改写我们对于中国人及其文化的想象与真实？与过去研究政治史、制度史的风气相反，尔来史学的流行是社会史或人民的历史；不过，无论官方宗教与民间信仰心态的重构，事实上都离不开知识精英留下的文献。真实"下层"人民的日常生活包括对鬼神的心态为何？仍然不甚清楚。此外，有学者认为，"人们的死后世界观往往是现实世界观的反映"之类的说法，[2]这种论点不能说是错误，但应该有其限度。我们必须追问：地上世界与地下世界对应关系的文化、社会的机制为何？

社会史难道只是政治史、制度史的延伸？而宗教史与一般史的基本预设又有哪些异同？

也许我们应该在"精英与大众"的上下层之间，寻找一个多数及主流的"中层"宗教心态及其实践。这个"中层"打破官方、民间的区分，包括了不同阶层人共同信仰实践的基础。[3]

无论在古代或现代，对一个有信仰的人，他在现实世界的实践往往是寻求来自鬼神世界的旨意。每一个人各自按照自己的意图与目的创造历史，最

1　参见黄镇国，《宗教医疗术仪初探——以〈千金翼方·禁经〉之禁术为例》（台北：私立辅仁大学宗教学系硕士论文，2001）。

2　杜正胜，《从眉寿到长生》，页315。

3　参见 Daniel Overmyer, "Convergence: Chinese Gods and Christian Saints", *Ching Feng* 40:3/4（1997），pp.215~232.

终却实现了诸神的预言，也就是人的历史与预期以外的力量存在着微妙关联。

我们越接近另外一个世界的历史，就越接近自己未知的历史。

4　掩埋尸体礼俗与疾病的想象

"掩骼"就是掩埋弃置不收或不殓的尸体。　"掩骼"一词，最早见于《周礼》，为"蜡氏"之职。蜡氏掌理掩埋路毙之尸，并清除不洁之物。下士，属秋官司寇。

蜡氏职云：

> 掌除骴。凡国之大祭祀，令州里除不蠲，禁刑者、任人及山服者，以及郊野、大师、大宾客亦如之。若有死于道路者，则令埋而置揭焉，书其日月焉，县其衣服任器于有地之言，以待其人。掌几国之骴禁。[1]

全文关键在"除不蠲"。蠲，絜也。在此所谓不洁、不净有二：一是刑者、任人、凶服者，包括鲸劓之属与服衰绖之人。孙诒让《正义》："凡大祭祀、大师、大宾客等事，贵絜清，人复緫萃，此不蠲等，皆人所藏恶，故除禁之，不使见之。"[2] 二是"死于道路者"，包括人与动物的尸体。蜡氏一职即在

1　"蜡氏"职见孙诒让，《周礼正义》（北京：中华书局，1987），第 12 册，页 2899~2902。蜡氏掌收"死于道路者"，涉及对肉体、尸体的观念。关于这方面的讨论，见 James L.Watson, "Of Flesh and Bones: the Management of Death Pollution in Cantonese Society", in Maurice Bloch & Jonathon Parry（eds.），*Death and Regeneration of Life*（New York: Cambridge University Press, 1982），pp.155~186; Ruth Richardson, *Death, Dissection and the Destitute*（London and New York: Routledge & Kegan Paul, 1987），pp. 3~29, The Corpse and Popular Culture 部分；池田末利，《中国における祖神崇拝の原初形态——"鬼"の本义》，收入氏著，《中国古代宗教史研究：制度と思想》（东京：东海大学出版社，1981），页 155~198。

2　孙诒让，《周礼正义》第 12 册，页 2901。

处理这些尸体，《周礼》称之为"除骴"、"骴禁"。

骴，或作胔，其意原指腐烂的尸体。《周礼·秋官·叙官》有云："胆，骨肉腐臭，蝇虫所蜡也。"《月令》曰："掩骼埋骴，此官之职也。"段玉裁云："《说文》虫部曰：'蜡，蝇乳肉中也。'《通俗文》同，谓蝇所聚乳也。"是蜡、胆字异而义同，[1] 皆指腐臭之骨肉。而上引《月令》文，骼、骴所指虽略有不同，即骨枯曰骼、肉腐曰骴，但都是指腐烂的尸体。其次，所谓"骴"得兼人与禽兽之骨肉。郑司农以为专指死人之骨，又郑玄《注》云："骨之尚有肉者也。及禽兽之骨皆是。"[2] 换言之，骴指业已腐烂或正在腐烂中的人或动物的骨肉。《晏子春秋·谏下篇》，晏子云："朽而不殓谓之僇尸，臭而不收谓之陈胔。"[3] 掩骴所处理的即是这些"朽而不殓"、"臭而不收"的尸体。

掩埋弃置不收或不殓的尸体，未必是《周礼》的政治理想或虚文，可能保存了远古对死尸处理的若干信仰遗俗。汉代以下，这也是中央政府或地方官吏的例行工作之一。郑司农解释《蜡氏》"若有死于道路者，则令埋而置楬焉"以下一段，有云"楬，欲令其识取之，今时楬橥是也。有地之官，有部界之吏，今时乡亭是也。"[4] 所谓"楬橥"，就是汉代官吏处理弃尸过程，将弃尸的相关资料书写于楬上，令亲友邻里识取之。

掩骴的实例与目的

两汉以下，关于掩骴礼俗的实例极多。

（1）（汉高帝）八年（公元前 199 年）冬，上东击韩信余寇于东垣。……十一月，令士卒从军者为槽，归给衣衾棺葬具，祠以少牢，长吏视葬。[5]

1　孙诒让，《周礼正义》第 11 册，页 2721。

2　孙诒让，《周礼正义》第 12 册，页 2899。

3　孙诒让，《周礼正义》第 12 册，页 2900。

4　孙诒让，《周礼正义》第 12 册，页 2902。

5　《汉书》（台北：洪氏出版社影印，1975），页 65。

（2）（成帝）河平四年（公元前25年）三月癸丑朔，日有蚀之。遣光禄大夫博士嘉等十一人行举濒河之郡水所毁伤困乏不能自存者，财赈贷。其为水所流压死，不能自葬，令郡国给櫄椟葬埋。[1]

（3）（光武帝）建武元年（25），光武从蓟还，过范阳，命收葬吏士。[2]

（4）（安帝）元初二年（115）二月戊戌，遣中谒者收葬京师客死无家属及棺椁朽败者，皆为设祭；其有家属，尤贫无以葬者，赐钱人五千。[3]

（5）（冲帝）永嘉元年（145）（皇太后）诏曰："……，兵役连年，死亡流离，或支骸不殓，或停棺莫收，朕甚愍焉。昔文王葬枯骨，人赖其德。今遣使者案行，若无家属及贫无资者，随宜赐棺，以慰孤魂。"[4]

（6）（质帝）本初元年（146）二月庚辰，诏曰："九江、广陵二郡数离寇害，残夷最甚。生者失其资业，死者委尸原野。昔之为政，一物不得其所，若已为之，况我元元，婴此困毒。方春戒节，赈济乏厄，掩骼埋胔之时。其调比郡见谷，出禀穷弱，收葬枯骸，务加埋瘗，以称朕意。"……（五月）海水溢。戊申，使谒者案行，收葬乐安、北海人为水所漂没死者，又禀给贫羸。[5]

（7）（桓帝）建和三年（149）十一月甲申，诏曰："……今京师厮舍，死者相枕，郡县阡陌，处处有之，甚违周文掩胔之义。其有家属而贫无以葬者，给直，人三千，丧主布三四；若无亲属，可于官墙地葬之，表识姓名，为设祠祭。又徒在作部，疾病致医药，死亡厚埋藏。民有不能自赈及流移者，禀谷如科。州郡检索，务崇恩施，以康我民。"[6]

1　《汉书》，页310~311。

2　《后汉书》（台北：洪氏出版社影印，1978），页20。

3　《后汉书》，页222。

4　《后汉书》，页278。

5　《后汉书》，页281。

6　《后汉书》，页294~295。

（8）（桓帝）永寿元年（155）六月，洛水溢，坏鸿德苑。南阳大水。……诏被水死流失尸骸者，令郡县钩求收葬；及所唐突压溺物故，七岁以上赐钱，人二千。[1]

（9）（献帝）延康元年（220），冬十月癸卯（魏王）令曰："诸将征伐，士卒死亡者或未收敛，吾甚哀之；其告郡国给槥椟殡殓，送致其家，官为设祭。"[2]

（10）（魏）高贵乡公正元二年（255），癸丑，诏曰："往者洮西之战，将吏士民或临阵战亡，或沉溺洮水，骸骨不收，弃于原野，吾常痛之。其告征西、安西将军，各令部人于战处及水次钩求尸丧，收敛藏埋，以慰存亡。"[3]

（11）（晋）愍帝三年（315）六月盗发汉霸杜二陵，……。辛巳，大赦。敕雍州掩骼埋骴，修复陵墓，有犯者诛及三族。[4]

当然，掩骴案例在汉魏之间的实例不止于此。若以上述的记载来看，首先，掩骴的时间如第（4）、（6）两条所示，大约是在二月左右。其中，质帝这条材料还明言此月乃"掩骼埋骴之时"。二月掩骴，早见《管子·度地》："春不收枯骨朽脊，伐枯木而去之，则夏旱至矣。"安井衡《纂诂》云："脊读为骴，死人骨也。见《周礼·秋官·蜡氏》注。"[5]《礼记·月令》亦提及，孟春之月"行庆施惠，下及兆人"，于是乃"掩骼埋骴"。这些枯骨腐肉若不赶快处理的话，夏旱就会来临，可能因此引发疾病的散播或流行，影响了人的健康。郑玄即说，此举乃"为死气逆生也"，[6]不过，孟春二月的掩骴当是例行性的，其他的

1　《后汉书》，页 301。

2　《三国志》（台北：鼎文书局影印，1987），页 61。

3　《三国志》，页 134。

4　《晋书》（台北：鼎文书局影印，1976），页 129。

5　安井衡，《管子纂诂》（台北：河洛出版社影印，1976），卷十八，《度地》第五十七，页 16。

6　王梦鸥，《礼记校证》（台北：艺文印书馆，1976），页 462。

时间应有随机应变的处置。按北国冬寒，一个冬天显有冻死者，二月掩骼或与此有关也。其次，掩骼的原因，有以下几个方面：（一）兵灾，如战争、寇侵等，如第（1）、（3）、（5）、（6）、（9）、（10）等条皆是。（二）自然灾害，其中又以水患较多，如（2）、（6）、（8）、（10）等条皆是，其中即有"令郡县钩求收葬"、"水次钩求尸葬"之举。（三）客死异地者，如（4）、（5）、（7）所示，其中有"京师客死者"，也有长期"停棺莫收"者。（四）盗墓、尸骨外露者，如（11）条。这种情形在汉代应该不鲜见的，当时即有以"掘冢"为业之人。[1]也有因其他事故而"棺椁朽败者"，如第（4）条之例。（五）另外，有因疾而死，无力自葬者，如第（7）条所见。《后汉书·方术传》亦云，廖扶"逆知岁荒，乃聚谷数千斛，悉用给宗族姻亲，又殡葬遭疫死不能自收者。"[2]

以上五点，是导致必须掩骼的原因。其中，掩骼的次数与战事、灾荒的频度应有一定的对应关系。史料有阙，暂不讨论。

再者，掩骼的举措方式，通常是"给衣裳棺葬具""给槽椟葬埋""给槽椟殡殓"。槽椟，皆棺也。同时又给家属财帛，故曰"赐钱"、"给直"也。如上所引，有"赐钱人五千"、"人三千，丧主布三匹"、"七岁以上赐钱，人二千"等。

而以上种种"不能自收"的死尸身份有二大类，一是"有家属"，一是"无家属"。后者包括没有亲人或身份不明的弃尸。战争、天灾压溺或"客死"异乡者，许多都是属于这一大类的。官方对不同身份的骸骨死尸而有不同的处理。先说"有家属"的。

死者其有家属者，郑司农云："楬，欲令其识取之。"即由其亲属领回藏埋。《汉书·酷吏传》尹赏收捕群盗的例子可以佐证。尹赏于汉成帝永始、元延年间为长安令，"杂举长安中轻薄少年恶子"：

（尹）赏一朝会长安吏，车数百两，分行收捕，皆劾以为通行饮食

1　《史记》（台北：鼎文书局影印，1984），页3282。

2　《后汉书》，页2720。

群盗。赏亲阅，见十置一，其余尽以次内虎穴中，百人为辈，覆以大
石。数日壹发现，皆相枕藉死，便舆出，瘗寺门桓东，楬著其姓名，
百日后，乃令死者家各自发取其尸。亲属号哭，道路皆歔欷。[1]

颜师古《注》曰："楬，杙也。椓杙于瘗处而书死者名也。"这是对死者有家
属的处理。掩骼对有家属者的处置亦然，即"楬著其姓名"，令死者家各自
取其尸。至于无家属者，史书称这些弃尸为"无后者"、"无主者"。上引的
材料〔第（5）条〕，或称之为"孤魂"。这些孤魂，或无后乏祭祀，甚至强
死、冤死而身份难以指认者，本章感兴趣的即是这一类的死者。对于这一类
的死尸，官方除代为收葬之外，还"设祭"、"设祠祭"。除了上举的几则例
子以外，如《后汉书·曹褒传》云，曹褒在射声，营舍之内有棺不得葬者百
余所之多，褒亲自履行，问其意故，吏曰："此等多是建武以来绝无后者，不
得埋掩。"曹褒闻之怆然，于是代置空地。"悉葬其无主者，设祭以祀之。"[2]这
些"无主"弃尸当然不可能请家属领回，大概有不少是"姓名"不详的。所以，
只能代为收敛藏埋，并"设祭以祀之"。

官方掩骼的时间、原因、实施方式等，大略如前所述。其基本精神来自
"周文掩骴之义"〔第（7）条〕。接着，笔者有意探究掩骼的功用与目的，以
及其在民俗或宗教层面的意义。

第一，恤道殣。掩骼对政府或地方官吏而言，最根本的目的当就抚卹、
救荒着眼。[3]如前引诏书即有"随宜赐卹"、"务加埋卹，以称朕意"〔第（5）、
（6）条〕之说。孙诒让以为"此恤道殣之政也"。[4]

《诗经·小雅·小弁》云：

---

1 《汉书》，页 3673~3674。

2 《后汉书》，页 1204~1205。

3 罗彤华，《汉代的流民问题》（台北：台湾学生书局，1989），页 130~132。

4 孙诒让，《周礼正义》第 12 册，页 2901。

> 行有死人，尚或墐之。

按行，道路；墐，音谨，埋葬也。[1] 墐，或作"殣"，毛《传》："殣，路冢也。"《周礼》埋而置楬，其意相同。换言之，汉代政府或地方官吏掩骼的政策实有极为久远的渊源。论者也以掩骼为善政，并作为针砭当局之根据。隗嚣即以王莽之罪状为"饥馑之所夭，疾疫之所及，以万万计。其死者则露尸不掩，生者则奔亡流散，幼孤妇女，流离系虏。"[2]

第二，防疾疫。这与卫生史有关。前面提及，掩骼例行性的时间多在孟春二月，之所以在此月或与防疾疫有关。不过，暴露于草泽、空气之间的尸体本身就是疾疫的重要病源。而且，当时社会确实相信"无主"、"无后"的死者是会致使人生病的。[3] 卢植于灵帝光和元年因日蚀之异，上封事谏"陈八事"，第三事曰"御疠"：

> 御疠者，宋后家属，并以无辜委骸横尸，不得收葬，疫疠之来，皆由于此，宜敕收拾，以安游魂。[4]

这里提到了疫疠流行病的产生与一些"不得收葬"的死尸有关。一是所谓"宋后家属"，李贤等《注》："（宋）后以王甫、程阿所构，忧死，父及兄弟并被诛。灵帝后梦见桓帝怒曰'宋皇后何罪而绝其命？已诉于天，上帝震怒，罪在难救'也。"[5] 二是所谓"无辜委骸横尸"，也就是引文中的"游魂"。换言之，这些不得收葬的死尸包括强死、冤死及无后乏祀者。

"疫疠之来，皆由于此"，由上所述似乎是宗教上的理由，即委骸横尸可

---

1 屈万里，《诗经诠释》（台北：联经出版公司，1983），页374。

2 罗彤华，《汉代的流民问题》，页131~132。

3 参见林富士，《试释睡虎地秦简中的"疠"与"定杀"》，《史原》15期（1986）一文的讨论。

4 《后汉书》，页2117。

5 《后汉书》，页2118。

为祟之故；但事实上，水葬、浅埋、弃尸草泽等尸体处置，亦极容易造成疫疾的散播。清代医家周扬俊即指出："因骸骨掩埋不厚，遂使大陵间积尸之气随天地之升降漂泊远近。人在气交之中，无可逃避，感之而病而死。"[1] 在此，提到了因"骸骨掩埋不厚"所引发的疫疠的扩散，"人在气交之中，无可逃避"，掩骴有防疫疠的功能或目的是不言而喻的。

第三，以待天泽。《路史》云：传说"神农氏制请雨法，瘗露骸以待天泽。"所谓"露骸"即暴露于外的骸骨。罗泌所说"神农氏制请雨法"，或是伪托之事。不过，《艺文类聚》一百、《太平御览》三十五并引《神农求雨书》，是"其来久矣"。[2] 所谓"瘗露骸以待天泽"尚见于汉代求雨仪式之中。

《春秋繁露·求雨》云求雨之法之一便是：

> 取死人骨埋之，开山渊，积薪而燔之。

苏舆《义证》引《神农求雨书》：

> 春夏雨日而不雨，甲乙命为青龙，又为火龙，东方，小童舞之。丙丁不雨，命为赤龙，南方，壮者舞之。戊己不雨，命为黄龙，壮者舞之。庚辛不雨，命为白龙，又为火龙，西方，老人舞之。壬癸不雨，命为黑龙，北方，老人舞之。如此不雨，溺处阅南门，置水其外，开北门，取人骨埋之。如此不雨，命巫祝而曝之。曝之不雨，神山积薪，击鼓而焚之。[3]

求雨祭仪的过程有"取死人骨埋之"、"取人骨埋之"的法术，证诸汉代史实亦有之。此人骨即"露骸"也。

---

1 周扬俊，《温热暑疫全书》（北京：科技卫生出版社，1959），页 29。

2 苏舆，《春秋繁露义证》（北京：中华书局，1992），页 426。关于求雨方术，见陈梦家，《商代的神话与巫术》，《燕京学报》20 期（1936），页 563~566。

3 苏舆，《春秋繁露义证》，页 430。

《后汉书·郅恽传》云，建武三年郅恽至庐江，遇积弩将军传俊东徇扬州。传俊的军士发冢陈尸，恽以为万万不可，乃谏曰：此举"犯逆天地之禁，多伤人害物，虐及枯尸，取罪神明。"[1] 所谓发冢陈尸会触犯"天地之禁"、"取罪神明"，不一定是台面之话。以下，周畅的例子便可说明。据说，周嘉之从弟畅，为河南尹，永初二年夏旱，于是，周畅"因收葬洛城傍客死骸骨凡万余人，应时澍雨，岁乃丰稔。"[2] 稍早，周畅为此旱象久祷无应，而后，收葬客死无主的尸骨万余人，竟导致"澍雨"的即时而降。本章一开始所引用《管子·度地》所说，春天若不把枯骨朽尸掩埋，不把枯木砍伐，则夏旱便会发生，也可以由这个角度理解。换言之，"瘗露骸以待天泽"不仅是一套理念、信仰而已，形诸汉代求雨祭典，考诸当时行事都是有着落的。

掩骼"以待天泽"、"虐及枯尸，取罪神明"与掩骼的目的与功能联系起来，也隐含着天人感应的思想。

第四，以慰游魂。掩骼的目的之一，是怕无主或者无后的鬼魂干扰。换言之，一个人死后无人掩埋或祭祀，成为其死后不断干扰生者正常生活的可能理由。

《新书·谕诚》记载一则周文王的传说：

> 文王昼卧，梦人登城而呼己曰："我东北隅之槁骨也，速以王礼葬我。"文王曰："诺。"觉，召吏回："此无主矣，请以五大夫。"文王曰："吾梦中已许之矣，奈何其倍之也？"[3]

这是"无主"槁骨打扰生人的例子，其之所以打扰生人的原因可能是无人掩埋或乏祀，故曰："速以王礼葬我。"此即是上引〔第（5）、（7）〕个案所说的"皆

---

1 《后汉书》，页 1026。

2 《后汉书》，页 2676。

3 吴云、李春台，《贾谊集校注》（河南：中州古籍出版社，1989），页 213。

文王葬枯骨，人赖其德"、"周文（王）掩胔之义"也。《说苑·辨物》另有一则例子：

> 景公畋于梧丘，夜犹蚤，公枯坐，睡而梦，有五大夫北面倖卢，称无罪焉。公觉，召晏子而告其所梦，公曰："我其尝杀不辜而诛无罪耶？"晏子对曰："昔者先君灵公畋，五大夫罟而骇兽，故断其首而葬之。曰'五大夫之丘'，其此耶？"（景）公令人掘而求之，则五头同穴而存焉。公曰："嘻！"令吏葬之。[1]

这个例子与贾谊《新书》所载极为相似，都是在强调王者的"仁德之政"。五大夫因"罟而骇兽"而被杀，身首异处，所以，五大夫便向景公申冤，自称"无罪"。景公乃重新埋葬而平抚了冤魂的干扰。

本节一开始列举的十一则掩骴的个案，可能也与上述的理由有关。《后汉书·陈宠传》载陈宠在广汉太守的任内，发生的一件怪事，颇可说明掩骴"以慰游魂"的礼俗孑遗：

> 先是雒县城南，每阴雨，常有哭声于府中，积数十年。（陈）宠闻而疑其故，使吏案行。还言："世衰乱时，此下多死亡者，而骸骨不得葬，傥在于是？"宠怆然矜叹，即敕县尽收殓之。自是哭声遂绝。[2]

雒县城南府中有鬼物作祟，"每阴雨，常有哭声"，竟长达数十年之久。陈宠收敛了县中无主或无后的骸骨之后，"自是哭声遂绝"。

哭声来自于不得善葬的"骸骨"，并不是陈宠或其下属等少数人的信仰，在当时恐怕是相当普遍的。王充《论衡·论死篇》有云：

1　赵善诒，《说苑疏证》（台北：文史哲出版社影印，1986），页556~557。梦与鬼神的关系，参见林富士，《试释睡虎地秦简〈日书〉中的梦》，《食货月刊》17卷3、4期（1988）。

2　《后汉书》，页1553。

枯骨在野，时鸣呼有声；若夜闻哭声，谓死人之音。非也，何以验之？生人所以言语吁呼者，气括口喉之中，动摇其舌，张歙其口，故能成言。譬犹吹箫笙，箫笙折破，气越不括，手无所弄，则不成音。夫箫笙之管，犹人之口喉也；手弄其孔，犹人之动舌也。人死口喉腐败，舌不复动，何能成言？然而枯骨时呻鸣者，人骨自有能呻鸣者焉；或以为秋（妖）也。是与夜鬼哭，无以异也。秋（妖）气为呻鸣之变，自有所为，依倚死骨之侧，人则谓之骨尚有知，呻鸣于野。草泽暴体，以千万数，呻鸣之声，宜步属焉。[1]

又云：

寒骨谓能害人者邪？死人之气不去邪？何能害人？鸡卵之未字也；浻溶于壳中，潢而视之，若水之形；良雌伛伏，体方就成；就成之后，能啄啜之。夫人之死，犹浻溶之时，浻溶之气，安能害人？[2]

王充主在驳斥流行于齐民众庶之间的信仰，即枯骨"时呻鸣"、"夜鬼哭"及寒骨"谓能害人"之成说。王充认为，枯骨呻鸣不是"死人之音"，而是秋气为呻鸣之变。秋字，黄晖《校释》以为当作"妖""祆"，又引《论衡·订鬼篇》："世称纣之时，夜郊鬼哭，及苍颉作书鬼夜哭。气能象人声而哭，则亦能象人形而见；则人以为鬼。鬼之见也，人之妖也。"据此，鬼哭乃气使然，枯骨呻鸣犹妖气之变也。[3]另，解释寒骨能害人亦以"浻溶之气"解之；所谓"浻溶之气"，王充形容就像鸡蛋没有孵化、生命体还混混沌沌地存在壳内的状态。人死了，又回到这种混沌不清的状态，混沌之气"安能害人？"换言之，

1　黄晖，《论衡校释》（台北：台湾商务印书馆影印，1983），页877。

2　黄晖，《论衡校释》，页880。

3　黄晖，《论衡校释》，页939。

王充以传统"气论"[1]("妖气"、"濒溶之气")来破"骨尚有知"的庶民信仰。

不过，问题的重点并不在王充相不相信，或以气论驳斥"骨尚有知"的庶民信仰是否较为合理，恐怕当时民间礼俗确把"草泽暴体"视为严重禁忌，以致掩骼才成为官方例行性的工作之一。这牵涉当时的魂魄观，留待下节讨论。

古人相信"无主"槁骨或寒骨能害人、祟人并不始于汉代，溯其源流，最有名的例子是《左传》昭公七年伯有闹鬼的故事。伯有强死，不得善终，之后成为厉鬼而为祟。郑子产云："鬼有所归，乃不为厉。"所以便为伯有立了后嗣，其即不作祟害人了。杨伯峻《注》云："立其子为大夫，则能受祭祀，有归宿。"[2]反之，如楚子文预见越椒必灭本宗，临死泣曰："鬼犹求食，若敖氏之鬼不其馁而！"[3]亦即意谓子孙灭绝，无人祭祀之。另外，晋国叔向难公室无度，"幸而得死，岂其获祀？"[4]这正是掩骼时为死者"设祭"的根据所在〔第（4）、（7）、（9）〕等条。前举十一则个案，如战死、天灾而死等多属不得善终的，这些"无主"尸骨都可称之为"强死"者。[5]《淮南子·椒真》云："伤死者其鬼娆。"所谓"伤死"一如强死，强死又乏祀，高诱《注》："娆，烦娆，善行病祟人。"[6]这些"无主"的槁骨、寒骨皆是"行病"、"祟人"的主要来源了。[7]

1　关于传统"气论"的讨论，参看杜正胜，《形体、精气与魂魄——中国传统对"人"认识的形成》，《新史学》2卷3期（1991）一文的讨论。另外，杜正胜，《从医疗史看道家对日本古代文化的影响》，《中国历史博物馆馆刊》总21期（1993），可一并参考。

2　杨伯峻，《春秋左传注》（北京：中华书局，1990），页1292。

3　《左传》宣公四年文。

4　《左传》昭公三年文。

5　关于"强死"，请参看绪形畅夫，《春秋时代における"强死"の诸相》，《日本中国学会报》15集（1963）。另外，可参看 Joseph S. M. Lau, "The Courage to be: Suicide as Self-Fulfillment in Chinese History and Literature", *Asian Culture Quarterly* Vol. XVI, No.3（1988）。

6　刘文典，《淮南鸿烈集解》（北京：中华书局，1989），页48。

7　关于伤死者善行病祟人的礼俗，可以参见李丰楙，《先秦变化神话的结构性意义：一个"常与非常"观念的考察》，《中国文哲研究集刊》4期（1994），页302~311;《台湾民间礼俗中的生死关怀——一个中国式结构意义的考察》，《哲学杂志》8期（1994），页32~53；林富士，《孤魂与鬼雄的世界：北台湾的厉鬼信仰》（台北：台北县立文化中心，1995）。另外，栗原圭介，《碟襆の习俗について》《东方学》45辑（1973）;James L. Watson and Evelyn S. Rawski（eds.），*Death Ritual in Late Imperial and Modern China*（Berkeley: University of California Press, 1988）等有相关的讨论，可一并参见。

此外，证诸考古资料，上述的说法亦可得到若干的佐证的。例如，云梦睡虎地秦简《日书·诘》作计所提到的鬼物，如"凶鬼"（简 867 反）、"游鬼"（简 847 反）、"不辜鬼"（简 844 反）、"饿鬼"（简 834 反）、"疠鬼"（简 844 反）、"枯骨"（简 841 反）等。所谓游鬼、饿鬼等可能是指乏祀之鬼，不辜鬼、枯骨大概有些便是"世衰乱时，此下多死亡者，而骸骨不得葬"所造成的。[1] 若按照秦简《日书·疫》的分类，鬼物大致可以分为两大类，一是"父母""王父""王母"，相对于此，另一是所谓"外鬼""外鬼伤（殇）死"。[2] 上引《诘》篇所提到的各式各样的鬼物大多是属于后者。[3] 其中，"外鬼伤（殇）死"者的"伤死"大概等于前引《淮南子》所说"伤死者其鬼娆"；同样的，在《日书》中，这一类鬼物引起了疾病或导致了身体、器官的异常。[4] 而掩骶所处理的正是这些"枯骨""外鬼"了。

秦简《日书》所反映的鬼神观，已有若干学者讨论过。[5] 林剑鸣的研究指出，墓主喜曾担任过秦的地方官，所以，在其随葬品中有大批律令文书是不

---

1 睡虎地秦墓竹简整理小组编，《睡虎地秦墓竹简》（北京：文物出版社，1990），页 212~216，《诘》篇。另参见工藤元男，《睡虎地秦简"日书"における病因论と鬼神の关系について》，《东方学》88 辑（1994）。

2 《睡虎地秦墓竹简》，页 193。

3 《诘》篇的讨论，见 Donald Harper, "A Chinese Demonography of the Third Century B.C.", *Harvard Journal of Asiatic Studies* 45:2（1985），pp.459~498；刘乐贤，《睡虎地秦简日书研究》（台北：文津出版社，1994），页 225~266 的讨论。这种信仰，在古代应该相当普遍。如湖北包山楚简文记载禳除的对象即有"不辜"（简 217、248）、"殇"（简 222、225）、"兵死"（简 241）、"水上与没人"（简 246）等。见李零，《包山楚简研究（占卜类）》，《中国典籍与文化论丛》1 辑（1993），页 442~443。

4 例如，"一宅中，毋（无）故而室人皆疫，或死或病（简 859 反）"、"一宅中毋（无）故室人皆疫，多瞀（梦）未（寐）死（简 856）"、"人毋（无）故一室人皆疫，或死或病，丈夫女子隋（堕）须赢鬙黄目（简 852 反）"、"毋（无）气之徒而（止童）（动）终日，大事也；不终日，小事也（简 835 反）""一室人皆毋（无）气以息，不能童（动）作（简 860 反）"、"一室人皆夙（缩）筋（简 857 反）"、"女子不狂痴，歌以生商（简 849 反）"、"人毋（无）故而笋（简 836）"、"遽鬼执人自伐（简 828 反）"。

5 蒲慕州，《睡虎地秦简〈日书〉的世界》，《"中央"研究院历史语言研究所集刊》62 本 4 分（1993）；Mu-Chou Poo, "Popular Religion in Pre-imperial China: Observations on the Almanacs of Shui-hu-ti", *T'oung Pao* 79（1993）。

难理解的。但是，为何又以《日书》陪葬呢？从湖北江陵张家山汉墓、阜阳双古堆汉墓和甘肃天水放马滩秦墓出土的随葬品来看，《日书》与律令共存的现象与其说是偶然，毋宁说是一种"规律"。林剑鸣推测，日者与官吏集于一身是秦代以来的"通例"。因为在当时实际业务的需要之下，术数与儒家的学问一样成为官吏必备的基础知识。[1] 日者与官吏是否集于一身，值得商榷。但若以地方官吏处理掩骼等事宜来看，前面所引《后汉书·陈宠传》所反映的事实，或许不是个别、孤立的案例。《日书》中《诘》、《病》二篇所载的内容也许是官吏解决地方庶政不得不备的知识了。

从若干个案可以整理出一条线索：即掩骼的目的，除了抚卹、防疾疠等功能之外，同时也与"天地之禁"有极密切的关联。"取死人骨埋之"，不仅是古代官吏的庶务，也见于求雨的祭仪。而且，掩骼有"以慰游魂"的功能，这透露出当时其中一种庶民魂魄观，如王充所说"人则谓之骨尚有知"，这里的"人"当然指的是社会上的一般人（特别是齐民阶层）而言的。

掩骼与魂魄：尸骨有知的民间信仰

"掩骼"是建立在人死后尸骨本身仍有感知的信仰之上，所以"草泽暴体"成为必须处理之事。而尸骨有知与当时某种魂魄观有关。[2] 之所以用"某种"魂魄观的字眼，主要是考虑魂魄观之类的课题，虽在同一文化传统之中，未必会有一致的看法。以中国之大、历史之久，必不可能只有一套灵魂观。而实际上，一般齐民众庶的心灵图像可能杂糅了二种甚至二种以上的灵魂观。王充在《论衡》中论及鬼或鬼物时，往往以"一曰"来陈述当时之人不同意见，毋宁是较可信的。[3]

1　林剑鸣，《秦汉政治生活中的神秘主义》，《历史研究》1991 年 4 期，页 107~116。

2　灵魂，或称为魂与魄。关于魂魄两者的分别，经师注疏所论甚多，不过，诚如蒲慕州先生所说："魂与魄之间的差别何在，在一般人思想中可能是十分模糊的"，详细讨论见氏著，《墓葬与生死——中国古代宗教之省思》（台北：联经出版公司，1993），页 212~217。另拙稿，《人魄考》，《北县文化》39 期（1994）。

3　黄晖，《论衡校释》，页 930~946。

　　过去学者讨论中国早期魂魄观，有的与其他主要文明相较中国特有的
"无灵魂的人生观"。在此人生观的影响之下，中国人遂于形而上的灵界探讨
甚少兴趣，而其他宗教信仰亦难在中国盛大发展甚至于萎缩。[1]另有学者以为，
先秦两汉时期逐渐形成一种"二元的灵魂观"。这种灵魂观显示，人死后魂
魄同时离开身体，魂升天而魄降地。[2]又有学者指出，大抵自春秋中晚期以下，
中国人以"气论"来理解宇宙自然与人体诸现象，亦即将人之生死视为气之
聚散，或者将魂魄内化为一气之屈伸。[3]以上，三种不同的研究取径，所呈现
的魂魄观在当时可能是并存而不冲突的。然而，论者单独讨论魂、魄的观念，
鲜触及古人对尸骨的信仰，恐怕仍有所不足的。

　　在进入正式的讨论之前，我们不妨先回顾上一节所举的第（11）条史料：
"（晋）愍帝三年六月盗发汉霸杜二陵，……。辛巳，大赦。敕雍州掩骼埋胔，
修复陵墓，有犯者诛及三族。"此则掩胔的个案，起因盗墓而尸骨外露。令
人感到有兴味是古代盗墓刑责之重，"有犯者诛及三族"。杜正胜先生也注意
到此一课题，即早在汉初盗墓之罪已重于盗宗庙，下远于唐律亦然，盗墓死
罪。他以为：

　　　　…… 如果仅从社会结构的角度去解释严禁盗墓，似乎不太完满；
　　但如果再从中国人死后世界的观念来考察，意义才会更加显著。世界
　　上许多民族都有死后世界，但中国人的死后世界既非基督教的天堂，
　　也非佛教的净土，在佛教流行之前也没有近东或南亚式的地狱。中国

1　钱穆，《中国思想史中之鬼神观》，收入氏著，《灵魂与心》（台北：联经出版公司，1984），页63。
2　余英时，《中国古代死后世界观的演变》，收入《燕园论学集》（北京：北京大学出版社，
1984），页185。相关的讨论有：Ying-shih Yü, "Life and Immortality in the Mind of Han China",
Harvard Journal of Asiatic Studies 25（1964~1965）; "New Evidence on the Early Chinese Conception
of Afterlife: A Review Article", *Journal of Asian Studies* 41:1（1981）; O Soul, "Come Back!: A Study
in the Changing Conceptions of the Soul and Afterlife in Pre-Buddhist China", *Harvard Journal of
Asiatic Studies* 47:2（1987）.
3　杜正胜，《形体、精气与魂魄》，页36~41。另参见氏著，《生死之间是连系还是断裂——中国
人的生死观》，《当代》58期（1986）。

人相信魂魄虽然无所不在，但经常的居住处所则是坟墓。盗墓重刑当
与此信仰有密切的关系……[1]

盗墓不只破坏死者"居住处所"，由（11）条史料所示，还损及死者尸骨，
故要"掩骼埋胔"，这涉及了尸骨有知的信仰。盗墓类似前举《后汉书》传
俊的军士发冢陈尸，都是犯逆天地之禁"虐及枯尸，取罪神明"的恶行。

尸骨有知，由诸多掩胔的个案可知一二。接着，笔者企图从尸亡、飞尸
及镇墓文中相关资料所反映的尸骨观念，进一步申述掩胔背后的魂魄观。先
说尸亡传说。

尸，即指尸体；亡，即遗失或逃亡之意。两汉之间有几件临殡之际，尸
体突然不见（自己逃亡）的异闻。其中，以鳖令、尹齐、楼上新妇三件个案
较广为人知。这些尸体或复生，或有作祟能力，颇可从中探究汉人对尸骨有
知的信仰。

鳖令，或作鳖灵。其事载于《本蜀论》《蜀王本纪》《风俗通义》等汉代
典籍。[2]《水经注》卷三十三，引来敏《本蜀论》曰：

> 荆人令死，其尸随水上。荆人求之，不得。令至汶山下复生。起
> 见望帝。望帝，杜宇也。……望帝立以为相。时巫山壅（壅字原脱）
> 峡而蜀水不流。帝使令凿巫峡通水，蜀得陆处。望帝自以德不若，遂
> 以国禅，号曰"开明"。[3]

又，《太平御览》卷八百八十八，载《蜀王本纪》云：

1　杜正胜，《什么是新社会史》，《新史学》3卷4期（1992），页109~110。

2　任乃强，《华阳国志校补图注》（上海：上海古籍出版社，1987），页121~122，注14所引资料：
刘琳，《华阳国志校注》（成都：巴蜀书社，1984），页896~899。相关讨论见冯广宏，《洪水传说与
鳖灵治水》，收入李绍明、林向、徐南洲主编，《巴蜀历史、民族、考古、文化》（成都：巴蜀书
社，1991）。

3　任乃强，《华阳国志校补图注》，页121。

> 荆有一人名鳖灵，其尸亡去。荆人求之不得。鳖令尸至蜀，复生，
> 蜀王以为相。[1]

又,《风俗通义·辑事》所载大意相同：

> 荆鳖令死，尸随水上，荆人求之，不得也。鳖令至岷山下，已复
> 生起，见蜀望帝，帝使鳖令凿巫山，然后蜀得陆处。[2]

这里提到了鳖令死又"复生"。所谓"尸亡去"、"尸随水上"的意思，有的
学者以为："云尸亡者，鳖令犯罪当死，乃伪称投水而潜走投蜀。故楚人求其
尸不得，而谓在蜀复生也。"[3] 这是今人的理解。事实上，这一类死而复生的传
述后代极多。[4] 甘肃天水放马滩一号秦墓出土的《墓主记》的几只简亦有类似
的故事。[5] 可见"复生"之说，对当时之人而言，并不是完全难以接受的异闻。
至少，应劭在《风俗通义》收入鳖令之事是站在足以征信的立场，故云："见
于书传"、"岂虚也哉"。[6]

与本章题旨相关的是：鳖令"尸亡"之传说是否能证明人死后尸骨犹有
感知这样的信仰？汉代尹齐"尸亡"之事，可以让我们进一步讨论。据《史
记·酷吏传》所载，尹齐在淮阳都尉任内病死，"所诛灭，淮阳甚多，及死，
仇家欲烧其尸，尸亡归葬。"所谓"尸亡"，《史记集解》引徐广曰：

---

1 任乃强，《华阳国志校补图注》，页 121。

2 王利器，《风俗通义校注》（台北：汉京文化有限公司，1983），页 595。

3 任乃强，《华阳国志校补图注》，页 122。

4 参见 Stephen F. Teiser, "Having Once Died and Returned to Life: Representation of Hell in Medieval
China", *Harvard Journal of Asiatic Studies* 48:2（1988）; Robert F. Campany, "Return-from-Death
Narratives in Early Medieval China", *Journal of Chinese Religion* 18（1990）。

5 李学勤，《放马滩简中的志怪故事》，《文物》1990 年 4 期，页 43~47。另参杜正胜，《从眉寿到
长生——中国古代生命观念的转变》，《中央研究院历史语言研究所集刊》66 本 2 分（1995），页
408~409； 及 Donald Harper, "Resurrection in Warring States Popular Religion", *Taoist Resources* 5:2
（1994）另有不同的理解。

6 王利器，《风俗通义校注》，页 428。

尹齐死未及殓，恐怨家欲烧之，尸亦飞去。[1]

此事亦见于《汉书·酷吏传》。但"尸亡归葬"一句，班固以为怪诞不实而改易：

　　……（尹齐）所诛灭淮阳甚多，及死，仇家欲烧其尸，妻亡去，归葬。[2]

亦即将"尸"改为"妻"，表示尹齐归葬并非尸体自行"飞去"本乡，而是得自家属的帮助。周寿昌《汉书注校补》亦云："《史记》作尸亡去，言其家匿其尸无可迹，若亡去也。如徐（广）说则异事，必无此理。此云妻亡去归葬，较得事实。"[3] 虽然，改"尸"为"妻"较得事实，但未必合于《史记》原意。司马迁以为尹齐"尸亡归葬"，可能反映当时人确如此相信，或有如此之传闻。实则，尹齐"尸亦飞去"的异事，有人以为是荒诞不经之谈。如班固以私意改之；也有人相信，如应劭《风俗通义·怪神》即主张可信："汉淮阳太守尹齐，其治严酷，死未及殓，怨家欲烧之，尸亦飞去。"他并以此来证明所谓怪神的传闻，未必都是虚言的。[4] 而王充则另持"窃举持亡"之说。

　　所谓"窃举持亡"与《汉书》"妻亡去归葬"之说颇为类似。王充认为，也许是尹齐之故吏知道冤家可能寻仇，便暗中运走尹齐的尸骨。但另一方面，却又担心尹齐的仇家反过来找他们麻烦，于是伪造尹齐尸体自己飞去逃走的谣言：

　　淮阳都尉尹齐为吏酷虐，及死，怨家欲烧死其尸，（尸）亡去归葬。夫有知，故人且烧之也；神，故能亡去。曰：尹齐亡，神也，有所应。

1　《史记》，页3151。

2　《汉书》，页3659。

3　周寿昌，《汉书注校补》，收入《周陈二氏汉书补证合刊》（台北：鼎文书局，1977），页873。

4　王利器，《风俗通义校注》，页428页。

秦时三山亡，周末九鼎沦，必以亡者为神，三山、九鼎有知也？或时吏知怨家之谋，窃举持亡，惧怨家怨己，云自去。凡人能亡，足能步行也。今死血脉断绝，足不能复动，何用亡去？吴烹伍子胥，汉菹彭越。烧、菹一僇也；胥、越一勇也。子胥、彭越不能避烹亡菹，独谓尹齐能归葬，失实之言，不验之语也。[1]

上面引文，前半段可以反映一般人对尸骨有知的信仰，即尹齐"有知，故人且烧之也；神，故能亡去"，"尹齐亡，神也，有所应"。王充的反驳是：凡人能够逃亡，是因为脚能走路，现在人死了，血脉断绝，脚不能再走动，何来"亡去归葬"之说？但是，若人死尸骨无知，魂魄皆去，所余惟皮骨血肉如爪发然，何复重视？既便烧之，亦不足惧。顾炎武即云："夫欲烧其尸，仇之深也。欲烧之而尸亡，是死而有灵，犹知烧之可畏也。"[2] 死而有灵，尸骨有知也。

　　从前面王充驳枯骨"时呻鸣"、寒骨"能害人"，其谓尹齐尸亡为"失实之言，不验之语"，可以预料。而王充另主"窃举持亡"之假说，似不无道理，后人著作如《黄氏日钞》、《日知录》等论及此事时皆采之。[3] 不过，从另外一个角度考虑，若不是一般人相信尸体或骸骨有知，尹齐故吏散播其"自去"的谣言恐怕很难取信于人的。况且，尹齐仇家又非三岁童子，岂会因为有了这种谣言就信以为真的放弃复仇？黄晖《论衡校释》即指出：

　　　　孙曰：《史记》重"尸"字，《汉书》作"妻亡去归葬"。"尸"下有"妻"字。《论衡》定脱"尸"字。（王）仲任言史事，多本太史公。此一证也。果作"妻亡去归葬"，则是妻窃尸而去。窃尸而去，事何足异？

1　黄晖，《论衡校释》，页 905。

2　顾炎武，《日知录》（台北：文史哲出版社，1979），页 451，《火葬》条。顾氏反对火葬，无疑的受传统对形体、尸体的观念影响。相关讨论见川胜守，《东アジア世界における火葬法の文化史：三～十四纪について》，《东洋史论集》18 号（1990），页 1~33。

3　转引自王利器，《风俗通义校注》，页 433。

则仲任之所辩论，为无据矣。此二证也。《论衡》原文与《史记》同，毫无可疑。班氏盖以己意改之也。[1]

又云：

> 黄震曰："《汉》注谓鬼有知而亡去。每疑棺尸无亡去之理。如《论衡》之说，近之矣。"杨慎曰："尸亡去者，谓齐死而遗命其家潜逃归葬耳。"按如杨说，则《史》文当作"遗命亡去归葬"，不得云"尸"也。至以"尸去也"，为事涉神怪，当以仲任此说解之。[2]

根据黄晖的考证：（1）此事当以《史记》所载为确，班固以己意改动。若按班氏之说，则王充所辩论，则失依矣。（2）班固之所以凭己意改《史记》文，是尹齐事涉神怪也。黄震云："每疑棺尸无亡去之理。"但此乃少数知识分子之质疑，恐怕一般齐民众庶是深信"骨尚有知"而能为祟的。汉代"楼上新妇"的传说便流行一时。此事亦是临殡尸体不见。

据载，后汉时期汝南郡汝阳县西门亭有鬼魅出没。宾客宿止，辄有人死亡，其厉厌者，皆亡发失精。《风俗通义》有云：

> 先时颇已有怪物。其后，郡侍奉掾宜禄，郑奇来，去亭六七里，有一端正妇人，乞得寄载。奇初难之，然后上车。入亭，趋至楼下。吏卒檄曰："楼不可上。"奇曰："我不恶也。"时亦昏冥，遂上楼，与妇人楼宿。未明发去。亭卒上楼扫除，见死妇，大惊，走白亭长。亭长击鼓会诸庐吏，共集诊之。乃亭西北八里吴氏妇新亡，以夜临殡，火灭，火至失之；家即持去。奇发行数里，腹痛，到南顿利阳亭加剧，

1　黄晖，《论衡校释》，页904。

2　黄晖，《论衡校释》，页905。

物故，楼遂无敢上。[1]

事情发生在汝阳县西门亭附近。[2] 重点有三：（1）亭西北八里的地方吴氏妇人甫亡，晚间要装殓时，突然火灭，等火点燃，尸体竟然不见。（2）郡侍奉掾宜禄县的郑奇路经此处，有一不知名的妇人要求搭乘便车，两人夜宿西门亭楼上。天未亮，郑奇就出发，不久腹痛，暴毙而死。（3）另外一条线索是，隔日亭卒上楼打扫，发现死妇尸体，大惊，亭长召集各里庐吏一起察看这位妇人，被指认即前述吴家甫死的妇人。最后，吴家将死者尸体领回。换言之，该夜与郑奇共宿燕好者，即此新妇。

在楼上新妇这则传闻里，这位新亡的尸体不仅有活动能力，并且，导致郑奇死。可见尹齐"飞尸"并非孤立的个案，吴氏新亡妇也是火灭之时"失之"，难道也是"窃举持亡"、被人偷走了吗？事实上，《潜夫论·巫列》论及汉代种种神怪，亦有飞尸之说，意指宅中的客鬼，"土公、飞尸、咎魅、北君、衔聚、当路、直符七神，及民间缮治微蔑小禁，本非天王所当惮也。"[3] 而《论衡·订鬼篇》中提到的庶民信仰，"凶祸之家，或见蜚尸，或见走凶，或见人形，三者皆鬼也。"[4] 所谓蜚尸，蜚通飞，即是能飞行的尸体，一如尹齐与楼上新妇。另同书《解除篇》亦云："宅中主神，有十二焉。青龙、白虎，列十二位。龙虎猛神，天之正鬼也。飞尸流凶，不敢安集。"[5] 意思是说，宅中的主神有十二位，青龙、白虎位居十二个家神之中；龙、虎勇猛神异，是天所统辖的神。能飞的尸体、奔跑流窜的物怪不敢随便聚集到家宅。

1　王利器，《风俗通义校注》，页 425。

2　汝阳，古县名。属汝南郡，治所在今河南上蔡县西北。另，文中所提到了"亭"，其在古代宗教、民俗的地位，参见江绍原，《中国古代旅行之研究：侧重其法术的和宗教的方面》（上海：商务印书馆，1937）。另外，角谷常子的研究指出，在汉代"亭"除有警察、驿站之意，也负责尸体的管理与处理，详见角谷常子，《汉代画像石研究ノート》，《泉屋博古馆纪要》7 卷（1991）。

3　汪继培，《潜夫论笺》（台北：汉京文化有限公司，1984），页 306。

4　黄晖，《论衡校释》，页 936。

5　黄晖，《论衡校释》，页 1037。

顺着本节所征引材料的脉络，我们稍稍检讨目前学界对汉代魂魄观的一些观察。例如，余英时先生指出，人"魂与魄合则生，魂与魄散则死。这是一种二元的灵魂观，在世界各文化中颇具特色。更值得注意的是魂魄分散之后，一上天，一入地"。[1]然而，魄"入地"到底如何理解呢？是存在于前述的坟茔内还是入了黄泉、幽都？其与尸体之间的关系又如何？《礼记·礼运》说人死"体魄则降，知气在上。"《郊特牲》以为"魂气归于天，形魄归于地，故祭，求诸阴阳之义。"余先生认为，这可算是汉代人"二元灵魂观的最后定本"，"根据这一最后定论，人死则魂魄同时离去，魂升天而魄入地；魂与魄在此都是主动的。"[2]就所谓"二元灵魂观"，笔者有以下几点质疑：

（1）"二元灵魂观"是否是当时唯一（或主要）的灵魂观？

（2）如果答案是保留或否定的话，那么，上述"最后定本"可能把在这之前相关但不一定是相同系统的魂魄材料视为形成"二元灵魂观"不同阶段的材料。这样，在解释上是否具有说服力？

（3）这套"灵魂观"对"魂上天"、"魄入地"的解释交代的并不清楚。回到本章主题，所谓"体魄则降"、"形魄归于地"的"体"、"形"如何理解？其与"魄"的关系为何？

李淑珍在《东周丧葬礼制初探》对魂魄的讨论也许是较具体可信的。她说：

> 笔者以为，所谓魄下地，并非离开形体自行入黄泉，否则随葬尸体旁的人马器物便没有意义；魄是环绕尸体四周，使尸体亦有若干感知，能在地下世界过着与人世相当的物质生活。而所谓魂上天，也不必是在天庭觅得居所不再游移，而是"无所不之"；魂平时附于庙中神主上，祭祀时附于尸上；傩疫驱鬼，魂受惊动而离主，故孔子朝服立于阼阶以依神（《论

语·乡党》）；大概只有王公贵人的魂才能偶尔到天上去一遭。[1]

所以，她认为魂升魄降"从魂无所不之，魄随形骸"的角度立论是较周全的。[2]
至于形骸是否必须有魄依附而有感知，抑或形骸本身即有感知，史料有阙，
难以断定。不过，由上述"楼上新妇"的个例来看，该尸能奔亡，能搭乘人
车，又能与生人交欢，则形骸本身似有知觉。

魄随形骸，或使尸体有所感知。从现存汉代墓券所见，当时之人对死者
即是以"尸""伏尸""伏尸既骨""尸骸""青骨死人"等名称呼之；而且，
更重要的是，这些形骸、尸骨是具感知，可以驱使的。兹钞录若干资料如下：[3]

（1）汉黄龙元年（公元前49年）五月诸葛敬买田券："田中若有尸
死，男即当为奴，女即当为婢，皆当为诸葛敬趋走给使。"[4]

（2）汉建武中元元年（56）四月徐胜买田券："田中若有尸死，男
即为奴，女即为婢，皆当徐胜给使。"[5]

（3）汉元和二年（85）四月东郡太守马荣买地券："如地中伏尸，
男为奴，女为婢。"[6]

1　李淑珍，《东周丧葬礼制初探》（台北："国立"台湾师范大学历史研究所硕士论文，1986），页
79~80。

2　李淑珍，《东周丧葬礼制初探》，页80。

3　关于墓券的流变，请参见以下各文的讨论：陈槃，《于历史与民俗之间看所谓"瘗钱"与"地
券"》，收入《"中央"研究院国际汉学会议论文集，历史考古组（中）》（台北："中央"研究院，
1981）；王德刚，《汉代道教与"买地券"、"镇墓瓶"》，《文献》1991年2期；韩森，《宋代的买
地券》，收入郑广铭、漆侠主编，《国际宋史研讨会论文选集》（保定：河北大学出版社，1992）；
Anna Seidel, "Traces of Han Religion in Funeral Texts Found in Tombs"，收入秋月观映编，《道教と宗
教文化》（东京：平河出版社，1987）；Terrty F. Kleeman, "Land Contracts and Related Documents"，
收入《中国の宗教、思想と科学：牧尾良海博士颂寿纪念论集》（东京：国书刊行会，1984）。

4　池田温，《中国历代墓券略考》，《东洋文化研究所纪要》86（1981），页266。

5　池田温，《中国历代墓券略考》，页267。

6　池田温，《中国历代墓券略考》，页267。

（4）汉延光四年（125）东郡太守李德买地券："如地中伏有尸骸者，男为奴，女为婢。"[1]

（5）汉光和元年（179）十二月平阴县曹仲成买冢田券："田中有伏尸既骨，男当作奴，女当作婢，皆当为仲成给使。"[2]

（6）汉光和二年（179）十月王当等买田券："青骨死人王当弟個、偷及父元兴圙，从河南□□固囬圂子孙等，买谷郏亭　部三佰（陌）西袁田十亩，以为宅。"[3]

（7）汉光和五年（182）二月太原太守中山刘氏买田券："青骨死人刘公，则自以家田三梁□东佰南田廿八亩，南北长七十步，东西广九十六步，中有丈尺，券书明白。"[4]

（8）汉中平五年（188）三月雒阳大女房桃枝买地券："田中有伏尸，男为奴，女为婢。"[5]

（9）汉中平五年（188）三月东郡太守买地券："如地中伏尸，男为奴，女为婢。"[6]

以上资料中，"尸"、"尸骸"、"骨"的意思清楚，至于"伏尸"当指卧伏、潜隐于地中的尸骨，故云"地中伏尸"。而这些"伏尸"、"尸骸"，由上得知是能供买主"趋走给使"、"给使"，"男当作奴，女当作婢"。而买主甚至自称"青骨死人"〔第（6）、（7）例〕。当然，他们是有感知的，因此，"能在地下世界过着与人世相当的物质生活"，包括墓券所见的奴婢制度。

其次，墓券所说"田中若有尸死"、"如地中伏有尸骸者"的"尸"、"尸

1　池田温，《中国历代墓券略考》，页267。

2　池田温，《中国历代墓券略考》，页178。

3　池田温，《中国历代墓券略考》，页220~221。

4　池田温，《中国历代墓券略考》，页221~222。

5　池田温，《中国历代墓券略考》，页222~223。

6　池田温，《中国历代墓券略考》，页270。

骸"的身份为何？恐怕就是我们在上一节所讨论掩骴的对象。所谓"如地中伏有尸骸者"，不就是说"假如地中有伏藏、买主不知道的尸骸"之意吗？这些"伏尸"，可能包括因天灾人祸所遗留的不殓、不收的尸骨，有无后乏祀或冤死、强死者；而且，"伏尸"是能感知的。从上引九条资料推测，死者的子孙为了保护死者的安危，还必须在墓券中明书"若有尸死"，这些尸就成为死者的"给使"。由此，也可见一般人对于弃置不收或不殓的无主尸骨的恐惧心态。

弃置不收或不殓的尸骨，或墓券所谓的"伏尸"、"尸骸"，在汉代曾被称之"亡人魄"。据《风俗通义》记载，陈国人张汉直到南阳郡去，随着原京兆尹延叔坚习《春秋左氏传》。行后数月，

> 鬼物持其女弟言："我病死丧在陌上，常苦饥寒，操一量不借，挂屋后楮上，傅子方送我五百钱，在北墉中，皆亡取之。又买李幼一头牛，本券在书籛中。"往求索之，悉如其言。姁尚不知有此妹，新从隋家来，非其所及。家人哀伤，益以为审。父母诸弟，衰绖到来迎丧，去精舍数里，遇汉直与诸生十余人相随，汉直顾见其家，怪其如此。家见汉直，谓其鬼也，惆怅良久。汉直乃前为父拜，说其本末，且悲且喜。[1]

鬼物自喟"我病死丧在陌上"，可见是乏人掩埋祭祀之尸。"常苦饥寒"一句，正描绘了死者死后的情形。鬼物伪作张汉直声气而惊动其父母诸弟。可以从中了解"客死"或无法归葬的孤魂确实是会干扰生者的。而"死丧在陌上"的尸体才能造成人们的禁忌了。若联系到我们上面所讨论的魂魄问题，上面这则异闻，应劭便题名为"世间多有亡人魄持其家语声气，所说良多"。在此，他称"死丧在陌上"的尸体为"亡人魄"，或许可为所谓"魄下地"或"魄随形骸"的原意略作补充。

总之，人死后并不是简单的"魂魄同时离去"而已。而"魄入地"，若

---

1 王利器，《风俗通义校注》，页409。

是与尸骨无涉，则墓券所说"田中若有尸死，男即当为奴，女即当为婢"，便是没有意义的。换言之，尸体若无感知，不仅鬝令、尹齐、楼上新妇等事难以理解，掩骼风俗中所蕴含的宗教或信仰的层面也可能晦而不彰了。

从以上讨论我们可以得知：（1）掩骼的对象，主要是处理一些弃置不收或不殓的尸体。这些尸体的来源，主要有兵灾、自然灾害、客死、盗墓或因疾而死不能收葬等。（2）掩骼的目的，除了抚恤、防疾等用意之外，也有一些宗教、信仰的因素。古人相信弃置不殓或不收的无主尸骨是会祟人的，因此"以慰游魂"成了重要的功能之一。（3）掩骼是建立在"尸骨有知"这样一种魂魄观之上。笔者曾在另外一篇论文提到：传统灵魂观似乎有"身体化"或"骨骼化"的倾向。[1]正因为人死后魂魄离散不能完全独立于尸骨而存在，以至"若有死于道路者"、"田中若有尸死"才成为人们的忌讳。

再者，透过以上对掩骼的考证，我们可以对汉代所谓"二元灵魂观"的假说有进一步的考虑。由掩骼的实例来看，离开尸体形骸而单论魂魄或灵魂不朽的信仰，恐非中国文化的主流。所谓"铼人身体"（《抱朴子·金丹》）诚中国人追求不死之迷梦。[2]

最后，兹引明代医家李时珍《本草纲目·人部》评论"人骨"的部分以为结束：

> 古人以掩暴骨为仁德，每获阴报；而方伎之流，心乎利欲，乃收人骨为药饵，仁术固如此乎？且犬不食犬骨，而人食人骨可平？父之白骨，唯亲生子刺血沥之即渗入。又《酉阳杂俎》云：荆州一军人损

---

1 详见拙稿，《尸体、骷髅与魂魄——传统灵魂观新论》，《当代》90 期（1993），页 48~65。另可参见孙其刚，《萨满教骨骼艺术的含义》，《中国历史博物馆馆刊》总 22 期（1994），页 98~103。

2 李零，《尸体防腐、冶金和炼丹》，《文物天地》1992 年 4 期，页 17~20。另外，可参见李零，《中国方术考》（北京：人民中国出版社，1993），页 287~303。

胫。张七政饮以药酒，破肉去碎骨一片，涂膏而愈。二年余复痛，张曰：所取骨寒也。寻之尚在床下，以汤洗绵裹收之，其痛遂止。气之相应如此，孰谓枯骨无知乎？仁者当悟矣。[1]

古人掩骼而获阴报，已见本章所征引的案例。令人感到兴趣的是《酉阳杂俎》的这个例子，张七政破患者肉"去碎骨一片"，并将此骨藏于床下。结果患者病愈后二年复发，原来是床下碎骨寒感应所致。如果"裹收"患者弃置的碎骨能治病的话，那么"瘗露骸以待天泽"非虚言。

孰谓尸骨无知乎？请看周礼掩骼之义。

5 鬼神之病与"场所"

祟病[2]是指鬼神引起的想象之病。[3]一个人为什么会被鬼神作祟？原因很多，传统医学对这一类疾病的其中一种（不是唯一的）解释，即是患者在发病或暴毙之前曾经涉足鬼神活动之所。一直到今天，不少人仍然相信如坟墓、

---

1 李时珍，《本草纲目》（北京：人民卫生出版社，1991），下册，页 2960~2961。
2 祟有鬼神谴责之意。《说文》云："祟，神祸也"。段玉裁《注》："谓鬼神作灾祸也。"《急就篇》云："卜问谴责父母恐。"颜师古《注》："鬼神谴责，用致祸祟"。鬼神之所以谴责于人，可能包括对人在道德或宗教方面缺失的处罚，所以，不一定是带有负面的意思。至于这一类疾病，如何使用现代语汇或医学术语加以描述或对译，殊非易易。林宗义曾经把类似的病症"邪病"译为 Hsieh-Ping，基本上我援引其例将"祟病"直接译为 Sui-Ping，因为目前很难找较妥当而不引起错误联想的词汇。参见：Lin Tsung-yi, "A Study of the Incidence of Mental Disorder in Chinese and Other Cultures", *Psychiatry*, 16 (1953)。林宗义这个研究主要是在台湾安平地区所做的调查，这一类"邪病"引起的附身状态，主要是祖先的亡灵托附在病上来指责其子孙，有告诫之意。事实上，现在一般习用的所谓灵魂（spirit）、鬼（ghost）、作祟（haunting）、附身（possession）、恍惚状态（trance）等词汇，其确切含意，以及如何使用在古典或传统医书之中，都值得斟酌。
3 本节所谓鬼神包含（1）天神，（2）地祇，（3）人鬼，（4）物魅等。

山林、空房、人迹罕至的地方或是某些死过人（尤其是凶死）的场所是会闹鬼作祟的。在进入这个主题之前，我必须对祟病的意涵与相关的医书材料性质先作交代。

首先，是有关疾病的概念。祟病既称之为"病"，似乎是带有"负面"或"异常"的意思。E. Kraepelin 认为"疾病"（disease）与"病态"（illness）是有差别的，前者指的是疾病实体（disease entity），它经由生物学语言的描述，反映机体主要功能的变化；而病态（illness）与不适是指人在社会生存不利的状态，是一种价值概念，反映病人的感受、体验，即疾病对其特殊意义。[1]本章在讨论时并不严格区分这二者的不同，事实上是混在一起使用的。至于，对祟病这一类极为特殊的疾病，正常或异常的定义也容易发生争议的。它最少有三种可能性：一、医学上认定不是异常，但社会／文化上认为是异常；二、社会／文化认定不是异常，但医学上认为是异常；三、医学和社会／文化的观念上都认为是异常。[2]如果我们从不同的角度去取材，祟病在不同的脉络中可能会呈现相反的面貌。本章既然取材于传统医书，基本上是把祟病当作一种异常的生病经验来处理。

其次，祟病是一个笼统的泛称，不同的医书、不同的时代对所谓鬼神之病有不甚一致的分类与命名。其中，对这一类疾病较为完整、系统性的讨论

1　关于 disease 与 illness 的讨论，可以参见：C. Boorse, "On the Distinction between Disease and Illness", *Philosophy and Public Affairs*, 5:1（1975），pp. 56~57; A. Kleinman, L. Eisenberg and B. Good, "Culture, Illness, and Care: Clinical Lessons from Anthropologic and Cross-cultural Research", *Annals of International Medicine*,88（1978），p.251. 进一步可参见 D. Mechanic, "The Concept of Illness Behaviour", *Journal of Chronic Disease*, 15（1962）; "Carney Landis and Fred Mettler", *Varieties of Psychopathological Experience*（New York, 1964）.

2　刘瑞腾，《临床精神医学概论》（台北：卫理出版社，1988），页 2~3。以附身（possession state）而言，便有正、负等各种不同层面的评价，参见 Erika Bourguignon, "World Distribution and Patterns of Possession States", in Raymond Prince, ed., *Trance and Possession States*（Canada: R.M.Burke Memorial Society, 1968），pp.3~32。

与分类是沈金鳌的《杂病源流犀烛》一书。[1] 是书成于 1773 年，分脏腑、奇经八脉、六淫、内伤外感、面部、身形等六门。其特色是每门详列若干病证，[2] 各有《源流》一篇，使每病之原委及其脉、因、证、治悉俱。根据沈金鳌《邪祟病源流》一文的分类：

> 邪祟，内、外因俱有病也。其因于内者，若癫邪、郁冒、卒死等证，皆缘自己元神不守，恍恍惚惚，造无为有，如有见闻，乃极虚之候，非真为鬼邪所侮也。其因于外者，若十疰、五尸、中恶、客忤、鬼击、鬼打、鬼排、鬼魅、鬼魇、尸厥等证，皆实有邪祟为患，不问其人虚实强弱，皆能犯之。[3]

他认为邪祟病有真有假，其中癫邪、郁冒、卒死等证是疑似病证。所以，有"非真为鬼邪所侮"与"实有邪祟为患"之分，必须详细鉴定。按沈氏对祟

1　沈金鳌，清医家。年近四十始从师学医，然不以医为业，而每起人危疾。著有《沈氏尊生书》（1773），共七种计七十二卷，《杂病源流犀烛》为其中一部。沈氏认为，不论何种原因均可导致人身之病变，在辨识和治疗中，容易杂乱混淆，故名为"杂病"，所以，杂病并不是为了区分外感时症而立。

2　在传统医学证候与病名，往往混为一谈；病、症、證（或证）之间的关系，亦不太清楚。有人主张，症、证、征三字在中医的意义是截然不同的。症是指症状，多为病人的自我感觉，如咳嗽、胃痛等，这和现代医学所讲的症状的意义相仿。征则体征，从中医的意义来说，有舌诊、脉诊、按诊等。而证候是指机体在疾病发展过程中某一阶段出现的病理概括（张大宁等，《中医学解难——中基分册》〔天津科学技术出版社，1991〕，页 7~8）。也有人认为"證"、"证"如"症"实际上是一个字和一个意义，"有人认为证指证候，症指症状，把它们区别起来是没有根据的"，一般对单独的证称为证状，由几个证状综合成为一个病证时称为证候（姜通，《中医临床知要》〔台北：启业书局，1991〕，页 163~164）。另有学者主张，所谓疾病是一个全过程，证候是这个全过程的某个阶段，证候则是由症状所组成（冷方南主编，《中医证候辨治轨范》〔北京：人民卫生出版社，1991〕，页 2~8）。以上各说，未尝深考，未敢定也。但在本章，基本上"證"（或证）与"症"并不严格的区分。

3　沈金鳌，《杂病源流犀烛》（台北：自由出版社影印，1988），页 492。

病的分类可制成表下：

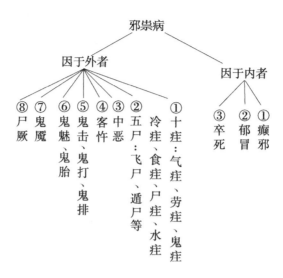

其基本的用语如"痒""尸""中恶""客忤""鬼击""鬼魅""魇""尸厥"等，本章在个别的讨论提到上述的病证之名，都是指祟病而言。

　　上述病证到底属于现今医学的何种范畴或相关病名，是难有定论的。席文认为传统医书中的疾病有"可鉴定者"与"仅可描述者"，祟病无疑的是倾向于后者的。[1] 沈金鳌《邪祟病源流》一文对各种祟病的症状有一扼要之考论，以下这段引文关系本章的主题（祟病／场所），故不烦摘录如下：

　　　何谓十痒五尸？……十痒五尸，为病相似。或因人死三年之外，魂神化作风尘，着人成病。或逢年月之厄，感魑魅之精，因而疠气流行身体，令人寒热交作，昏昏默默，不能的知所苦，积久委顿渐成痨疾，肌肉尽削，以至于死。死后复传痒他人，惨至灭门，可胜痛矣。何谓中恶？凡人偶入荒坟、古庙、郊野、冷厕及人迹罕到之处，忽见鬼物，口鼻吸着鬼气，卒然昏倒，不省人事，四肢厥冷，两手握拳，口鼻出清血白沫，狂言惊忤，与尸厥略同。但腹不鸣、心腹俱煖为异

1　席文，李焕燊译，《伏炼试探》（台北：正中书局，1973），页259。

耳。……何谓客忤？即中恶之类，多于道路得之，亦由感触邪恶之气，故即时昏晕，心腹绞痛胀满，气冲心胸，不速治，亦能杀人。……何谓鬼击、鬼打、鬼排？卒着鬼气如刀刃刺击，或如杖打之状，胸腹间痛不可按。排击处亦痛，其则吐衄下血。此等病，皆来之无渐，卒然而死者也。何谓鬼魅？或为邪祟附着于体，沉沉默默，妄言谵语，乍寒乍热，心腹满，手足冷，气短，不能食饮。或为山林、穷谷妖狐迷乱，精神减少，日渐羸瘦。能言未然祸福，毫发皆验，人有念起，即知其故。或妇女与鬼邪相交，每与交时，神思昏迷，口多妄语，醒则依然如故，面色娇红。日久腹中作瘕，如抱瓮然，名曰鬼胎。……何谓鬼魇？人睡则魂魄外游，或为鬼邪魇屈其精神，弱者往往不得寤，至于气绝。此证于客舍、冷房中得之为多。……何谓尸厥？凡人卒中邪恶，与脏气相逆忤，忽手足厥冷，头面青黑，牙关紧闭，腹中气走如雷鸣，听其耳中，如微语声者，即是尸厥，言如死尸，只脉动，心胸煖气不绝耳。[1]

以上仅摘录各种祟病的证候，其复杂的程度超过我个人所能理解，似乎也很难用今日医学的标准加以分类或诊断。[2] 换言之，并不是我们今天所知道的一切疾病类型，都可以在古代医书找到根源。古代疾病所呈现的证候，对于我

1　沈金鳌，《杂病源流犀烛》（台北：自由出版社影印，1988），页 492~493。

2　林宪指出，在各种文化中难以用现代之精神医学诊断标准来予分类之特殊精神疾病已有报告，这些疾病即为民族疾病，其名称为与文化有关联之特殊精神症候群（culture bound psychiatric syndrome），这些疾病例如 Amok、Frenzied Anxiety、Latah、Voodoo、Windigo、Pibloktoq、Imu、Kitsunetsuki、Susto、Hsieh-Ping、Koro 等等。参见林宪，《文化与精神病理》（台北：水牛出版社，1990），页 52~58。此外，本章对祟病相关病证的解释，主要是参考以下各书，在正文并不一一注出。桂洲甫，《病名汇解》（贞亨三年版，台北：文史哲出版社影印，1972）；吴克潜，《病源辞典》（台北：文友书局影印，1980）；林顺德，《本草病症辞典》（台北：龙文出版社，1989）；王雨亭等，《中医疾病证候辞典》（北京：人民军医出版社，1988）。

们的分类系统可能是非常陌生的。不过，上述有若干病证例如"鬼魅"一条所示，大约可以确认为今日所谓的"附身症"或附身状态。

关于"附身症"的研究，[1] 社会学、人类学、医学累积相当丰硕的成果。它们对这一类疾病的成因的探讨，认为有以下几种可能性：第一，是人际关系的竞争与冲突的种种表现；第二，音乐说；第三，二重或多重人格说；第四，药物；第五，缺钙症等。

如果仔细检阅上面的引文，如"中恶"提到了"荒坟、古庙、郊野、冷厕及人迹罕到之处"，如"客忤"提到了此类疾病"多于道路得之"，又如"鬼魅"提到了"山林"、"穷谷"等地，"鬼魇"则提到了"客舍"、"冷房"等场所，明确突显了祟病与某些特殊场所之间的密切性。

关于被鬼神作祟的材料亦常见于历代的笔记小说，但本章征引材料目前暂限于医书，理由是：第一，医书与笔记小说性质不同。笔记小说有许多是为了神道设教，着重劝诫的目的，而医书所载祟病的病案，有可能是医家的误判，而不会是故意的造假。第二，医书对疾病有分类。哪一种症状是祟病？哪一种症状不是祟病？医书已有归类，笔记小说则无。第三，医书内部对个别的疾病有学术讨论的传统，笔记小说并无。所以，医家所留下的记录相对来说是比笔记小说可信。

不过，医家的记录，性质不一，仍有分别。医家可能兼具临床经验与理论素养。但一般来说，执业的医家，未必精通理论，甚至自成一家言；而精

1　对于 possession、ecstatic 与 trance 等三者的定义与彼此之间的关系，每个学者的说法不一致。根据 Lewis 的界说，附身（spirit possession）是人体为外在灵魂侵入之现象，恍惚（trance）状态并不完全等于附身，因为后者包括能进入恍惚状态的萨满（shaman）行为及无法进入恍惚状态之病态行为。他认为萨满行为乃 "a spirit possessed by a person" 而非 "a person possessed by a spirit"，换言之，萨满可以经由刻意的训练而进入狂喜境界（ecstatic state），而病态的附身状态不见得有所谓恍惚的情况，而且不能成为宗教祭仪的媒介（medium），自身是受制于外灵的。参见 I. M. Lewis, *Ecstatic Religion: A Study of Shamanism and Spirit Possession*（New York: Penguin, 1989）.

于医理的医家，未必有丰富的临诊经验，有的甚至不专以医为生（如沈金鳌、陈修园等）。陆心源即云：“盖近古方闻辍学之士，未必通医家言；医家者流，往往不识字、不读书，而以医为市。”[1] 所以，医书所反映对某一种疾病的见解，只能说代表某些医家的解释。

因此，我把传统医书粗分为两大类，一是中上阶层的医家或所谓儒医所编纂的医书，另一大类是草泽铃医或民间郎中的秘方或药书。[2] 我大致采用前者的材料。由时代来看，则以宋明以后的医书为主。

其次，疾病有千千万万种。每个时代对每一种疾病的探讨并不是很平均的，有些疾病的研究进展很快，也有突破性的发现；有些疾病则一直无法对治，或进展较慢。例如，对伤寒热病的研究，不同的时代即可能有极明显的变化。但祟病因为涉及鬼神等病因，并且与其相关的疑似病证亦较难鉴别，以至要梳理祟病在不同时代医家解释上的变化，殊非易易。

笼统地说，传统医学对一个人会被鬼神作祟至少有三种解释的方式：一、从病理上解释；二、从患者本身的道德解释；三、从患者发病前曾经出入的场所解释。传统医学对祟病的解释有“变”的部分，也有变化不大的部分，“场所”即属其中一项变化不大的因素。

1　陆心源，《研经言·序》（北京：人民卫生出版社，1990），页 11。按原作者为莫枚士（1837~1907），本书初稿成于 1871 年以前，约至 1895 年陆续补充完成，为莫氏研究《内经》等古典医籍之论集。

2　若从古代民间医生行医的方式来看，可以粗分为“走方医”与“坐堂行医”两大类（王树岐、李经纬、郑金生，《古老的中国医学：中国医学编年史研究》〔台北：纬扬文化公司，1990〕，页 244~248）。前者又称之为“铃医”，按走方医以摇串铃为识故。谢利恒以为，传统医学自宋以后，医乃一变为士大夫之业，非儒医不足见重于世也，而草泽铃医则日益卑下，“盖此辈大都不通文义，罕能著书，仅恃师授，无复发明”（见谢利恒，《中国医学源流论》〔上海澄斋医社本，台北：古亭书屋影印，1970〕，页 51）。至于铃医的医疗经验，一般多不见于书载，赵学敏（约 1720~1805）曾搜集走方医的秘方疗法，编为《串雅》一书，可参看《串雅选注》（台北：木铎出版社重排本，1985）。

基于以上两点的局限，也由于有关这方面的题材几乎是无人触及，笔者即先尝试从整理文献开始。主要是一种"典籍分析"的研究取向，企图从医书中搜集大量相同类型的病案，[1] 透过这些病历资料，我们可以更清楚了解患者的病症、患者家人的叙述或医家的解释。

祟病的病因说——气与鬼神

一个人为什么会生病呢？传统医学以人身外的种种物质，如风、寒、暑、湿、燥、火为引起疾病之原因，称为六淫。另外，凡疾病从人内起者，如喜、怒、忧、思、惊、恐、悲，称为七情。七情六淫，即所谓"内因"、"外因"。除此之外，对疾病的解释亦包含六淫以外的鬼神等因素，反映着传统医学病因说的多样与复杂。

《内经》是现存医学经典，全书分为《素问》、《灵枢》两大部分。[2]《内经》的病因说，见于下面几段引文。《素问》卷十七《调经论篇》云：

夫邪之生也，或生于阴，或生于阳。其生于阳者，得之风雨寒暑。

1　所谓"病案"，最早称为"诊籍"。根据《史记》《扁鹊仓公列传》记载，汉文帝曾问仓公治疗过多少病人，医好过哪些病，病人姓名、地址和医疗的过程。仓公即由其"诊籍"中列了二十五个病例，逐一说明。其中包括患者姓氏、住址、职业、病名、病理、脉象、辨证、治疗、方药、预后等，分属于内、外、妇、儿、牙等科。自此以后，方书中通常会载附若干病案，但没有形成一种专门的医书体裁。病案从其他医书独立出来，一直要到明清以后。

2　关于《内经》的成书，其最早著录于《汉书·艺文志》有《内经》十八卷，然而，一直到公元七世纪初期如《隋书·经籍志》等都没出现这一书名，《隋书·经籍志》虽有著录《素问》九卷、《针经》九卷，但都不称之为《内经》。晋代皇甫谧认为就是汉志的《内经》。他说："今有《针经》九卷，《素问》九卷，二九十八卷，即《内经》是也。"（《甲乙经·自序》）其根据只是两者卷数相同，但《素问》、《针经》是否即是汉志所著录的《内经》呢？龙伯坚基本上是肯定的。他的证据是皇甫谧去汉不久，"所说的话应当是有根据的"，而且，《甲乙经》是由《素问》、《针经》与《明堂孔穴针灸治要》三书编纂而成，对照今本的《灵枢》来看，大多与之相同，可见来源甚早，未必是唐宋以后伪造的。参见龙伯坚，《黄帝内经概论》（台北：八德出版社重排本，1983），页7~13；丸山敏秋，《黄帝内经与中国古代医学——その形成と思想的背景および特质》（东京：东京美术，1985），页321~405。

其生于阴者，得之饮食居处，阴阳喜怒。[1]

《灵枢》卷十《百病始生》云：

夫百病之始生也，皆于风雨寒暑、清湿、喜怒。喜怒不节则伤脏，风雨则伤上，清湿则伤下。[2]

《灵枢》卷一《小针解》云：

夫气之在脉也，邪气在上者，言邪气之中人也高，故邪气在上也。浊气在中者，言水谷皆入于胃，其精气上注于肺，浊溜于肠胃，言寒温不适，而生病于肠胃，故命曰浊气在中也。清气在下者，言清湿地气之中人也，必从足始，故曰清气在下也。[3]

按照《内经》的说法，疾病的产生是由于邪气（或邪）之故，邪气有生于外的，如来自风雨寒暑等的侵袭；有生于内的，如来自饮食起居失常、房事过度与喜怒不节等。若是以人体受邪的部位来分，外感风雨伤及人的上部，感受了清湿之气则伤及人体的下部，而喜怒不节伤及人的内脏，此"是谓三部"。总的来说，就是内、外二因。高士宗《素问直解》注云："夫邪气之生病也，或有生于阴者，或有生于阳者。其生于阳者，得之风雨寒暑之外感；其生于阴者，得之饮食居处，阴阳喜怒之内伤。言风雨寒暑而六气可赅，言喜怒而七情可赅，随举即是，不必悉具。"[4]历史的发展，七情、内伤等内因更为重要。

---

1 《重广补注黄帝内经素问》（台北：艺文印书馆影印本），卷十七，《调经论篇第六十二》，页5。
2 《黄帝素问灵枢经》（台北：艺文），卷十，《百病始生第六十六》，页4。
3 《黄帝素问灵枢经》（台北：艺文），卷一，《小针解第三》，页16。
4 参见王琦等，《素问今释》（台北：启业书局，1988），页611~612。

就《内经》内因、外因的分类，鬼神似乎在上述的分类系统中无法找到适当的定位。《灵枢》卷九《贼风》亦云，一个人"其毋所遇邪气，又毋怵惕之所志，卒然而病者，其故何也？唯有鬼神之事乎？"[1]可见当时人对这一类突发、原因不明的疾病都怀疑是否为鬼神作祟，《内经》则否定了这种可能性：

> 此亦有故邪留而未发，因而志有所恶，及有所慕，血气内乱，两气相搏。其所从来者微，视之不见，一听而不闻，故似鬼神。[2]

即是，一个人无缘无故发病，不是因为鬼神作祟，而是早有宿邪潜伏在体内，适时遇到诱因，才爆发出来；例如，情志有所恶或所慕，导致血气的内乱，新病与宿邪相搏，终于"卒然而病"了。这并不意味《内经》无法理解或解释有关鬼神之病。《内经》虽将病因分为风雨寒暑、饮食居处与阴阳喜怒等，但以上可以总结为"气"（或"风"）。《内经》是用气的正、邪变动，来理解疾病的原因与转变。所以，日本学者家本诚一称之为"疾病的风一元论"，[3]陈绌艺则认为《内经》隐含着"万病一风"或"万病一气"的思维。[4]换言之，用"邪"、"气"或"邪气"等观念来讨论祟病的病理，成为一个相当重要的传统。[5]

若以比较的观点来看，与《内经》大约成书稍晚的《神农本草经》，[6]其病因的种类之中便包括鬼神等因素。根据我的初步统计《神农本草经》涉及祟

1　《黄帝素问灵枢经》（台北：艺文），卷九，《贼风第五十八》，页3。

2　同上引书，页3。

3　家本诚一，《素问·风论其他（一·二）》，《原典》第1、2号（1976）。

4　陈绌艺，《中医病因新论：兼论中西病因之比较》（台北：大同中医杂志社，1980），页29~32。

5　N. Sivin, *Traditional Medicine in Contemporary China*（Ann Arbor: University of Michigan, Center for Chinese Studies Publication, 1988），pp. 102~106, "The language of possession"一节。

6　《神农本草经》简称《本草经》或《本经》。有关《本经》成书时间，众说纷纭，陈邦贤汇集前人的几种说法，提出了神农说、黄帝说、商周说、西汉说四种，大约来说，即先秦与西汉说为主。本章基本上以为该书大致总结了先秦的用药经验，经秦汉医家不断整理增辑而成。

病的药物大约五十余种，其中提到鬼物的种类有"鬼魅"、"恶鬼"、"精物"、"老物"、"殃鬼"、"温鬼"、"蚑"（小儿鬼）、"鬼"、"鬼气"、"鬼精"、"鬼魅"、"邪物"、"邪鬼"、"百鬼精物"等。[1]日本学者加纳喜光指出：

> 《神农本草经》的病因论，作为病因，一方面举出风系统的"邪气"，另一方面举出起自然的存在，比如精魅、鬼物，还有蛊毒、三虫不知其状的异物等，带有浓厚的巫术色彩。[2]

事实上，以风系统的"邪气"论与直接举出鬼神等病因论，成为两种主要而且相补的取径。然而必须指出的是，传统医书所谓的"鬼神"等病因亦可用"气"或"风"来解释的。

前面提及《内经》将病分为"内伤"与"外感"。最早对"外感"病提出原则性的归纳划分者，是《金匮要略》一书。[3]张仲景以为"千般疢难，不越三条"，第一，"经络受邪，入脏腑"，即经络感受邪气，然后深入至脏腑，这是由内所致的病因。第二，"四肢九窍，血脉相传，壅塞不通"，即病邪仅限于四肢、九窍、血脉之间相互流传，而使得气血壅塞不通，则属于外邪侵

1　日本学者中尾万三认为《本经》对药物的分类与《山海经》有关，而本草的起源和神仙、方术的思想有很深的关系。参见中尾万三，《支那思想·科学（本草思潮）》，《东洋思想》（东京：岩波书店，1934）；大形徹，《本草と方士の关系にしいて》，《人文学论集》第八集（大阪府立大学人文学会，1990）；谢海州、冯兴华，《试探〈本草纲目〉中"百病主治药"》，收入《李时珍研究论文集》（湖北科学技术出版社，1985）。

2　参见加纳喜光，《医书に见える气论——中国传统医学における病气观》收入小野泽精一、福永光司、山井湧编，《气の思想——中国における自然观と人间观の展开》（东京：东京大学出版社，1980），页288~289。

3　《内经》中已提到人体发病一定有外因和内因相互配合，同时发生作用。但最早对外感病的病因提出原则性的归纳是《金匮要略》。参见刘长林，《内经的哲学和中医学的方法》（北京：科学出版社，1985），第八章，《病因的探察》；陈九如，《黄帝内经今义》（台北：正中书局，1986），页187~246；杨医侠，《内经讲义》（台北：文光图书公司，1984），页88~96。

犯皮肤所引起的。第三，"房室、金刃、虫兽所伤"。接着，他并由这三方面提出防范与治疗的方法与原则。[1] 尤在泾《金匮心典》引徐氏曰：仲景此论以"风气"中人为主，所以，"以经络人脏腑者为深为内，自皮肤流血脉者为浅为外"，要以经络脏腑入邪的程度分别内外，而一切病邪则皆由客气邪风而来。基本上，可以称为外感病。[2]

接着，陶弘景《肘后百一方》也以内疾、外发、他犯三者，分上中下三卷立论。日本医学史家多纪廉夫以为这种分类"盖本于此条（即上引的《金匮》），而义少异"。[3]《肘后百一方》初名为《肘后救卒方》，为晋葛洪所撰。该书原摘自氏著的《玉函方》之中可供急救医疗的单方、验方及灸法而成。[4] 而后，经陶氏的增补，改名为《补阙肘后百一方》，又经金杨用道增补，名《附广肘后方》，即现存的本子，[5] 但面貌已与原书大不相同。陶氏的意见存于该书《华阳隐居补阙肘后百一方序》：

> 病虽有千种，大略只有三条而已。一则府藏经络，因邪生疾；二则四肢九窍，内外交媾；三则假为他物，横来伤害。此三条者，今各以类而分别之，贵图仓卒之时，披寻简易故也。今以内疾为上卷，外

1　杨向辉，《金匮要略注释》（台北：正中书局，1990），页4。

2　尤在泾，《金匮心典》（台北：乐群文化公司，1991），卷上，页2。

3　多纪元简，《金匮要略辑义》（东京：出版科学总合研究所，1979），页32。按多纪元简即丹波元简，日本著名医家。丹波家庭在日本医学史有极特殊地位，其祖自高贵王开始行医，至第八代子孙康赖渐为人知。康赖精针灸，被授予"针博士"。至高贵王第三十代，被赐姓"多纪"。其中以丹波元简、丹波元胤、丹波元坚最为人知，他们整理考订中医文献，总收在《聿修堂医书》之中。参见小川鼎三，《医学の历史》（东京：中央公论社，1976），第四章，《多纪氏の医学馆と考证派》部分。

4　这部书之所以称为"肘后"，是说其能被藏于肘后衣袖之内而随身携带。而"救卒"或"备急"则是说在急迫的情形之下，能即时提供诊治的参考。相关讨论参见蔡景峰，《肘后备急方的科学成就》，《新医药杂志》1979：1；洪嘉禾，《葛洪肘后备急方的科学成就》，《浙江中医学报》1960：6。

5　《肘后方》有明嘉靖三十年（1551）北城吕氏襄阳刻本，残存六卷；明万历二年甲戌（1574）李栻刊本，八卷；《四库本书》本，八卷。我个人用的是上海千顷堂局刻本，八卷。

发为中卷，他犯为下卷，具列之云。[1]

陶书的三卷，上卷三十首治内病，中卷三十五首治外发病，下卷三十一首治为物所苦病。我们若将《金匮》与现存的《肘后方》的内容略加比较，即可发现两者的差别所在。《金匮》以风气中人为立论的根据，他所谓"内所因"，即大邪中表，如感冒、风寒之类传经入里之病。其次，所谓"为外皮肤所中"者，如拘挛、瘫痪、风痹之类，皆由外皮肤所中，是躯体井荣俞合募原诸穴，受邪而生病。第三是自作劳伤之病。

而《肘后方》的内疾又包括"中恶""尸厥""客忤""鬼击""魇寐不寤""五尸""尸注""鬼注"等与鬼神有关的疾病，这些病证在《金匮》是归于杂疗方的。其次，所谓外发病则包括痈疽、丹火恶毒疮、瘑癣疥漆疮等病。第三，是为物所苦之病，如熊虎爪牙所伤、猘犬所咬、中溪毒或饮酒大醉等之类。这两者虽有若干的相似的地方，但对一些疾病的归类是不同的。

自此之后，各家即大致以"内""外"的分类概念探求疾病的原因。唐人王冰也是从这两个方向来说明病因，不过又加上了"气"的因素。他把疾病分为四大类，其实只有两种类型（内、外）：

> 夫病生之类，其有四焉：一者，始因气动而内有所成；二者，不因气动而外有所成；三者，始因气动而病生于内；四者，不因气动而病生于外。夫因气而内成者，谓积聚、症瘕、瘤气、瘿起、结核、癫痫之类也。外成者，谓痈肿、疮疡、痂疥、疽痔、掉瘈、浮肿、目赤、瘭胗、胕肿、痛痒之类也。不因气动而病生于内者，谓留饮、澼食、饥饱、劳损、宿食、霍乱、悲恐、喜怒、想慕、忧结之类也。生于外

1　葛洪，《肘后备急方》（千顷堂书局本，台北：集文书局影印，1978），页6。

者，谓瘴气、贼魅、虫蛇、蛊毒、蜚尸、鬼击、冲薄、堕坠、风寒、暑湿、斫射、刺割、棰朴之类也。[1]

王冰所说的气，可能指的是人体脏腑组织的活动能量的总称，也可能是指风寒暑湿燥火在疫疠之气等由外而入的致病因素。他之所以会以"气"为致病的主要因素，可能是受《内经》"百病皆生于气"的启发。而这里的"内有所成"、"外有所成"之殊，是从病症所表现在人躯体或脏腑的部位或深浅来分的。而所谓"病生于内"、"病生于外"则是指病患身体以外或之内的致病因素而言。兹将这四种类型的疾病表解如下：

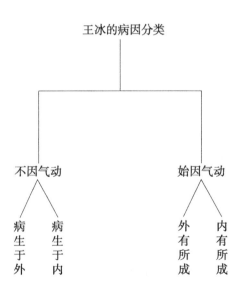

至于什么是"因气动"、"不因气动"呢？刘河间解释："不因一时所伤而病，

1　《重庆补注黄帝内经素问》卷二十二，《至真要大论篇第七十四》，页 27~28。王冰（约710~805）此说主要在解释"非调气而得者，治之奈何？何有毒无毒，何先何后"的问题。这里的"气"是指"六气"而言。本条转引自刘河间，《素问病机气宜保命集》（台北：洪氏出版社重排本，1977），页 28~29。有关王冰"气动"病因说，参见陈绌艺，《中医病因新论：兼论中西病因之比较》，页 5~9。

脏腑久已有积，渐渐变而成病，曰'因气变动'。脏腑和平，卒然而即成病者，曰'不因气之变动'。"根据刘河间的解释，"气动"是病邪潜伏在身，也就是已经生病，却又不马上发病，俟其他因素而触发为疾。而所谓"不因气动"，就是猝然发病。虽是猝然生病，但仍有发病之诱因。可是，王冰对此并没有进一步提出说明。如果从产生疾病的因果关系来看，王冰的病因观可以进一步表解如下所示：

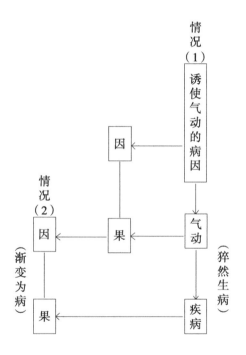

表中的情况（1）即是"不因气动"，情况（2）是谓"因气动"。在"不因气动"的内容之中，包括"蛊尸"、"鬼击"等被鬼神作祟的疾病。王冰在此并没有提及鬼神对疾病的作用，而将其与其他疾病同列，一例视为"气"的变动结果。不过，值得注意的是，王冰将鬼祟一类疾病归为"卒然而即成病"之类，即突然或无故得疾。

　　对病因的分类作出较为系统的整理者，为南宋的陈言。在其所著的《三因极一病证方论》中提出三因致病说，以天人表里立论，将复杂的疾病分为：内因（七情）发自脏腑，形之于肢体；次为外因（六淫）起于经络，舍于脏腑；余为不内外因，即与六淫、七情无关者。《三因方》云："病症既成，须寻所自。"

> ……六淫天之常气，冒之则先自经络流入，内合于藏府，为外所因。七情人之常性，动之则先自藏府郁发，外形于肢体，为内所因。其如饮食饥饱，呼叫伤气，尽神度量，疲极筋力，阴阳违逆，乃至虎狼毒虫，金疮踒折，疰、忤、附着、畏、压、溺等，有背常理，为不内外因。[1]

此说的特点有三：第一，他虽与《金匮》一样将疾病分为三因，但前者以外邪为主要致病的原因，伤及皮肤血脉的是外因，经由经络深入脏腑的为内因。是以病症的部位深浅分内外，不是从病因上分内外。陶弘景、王冰的说法大致上亦然。而《三因方》则以六淫所侵，病从外来的为外因；七情所伤，病从内所引起的为内因。他认为这是致病所由的"常理"，基本上，一般的疾病都可由此探求而得。

第二，这些因素，陈言并不把任何病因孤立。按内因七情所引起的病变通常是由外界事物所引起的刺激，似乎可以作为外因来看。但两者仍然有差别的。其差别在于，外因发病只要去其外因则其病即瘳，七情发病则不然。精神受邪已深，即便是外在刺激不存在也不能立即恢复。而且，陈言认为有些疾病是"内外兼并"、"淫情交错"的，内外是不可分的。所以，"要推其浅深，断其所因为病源，然后配合诸症，随因施治。"[2]

第三，陈言的三因学说发展了《内经》、仲景以下的病理学理论，奠定

1　陈言，《三因极一病证方论》（大学士英廉家藏本，台北：台联国风出版社，1991），卷二，《三因论》。陈言（1131~1189），南宋医家，淳熙元年（1174）撰成《三因极一病证方论》（简称《三因方》）十八卷。以"分别三因，归于一治"取为书名。

2　陈言，《三因方》卷二，页7。

了中医病因说的基础，为后世医家所遵循。[1]在其三因说之中，最值得玩味的是所谓"不内外因"。不内外因中包含当时医学一些难以解释病症；或者，一些意外的伤害或死亡其实可以解释，但却又因为受文化环境或社会伦理等理由而将其归为此类，例如畏、压、溺等意外伤害。《礼记·檀弓》即云："死而不吊者三：畏、厌、溺。"因为这三种情形都是轻身忘孝，所以不必去致吊（或不忍为吊）。而这几种情形引起的伤害或死亡，陈言归为不内外因。

从陈言在"不内外因"之中所胪列的如饮食饥饱，乃至痓、忤、附着、畏、压、溺等来看，其实这些大半是一些症状或病名，并不是疾病的原因。而上面所举的病症，《三因方》以为皆是"有背常理"的，无法完全用六淫或七情来理解。然而，这些疾病在当时的社会存有一套解释的模式或方法。这种种不一的模式或方法，与民俗、信仰或社会背景有极为密切而不可分的关系。有些解释是今日的我们引以为奇的。

不过，传统医学对疾病的原因和因素的致病特点、致病规律以及其相互关系的探究，基本上是往"理性"的方向推行。[2]所谓"理性化"的过程，即

1　例如，陆士锷《医学南针·治病总论》中以为："内因、外因为病之根源，兹分两种，便于认证也。"他所谓的内因、外因就是七情六淫。又程国彭《医学心悟·论疫》论疫亦以天人立论，以为疫疾"来路两条"，何谓来路两条，"疫有在天者，有在人者"。又，刘清臣《医学指南·内伤外感辨》以为病因"内伤"、"外感"两种，"伤于饮食、劳役、七情、六欲，为内伤；伤于风、寒、暑、湿，为外感。"又，徐灵胎《医学源流论》云："人之患病，不外七情六淫"，"七情所病，谓之内伤；六淫所侵，谓之外感。……又有全乎外感，全乎内伤者。更有内伤兼外感，外感兼内伤者"。这些说法，基本上都受陈言"内因"、"外因"的病因分类的影响。参见程国彭，《医学心悟》（中和：旋风出版社，1979），页50~51；刘清臣，《医学指南》（台北：新文丰出版公司，1976），卷一，页23；徐灵胎，《医学源流论》，收入《徐灵胎医书全集》（台北：五洲出版社，1990），页58、62、66。

2　参见《汉代医学与当时世界统一性的探索》，收入任继愈主编，《中国哲学发展史》（北京：人民出版社，1985），页601~625；任继愈，《中国古代医学和哲学的关系——从〈黄帝内经〉来看中国古代医学的科学成就》，《历史研究》1956年5期，页59~74。官下三郎也指出战国到秦汉时代的医学，逐渐由"宗教咒术的疗法"进步到"经验科学的疗法"（包括针灸、按摩导引、灌水药熨、药物）。石田秀实则以这个时期对精神疾病的看法，逐渐否定所谓"凭异的疾病观"，也就是排除鬼神对疾病的影响，而发展出"气"的病因病理观。详细讨论见：官下三郎，《中国古代の疾病观と疗法》，《东方学报》（京都）第30册（1959），页227~252；石田秀实，《中国古代における精神疾病观》，《日本中国学会报》33集（1981），页29~42。

中国早期将大部分的疾病归诸鬼神的力量，渐渐概括出一些可以依循的如六淫七情等准则来解释疾病。[1] 然而，三因学说中的"不内外因"却相当程度地包容一些所谓"非理性"的病症及各种解释疾病的方法。例如，传统医书所说的中恶、尸注、鬼疰或邪祟等为鬼祟的疾病。这一类的疾病也就是属于《三因方》所说的不内外因。

总结本节所论，在《内经》"风"、"气"的疾病观的脉络下，所谓鬼神之病，可以视之为"邪气"（或"气"）来理解。而陈言的分类将祟病归于"不内外因"，则说明了祟病并无法完全用七情、六淫的常理加以相衡的。事实上，传统医家除了从医学观点探讨祟病的因果与病理之外，也从社会/文化的层次探讨其成因。"场所"便是其中的一种。以下，我将尝试由医书中叙述其基本症候、各家解说，同时摘出相关的病案，并介绍传统医学理解这一类疾病的一种模式即由患者曾经出入的场所着手。

祟病的空间观念试论

所谓患者出入的场所，不仅是指其居住环境或卫生条件而言，而是中医（至少有相当程度）相信一个人生病，跟他去了鬼神出没之所或不净的（宗教信仰的层面）地方有关。有不少医案显示：患者无特殊病史可寻，而且身体大多情况良好，突然之间发病或暴毙，根据医书的记载，他们发病之前几乎都有一个共同的特点：就是去了庙、祭坛、坟场或出入郊野或至人所不到之地。

这一类的疾病，称为"疰"（尸疰、鬼疰）、"客忤"、"中恶"、"附着"或"邪祟"等等，总称为"鬼病"或"祟病"。这也是陈言在《三因方》的"不内外因"条下所举的若干病，如疰、忤、附着等。席文教授曾将若干祟病译

1　中国医学早期对病因的探讨，鬼神占有相当的分量与地位。相关的说法，参见胡厚宣，《殷人疾病考》，收入氏著，《甲骨学商史论丛》初集（台北：大通书局影印，1972），页437~440；严一萍，《中国医学之起源考略》，《大陆杂志》2卷8、9期（1951），页22、14、15；刘渊临，《甲骨文中的医学资料》，《中国医药研究丛刊》第6期（1978），页25~29；温少峰、袁庭栋，《殷墟卜辞研究——科学技术篇》（四川：社会科学院出版社，1983），页329~332；詹鄞鑫，《卜辞殷代医药卫生考》，《中华医史杂志》16卷1期（1986），页15~23。

为 Epidemic Possession、Possession by Goblines 等等。[1] 这类病患自己相信（或被他人认定）是被鬼物所干犯、缠扰、附身，以致在精神或生理上引起种种症状不一的病变。若用古典或医书上的讲法，称为"冯"或"冯依"（《左传》僖五、昭七、昭八）、"祟"（《韩非子·解老》）、"依附于人"（《诸病源候总论》）、"邪祟附着于体"（《杂病源流犀烛》）等。患者或被鬼神所围困甚至被侵入体内而占有之，无论哪一种，都有一些兼症。陈言论及此一类疾病"无处不恶，乃挟诸鬼而害人"，"以三因考之，内非七情所忤，外非四气所袭，虽若丽乎不内外因，奈其证多端，傅变迁移，难以推测"。[2] 先说其基本的症候。

巢元方《诸病源候总论》卷二《鬼邪候》云：

> 凡邪气鬼物所为病也，其状不同，或言语错谬，或哭惊走，或癫狂惛乱，或喜怒悲笑，或大怖惧，如人来逐，或歌谣咏啸，或不肯语。[3]

巢氏以为其为"亡人为祸"、"社祟"或"土祟"之故，所以，名之曰"鬼病"。另外，陈言《三因方》卷十《疰、忤、中恶证治》云：

> 病者卒中恶，心腹胀满，吐利不行，如霍乱状，世所谓中恶是也。由人精神不全，心志多恐，遂为邪鬼所击，或复附着。沉沉默默，寝寐谵语，诽谤骂詈，讦露人事，不避识嫌，口中好言未然祸福，及至其时，毫发无失，人有起心，已知其肇。登高涉险，如履平地，或悲泣呻吟，不欲见人，其状万端，如醉如狂，不可概举。此皆神鬼及诸精魅，附着惑人。或复触犯忌讳，土地神灵为其所作。[4]

1　席文，《伏炼试探》，页 261~262、264、266。

2　陈言，《三因方》卷十，页 1。

3　巢元方，《诸病源候总论》（台北：宇宙医药出版社影印，1975），页 14~15。巢元方（约 550~630），隋代医家。大业六年（610）奉诏主修是书，是中国第一部论述病因、证候的专著。参见田代华，《巢元方立志述〈病源〉》，《山东中医杂志》1983：5；李经纬，《〈诸病源候论〉的病因学研究》，《中华医史杂志》21 卷 3 期（1991）。

4　陈言，《三因方》卷十，页 3~4。

又许浚《东医宝鉴》卷七邪祟征引中医各家之说，例如：

> 邪祟之证，似癫非癫，有时明，有时昏。……邪之为病或歌，或哭，或吟，或笑，或眠，或坐沟渠，啖食粪秽，或裸体露形，或昼夜游走，或嗔骂无度。[1]

从上引三段医书，这类疾病是"为邪鬼所击"、"或复附着"其病征可以分为二方面：首先，是一般性的，即可以解释的，如"言语错谬"、"喜怒悲笑"等精神失常的现象。或生理方面"心腹胀满，吐利不行"等症状。同时，也有一些反社会之行为，如"诽谤骂言，讦露人事"或"啖食粪秽"、"裸体露形"。其次，是为特殊的征候，如说预言，如上所引的"口中好言未然祸福，及至其时，毫发无失"，或拥有未卜先知的能力，如"人有起心，已知其肇"，又有"登高涉险，如履平地"的奇技，这是用常理无法完全解释的。所以，有些医书将这类病患归为精神病，与"癫"、"痫"、"狂"等病同列。[2]关于这方面的记载，李用粹《证治汇补》卷五《胸膈门》云其病征：

> 有视听言动俱妄，甚则能言平生未见闻事，及五色神鬼。[3]

日本片仓元周《青囊琐探》卷上《鬼哭灸》形容其症：

1　许浚等，《东医宝鉴》(朝鲜内医院校正完营重刊本，台北：台联国风出版社影印，1989)，页531。是书为朝鲜太医许浚（1540~1615）所编著，共二十三卷。主要是根据八十余种中医古籍，并参考朝鲜《医方类聚》、《乡药集成方》等医于1610年编辑而成。

2　关于中医精神病理的研究，参见方永来、李政育，《中国传统医学之精神病理学》(台北：启业书局，1985)；欧翰思，《中医精神病学观念的演变》，收入《中国科技史探索》(香港：中华书局，1986)，页553~559；林克明，《中国传统医学与精神疾病及精神医学的关系》，收入林宗义、Arthur Kleinman 合编，《文化与行为：古今华人的正常与不正常行为》，柯永河、萧欣义译(香港：中文大学出版社，1990)，页77~90。

3　李用粹，《证治汇补》(康熙旧德堂本，中和：旋风出版社影印，1976)，页323。李用粹，清初医家。为康熙年间上海四医家（李用粹、徐子瞻、刘道深、沈元裕）之一，擅长内、妇科，编《证治汇解》十卷（1687）。

> 使人语言错乱，恍惚失神，或识未到之处，或书未知之字，或其
> 力倍常。[1]

一个正常人发病之后竟能言未见之事、识未到之处、书未知之字，实在令人难以想象。也正因为有了以上种种难解之征候，所以才会被认为是被鬼神所惑，其拥有的神迹异能是"鬼神"、"诸精魅"、"土地神灵为其所作"的。

这些鬼神精魅长期附着人身之后，渐渐与人身上的诸虫相接引，与人为害。[2]《诸病源候总论》说人身有虫，与人俱生，"恶能与鬼灵相通，常接引外邪，为人患害。"[3]医书中类似这样的记载极多，谨引龚居中在《红炉点雪》一书的说法：

> 溯所自来。盖有一种鬼疰尸气，伏于人身，使人精气血液日耗，
> 渐致阳盛阴亏，煎熬重烁，血液结搏，渐变而为怪异之虫。……谓初
> 世之虫，形若人发马尾，再世则小者若蚓，大者若蛇，至于九世，则
> 类人类鬼，其状不一，令人可惊。[4]

这种"类人类鬼"的"怪异之虫"，王肯堂《证治准绳》之中有附图，文云："此虫形如婴儿，背上毛，长三寸，在人身中。"又云："此虫形如鬼状，变动在人藏府中。"[5]这些图像，完全出自医家的想象吗？还是有解剖学上的根据

1　片仓元周，《青囊琐探》，收入《皇汉医学丛书》第十三册（高雄：平凡出版社影印），页21。"皇汉医学"，又称为"和汉医学"，日本汉方医学基本上皆源自中国，参见陈存仁，《中国医学史》（台北：新医药出版社，1977），页121。

2　认为人身有虫，与人俱生的观念可能来自道家（或道教），参见麦谷邦夫，《黄庭内景经试论》，《东洋文化》1982：2；宫泽正顺，《道教典籍に见える周身部分の名称について》,《东方宗教》67（1986）。

3　巢元方，《诸病源候总论》卷二十三，《尸病诸候》，页7。

4　龙居中，《红炉点雪》（台北：五洲出版社，1985），页62。龚居中（？~1646），明代医家，精于诊治痨病，积其所得，撰成《痰火点雪》（1630），又名《红炉点雪》。

5　王肯堂，《证治准绳》（台北：新文丰出版公司影印，1974），页225。王肯堂（约1549~1613），明代医家。本书又名《六科证治准绳》，也称为《六科准绳》（1602），共六种，四十四卷。

呢？目前无法推测。总之，人被鬼物所附身之后，就是身上的这些"怪异之虫"引起了种种不一的症状，致人或病或死。

"祟病"之所以会被视为鬼神作祟，是因为其特殊的症状是医家难以完全理解的。例如以脉象而言，一个人遭鬼神作祟所表现的病脉是超过医家所能掌握的范围。林之翰《四诊抉微》卷五《祟脉》收集历代各家的说法：

> 仁斋曰：祟家面色黯惨，脉乍大乍小，乍有乍无。又云，祟家或邪视如淫，脉错不伦，或刮驶暴至，或沉伏，或双弦，或钩啄，或衰运，或横格，或促散，或尺部大于寸关，或关部大于尺寸，是皆染祟得之。
>
> 皇甫氏曰：初病便谵语，六部无脉，然切大指下，寸口之上，却有动脉，谓之"鬼脉"。
>
> 李氏曰：脉息迟伏，或为鸟啄，或绵绵不知度数，而颜色不变，皆鬼邪为病也。其状不欲见人，如有对晤，时独言笑，或向隅悲泣，是也。
>
> 《图说》曰：由鬼祟附着之脉，两手乍长乍短，乍密乍疏，乍沉乍浮，阳邪来见，脉则浴洪；阴邪来见，脉则沉紧。鬼疰客忤，三部皆滑，洪大蝎蝎，沉沉泽泽，或沉而不至寸，或三部紧急，但与疾症不相应者，皆五尸、鬼邪、循尸、尸疰之所为也。
>
> 吕沧州治女子之不月如娠者，曰：面色乍赤乍白者，愧也。乍大乍小者，祟也；非有异梦，则灵魂所凭耳。[1]

"祟家"就是指被作祟的患者。传统脉学的脉象如浮、沉、迟、速、滑、濇、

---

[1] 林之翰，《四诊抉微》（台北：乐群文化公司影印，1991），页95。林之翰，清医家，生卒年不详。是书以《内经》色脉并重为依据，抉取历代四诊的作品编纂而成，书成于雍正元年（1723）。

虚、实、长、短、洪、微等，各病都有基本的规律可循。然而，鬼祟之脉却是左右不齐，乍大乍小，乍数乍迟，错杂不伦，甚至脉象"与病症不相应者"，加上患者有"谵语"，"时独笑言，或向隅悲泣"等现象，所以，医家诊断为"染祟"、"鬼邪为病"、"鬼祟附着"或"非有异梦，则灵魂为凭耳"等。

基本上，传统脉学讲求"脉"、"症"合一，即"有是病则有是脉，与病相宜而顺，不相宜则逆"。按脉象与征候因病变的发生、人体反应的结果，有其征候，当然会出现其相应的脉象。当脉象与征候一致之时，称之为"顺"；两者不一致时，即脉象不能照病理反应时，称之为"逆"。所谓祟脉，即是属于后者，即脉象无法反应征候。李延是《脉诀汇辨》云："鬼祟犯人，左右二手脉象不一，忽大忽小，忽数忽迟，无一定之脉形也。"[1] 此时，医家可能会有两种选择：一是"舍脉从证"，一是"舍证从脉"。何梦瑶《医碥》云："凡脉证不相合，必有一真一假，须细辨之"，或"当从证不从脉"，或"从脉不从证"也。[2] 祟病既然无法由脉象掌握，其证又如前面所说的"似癫非癫，有时明，有时昏"，实在不易分辨。徐用诚《怪病为痰·治痰理气说》甚至说：

> 病而至于变异百出，证不可凭，脉不可据，莫能测其端倪者，多属于痰。失痰亦浊液凝聚耳，非有神祟凭之而然也。[3]

患者的证、脉皆不可凭，故只能视之为"怪病"了。

事实上，这一类病到现在仍引起学者的注意。其中若干病症与近人所谓"附身症"相似。所谓被鬼附身，不仅在古代是一种病症，今天世界各地仍

---

1 李延是，《脉诀汇辨》（台北：五洲出版社影印，1984），页96。李延是，生于明末，卒于清康熙年间（1628~1679）。李氏以当时流传的高阳生《脉诀》错误颇多，遂汇集七十余种脉学文献，结合其家学和个人心得而成，于康熙三年（1664）撰成是书。

2 何梦瑶，《医碥》（上海：千顷堂书局，1922）。是书于成于乾隆十六年（1751）。

3 此文收入沈时誉，《医衡》（上海：上海书店影本，1985），卷四，页3，是书乃集前人之著作，共载清家医论八十一篇，沈氏删繁就简，或易字句，或变章法而成，于康熙六十年（1721）刊行。

有许多这一类型的病患。根据 J.P.Leff 与 A.D.Isaacs 两位精神医学家所描述的
这一类疾病的部分症状：

> 附身状态在非西方文化很寻常。这些包括相信附身的人乃是由超
> 自然的物体或心灵所取代，而引起他不寻常的行为；预测未来、卜卦
> 疾病或灾难的原因、说话声音改变或喃喃自语一些听不懂的话。所有
> 这些特征乃归因于附身的人和他的文化背景。事实上这种附身状态的
> 时间都很短（大都几小时）。在礼拜仪祭时发生，而且受到他的文化团
> 体的认许，这与被控制妄想有所区别。[1]

他们又说：

> 被控制妄想的真正症状，其特征乃病人相信他的意志已被一些外
> 力所替代，身体的某部被移去，就好像他是个玩偶或机械人，有人用
> 他的声音说话，或者被利用来做他本身不愿做的事。[2]

我们可以把 Leff 与 Isaacs 的描述与前引巢元方、陈言、李用粹、片仓元周等
人的记载互相比较。今日精神学家对附身症有以下的理解：一、具有超自然
能力；二、语言产生变化；三、发病的时间一般不长；四、在礼拜仪祭的场
合发生；五、这些病征归因于附身的人和其文化背景；六、"附身症"与精神
病（如被控制妄想）不同。这些基本特征，与中国传统医书记载相去不远。
依中国传统医学的看法，"附身症"只是鬼神作祟的一种类型。

　　若按照 C.A.Ward 的说法，附身其实可以分为两类：一是仪式性的，即上

1　J. P. Leff & A.D.Isaacs, 林式谷译，《临床精神医学检查》（*Psychiatric Examination in Clinical Pr-actice*）（台北：合记图书出版社，1990），页 47。

2　同上，页 47~48。

述的附身方式。二是边缘性的，主要是生理与精神上的病态，患者企图以附身来纾解外在的压力，通常附身的时间较长，而且不被社会文化所认许。[1] 现在一般的研究对象多以仪式性的附身为主，而传统医书中所记载的内容远比上引的资料丰富。而且，附身也只是祟病的一部分特征。

总之，罹患这一类疾病的患者，可能具有上述其中之一或二项病症的特征，或兼具上述各种的条件。但无论是哪一种，都被认为是鬼神所引起的。

对这种只能暂归为"不内外因"的各类奇症，无法单纯的以外感六淫、内伤七情等常理者，中医另有一套特殊理解。《华氏中藏经》卷上《传尸论》以为此症：

> 或因酒食而遇，或因风雨而来，或问病吊丧而得，或朝走暮游而逢，或因气聚，或因血行，或露卧于田野，或偶会于园林，钟此病死之气，染而为疾。[2]

葛洪《肘后备急方》卷一《救卒客忤死方》云：

> 客忤者，中恶之类也。多于道涂门外得之。[3]

巢元方《诸病源候总论》卷二十三《卒忤候》：

1　C. A. Ward, "Spirit Possession and Mental Health: A Psychoahthropological Perspective", *Human Relations*, 33:3（1980），pp. 146~163。

2　《中藏经》（台北：自由出版社，1986），页15。关于《中藏经》的成书年代，参见丹波元胤，《医籍考》（高雄：平凡出版社影印，1961），页629~636；冈西为人，《宋以前医籍考》（台北：古亭书局影印，1969），页506~509。我个人目前暂将《中藏经》视为六朝人的作品。这部书旧题为汉华佗撰，但虽然是后人伪托的。然而，其书内容如第四十八篇《论诊杂病必死候》和第四十九篇《察声色形证决死法》第二篇，对病者诊病察证从声、色、形各方面判断病证之严重性，具有相当临床经验。又此书文义古奥，似是六朝人所撰，有人便怀疑是华佗弟子像吴普、樊阿等依据华氏遗意辑录而成。参见贾维城，《三百种医籍录》（台北：启业书局，1986），页323~327。

3　葛洪，《肘后备急方》，页14。

　　卒忤者亦客忤，谓邪客之气，卒犯忤人精神也，此是鬼厉之毒气，中恶之类。[1]

王怀隐等《太平圣惠方》卷五十六《治卒忤诸方》云：

　　人有魂魄衰弱者，则为鬼气所犯忤，喜于道间门外得之。[2]

龚廷贤《寿世保元》卷十《邪祟》云：

　　凡遇尸丧，玩古庙，入无人所居之室，回来暴绝，面赤无绝者，名曰尸疰，亦曰鬼疰，即中祟之谓也。……初到客舍馆驿，及久无人居之冷房中，为鬼物所魇。[3]

龚廷贤《济世全书》卷四《中恶》云：

　　客忤者，中恶之类也。多于道间门外得之。令人心腹绞痛，腹满，气冲心胸，不即治亦杀人。[4]

戴元礼《秘传证治要诀》卷一《中恶》云：

　　中恶之证，因冒犯不正之气，忽然手足逆冷，肌肤粟起，头面青黑，精神不守，或错言妄语，牙紧口噤，或头旋晕倒，皆不知人，此即

───────────

1　巢元方，《诸病源候总论》卷二十三，《卒忤候》，页3。

2　王怀隐等，《太平圣惠方》（三重：幼华出版社影印，1986），页1742。

3　龚廷贤，《寿世保元》（台北：宏业书局，1986），页7~9。龚廷贤，明医家，生卒年不详。本书成于万历四十三年（1615）。

4　龚廷贤，《济世全书》（日本平乐寺刊本，吴家镜先生影印，1985），页123。

是卒厥、客忤、飞尸、鬼击。吊死、问丧、入庙、登冢，多有此病。[1]

李梴《医学入门》卷七《怪病》云：

> 其症暮夜或登厕，或出郊野，或游空冷屋室，或人所不到之地，忽然眼见鬼物，鼻口吸着邪气，蓦然倒地，四肢厥冷，两手握拳，鼻口出清血，性命逡巡，须臾不救，与尸厥同。[2]

王肯堂《证治准绳》第一册《中恶》云：

> 中恶之证，因冒犯不正之气，忽然手足逆冷，肌肤粟起，面青黑，精神不守，或错言妄语，牙紧口噤，或头旋晕倒，昏不知人，即是卒厥、客忤、飞尸、鬼击。吊死、问丧、入庙、登冢多有此病。[3]

李用粹《证治汇补》卷七《尸厥》云：

> 尸厥即中恶，因冒犯不正之气，如登冢入庙，吊死问丧，飞尸鬼击，卒厥客忤之类。[4]

史缙臣《愿体医话》《救中恶》云：

1　戴元礼，《秘传证治要诀》（台北：文光图书公司，1981），页6。戴元礼（1324~1405），明医家。名思恭，一作原礼。本书共十二门，主要内容是关于内科杂病的证论，约成书于正统八年（1443）。

2　李梴，《医学入门》（台北：台联国风出版社影印，1979），页637。李梴，明医家，生卒年不详。本书以《医经小学》为蓝本编辑而成，共八卷，简要实用，是古代医学门径书中影响较大的。于万历三年（1575）分类编成该书。

3　王肯堂，《证治准绳》第一册，《杂病》，页16。

4　李用粹，《证治汇补》，页409。

尸丧邪气，古庙坟冢，空房冷寓，废署荒园，鬼神坛场，祈祷祠社，池沼苔藓酝湿，藤萝树木阴森，一经感触，卒然昏迷，名曰中恶。[1]

沈金鳌《杂病源流犀烛》卷二十《邪祟病源流》云：

何谓中恶？凡人偶入荒坟、古庙、郊野、冷厕，及人迹罕到之处。忽见鬼物，口鼻吸着鬼气，卒然昏倒，不省人事，四肢厥冷，两手握拳，口鼻出清血白沫，狂言惊忤，与尸厥略同。……何谓鬼魅？或为邪祟附着于体，沉沉默默，妄言谵语，乍寒乍热，心腹满，手足冷，气短，不能食饮。或为山林穷谷妖狐迷乱，精神减少，日渐羸瘦，能言未能祸福，毫发皆验。人有念起，即知其故。[2]

陈岐《医学传灯》卷上《中恶》云：

中恶者，入庙、登冢、吊死、问疾。飞尸、鬼击，故为中恶。[3]

罗越峰《疑难急症简方》卷一《尸厥死》云：

由入庙、吊丧、问病而得者。[4]

日人丹波元简廉夫《救急选方》上卷《中恶门》云：

1　史缙臣，《愿体医话》，收入《潜斋医学丛书》（台北：自然疗法杂志社影印，1987），页11。此书又名《愿体医话良方》，一卷。由王孟英舅父俞世贵增补，于道光十二年（1832）刊行。

2　沈金鳌，《杂病源流犀烛》，页493。

3　陈岐，《医学传灯》（台北：世界书局，1982），页30。本书成于康熙三十九年（1700）。

4　罗越峰，《疑难急症简方》（台北：世界书局，1982），页33。本书成于光绪二十一年（1895）。

　　　其证暮夜或登庙，或出郊野，或游空冷屋室，或人所不到之地，
忽然眼见鬼物，鼻口吸着恶气，蓦然倒地。[1]

这些情形，不仅成人如此，亦发生于幼童身上。王大纶《婴童类萃》卷中《中
恶诸方》云：

　　　（婴童）或暮夜登厕，或出郊野，或入空房，或游戏人所不到之处，
忽见鬼物，鼻口吸着恶气，蓦然倒地。[2]

楼全善《医学纲目》卷三十七《客忤》云：

　　　客忤者，小儿神气软弱，忽有非常之物，或未经识见之人触之。
或经历神庙、佛寺，与鬼神气相忤也，故谓之客忤，亦名中客。[3]

一般医书对于这一类病症的解释与以上所征引的材料极为类似。以上十七条，
举其荦荦大者。在其所提及的场所之中，大概可以归纳为几类：一是宗教、
祭仪的场所，如古庙、坛场、社等。二是郊野、山林穷谷等人所不到之处。
三是坟冢、尸丧之地。四是空房、冷寓、厕所、废署、荒园、园林等人迹罕
至之所。最后，是旅途中的客舍、馆驿。上举医家如葛洪、巢元方、龚廷贤
等人说此症"多于道间门外得之"，正显出这一类疾病的特色，即得病的场
所多在"道间"、"门外"。

　　至于，为什么出入这些"道间门外"的场所会使人生病呢？以下，我尝
试由三方面去了解：

1　丹波元简，《救急选方》（台南：综合出版社影印，1989），页5。
2　王大纶，《婴童类萃》（台北：五洲出版社影印，1984），页109。王大纶，明医家，生卒年不
详。本书共三卷，于天启二年（1622）撰成。
3　楼全善，《医学纲目》（台南：大孚书局影印，1984），卷三十七，页77。楼全善（1332~1402），
明医家。是书撰于嘉靖四十四年（1565）。

　　第一，如果由环境卫生的角度来看，张华《博物志》卷一《五方人民》云，"居无近绝溪、群冢、狐虫之所近，此则死气阴匿之处也。"[1] 这些地方"死气阴匿"，无疑的是有助疫疾的传染。[2] 上所征引的十七条医书材料所说的"邪客之气"、"病死之气"、"恶气"、"鬼气"、"不正之气"以及"酝湿"、"阴森"之气等都可单由环境卫生的角度来说明。《诸病源候总论》卷三十六《入井冢墓毒气候》："凡古井冢及深坑穿中，多有毒气，不可辄入。五月、六月间最甚，以其郁气盛故也。"[3] 所以，中医所讲的"中恶"、"中忤"或"尸疰"，似乎应该包括天然气、沼气等有毒气的中毒在内。

　　水葬、浅埋或者是弃尸荒野之间，也容易引起病源的扩散。周扬俊《温热暑疫全书》卷四有云："因骴骼掩埋不厚，遂使大陵间积尸之气随天地之升降漂泊远近。人在气交之中，无可逃避，感之而病而死。"[4] 所以，人或至人所不到之地，感触"积尸之气"，蓦然倒地昏迷，或病或死。

　　至于去吊死问丧，参加丧礼后会生病的原因，可能是因疫而死的尸体缺乏必要的隔离措施，导致问丧者回来之后卒发疫疾。《诸病源候总论》卷二十三《丧尸候》云："人有年命衰弱，至于丧死之处。而心意忽有所畏恶，其身内尸虫，性既忌恶，便更接引外邪，共为疹病。"[5] 同书卷《尸气候》云："人有触值死尸，或临尸，其尸气入腹内，与尸虫相接成病。"[6] 另外，有因为患病而求神问鬼设席请客，有人参加祭仪宴请之后生病，这也是自然的事。熊立品《瘟疫传证汇编》卷五云："一人患病，旁议纷纷，或说鬼神，求符请咒，延巫数辈，摆设铺张。""每见连夜禳求、劳神伤食后，而次日家邻亲戚

1　范宁，《博物志校证》（台北：明文书局，1984），页12。

2　参见张志诚，《古代疫病流行的诸种因素初探》，《中华医史杂志》20卷1期（1990）。伍连德，《中国霍乱流行史略及其古代疗法概况》，《同仁医学》8卷4期（1935）。井村哮全，《中国疫疠考》，《现代医学》，5卷12期（1944）。

3　巢元方，《诸病源候总论》卷三十六，《入井冢墓毒气候》，页9。

4　周扬俊，《温热暑疫全书》（北京：科技卫生出版社，1959），页29。

5　巢元方，《诸病源候总论》卷二十三，《丧尸候》，页10~11。

6　巢元方，《诸病源候总论》卷二十三，《尸气候》，页11。

辄致病起，此难保其病人之病必不致渐相传染者。"[1]

第二，上述的说法，是由六淫外感方面来看，《灵枢》则从人的七情来论述其病理。一个人为什么到过某种场合之后会生病呢？《灵枢》卷十二《大惑论》借由黄帝与岐伯之间的对话回答了这个问题。

黄帝说，我曾登上"清冷之台，中阶而顾，匍匐而前，则惑。余私异之，窃内怪之，独瞑独视，安心定气，久而不解。独博独眩，披发长跪，俯而视之，后久之不已也。卒然自上，何气使然？"岐伯对曰：

> 五脏六腑之精气，皆上注于目而为之精。精之窠为眼，骨之精为瞳子，筋之精为黑眼，血之精为络，其窠气之精为白眼，肌肉之精为约束，裹撷筋骨血气之精，而与脉并为系。上属于脑，后出于项中。故邪中于项，因逢其身之虚，其入深，则随眼系以入于脑。入于脑则脑转，脑转则引目系急。目系急则目眩以转矣。邪其精，其精所中，不相比也，则精散。精散则视歧，视歧见两物。目者，五脏六腑之精也，营卫魂魄之所常营也，神气之所生也。故神劳则魂魄散，志意乱。是故瞳子黑眼法于阴，白眼赤脉法于阳也。故阴阳合传而精明也。目者，心使也。心者，神之舍也，故神精乱而不转。卒然见非常处，精神魂魄，散不相得，故曰惑也。[2]

经文提到登上"清冷之台"的场合而发生神昏眩惑的现象。首先说明人的脏腑的精气，皆上注于目，目系又上属于脑，而与后面的颈项相连。若"邪中于项"，其入深，则随目系入之于脑，而有"目眩"、"视歧"的现象产生。其中，"邪其精，其精所中，不相比也"，《甲乙经》所载本句为"邪中之精，则

---

1 熊立品，《瘟疫传证汇编》（松园先生家塾藏版，乾隆二十四年刊本）。

2 《黄帝内经灵枢经》（台北：艺文印书馆影印本）卷十二，页12。按此篇部分内容亦见《太素》卷二七，《邪论》。

其精所中不相比"，精即指脏腑之气，不相比是说明相互之间不能协调，因此会"精散"。而"心"的作用最为重要，经文云："目者，心使也。心者，神之舍也"。所以精神散乱，不能正常的转输其气的话，"卒然见非常处"，就会产生"惑"的症状了。丹波元简《灵枢识》卷六云："目见非常之处，无不神魂惊荡而心生眩惑"。[1]

不仅登高台如此，游园囿亦然。《大惑论》云，"余每之东苑，未曾不惑，去之则复，余唯东苑劳神乎？"[2]黄帝又问，我每到东苑，没有一次不是神昏迷惑的，离开之后又恢复正常，"何其异也"？岐伯以为，在某一种场合之中，心虽有喜，然而精神或心理如果仍有畏惧或厌恶的情境或事物的话，喜恶之情两相交感之下，于是产生了精神散乱的症状：

> 心有所喜，神有所恶，卒然相感，则精气乱，视误，故惑，神移乃复。[3]

杨上善《注》，喜恶"斯二不可并行，并行相感，则情乱致惑，若神移反本，则惑解神复。"所以，这种情形只要人离开该场所之后，转移其精神意识，就会恢复常态了。[4]

第三，在上述的几种场合，除环境及个人精神问题之外，最主要的是这些场所（如古庙、坛场、坟冢、馆驿等）是被当时社会认为鬼神最容易出没、活动的范围。故上引十七条医书之中，有的会特别提到"为鬼物所魇"、"忽然眼见鬼物"、"忽见鬼物"、"飞尸、鬼击"等，所以，又称这一类疾病为"中祟"、"中恶"。

---

1 丹波元简，《灵枢识》（东京：东丰书局，1985），页1069。

2 《黄帝内经灵枢经》（台北：艺文印书馆影印本）卷十二，页12~13。

3 同上，页13。

4 这一段材料另外的解释，参见范行准，《中国病史新义》（北京：中医古籍出版社，1989），页716~719。

而且，这涉及中国古代民俗上对旅行、出游的观念。根据江绍原的研究，古代中国人把无论远近的出行认为是一件不寻常的事。或出田，或出渔，或出吊，或出游，或出征，旅途上不免遭逢各种危险，鬼物精怪即是其中之一。江绍原说：

> 精灵鬼魅并非不能直到你的住所或其近处而为祟于你，然你出了门户或城里，他们加害于你的机会才似乎更多了；另一些鬼神却不同了，非等你出行而走入他们的活动区域，他无缘与你相见而伤害你（或佑护你）。[1]

可见鬼神多有其活动范围的。有些不仅有出没之场所，而且其活动也仅限于固定的区域，《白泽图》便提及两山之精怪"去故地即死"，[2] 便是很好的证明。

上引江绍原的说法，在医书上是可以找到一些佐证的。费伯雄《怪疾奇方·山魈木客作祟》条云："狐狸虫蛇附身作祟，用生桐油搽下身不便处最妙，或以本人裤子包头，妖则大笑而去，永不再犯，嫌其不潮也。"[3] 这些山魈、木客、狐狸、虫蛇正是出外旅行出游最容易遇到的鬼物。又，鲍相璈《验方新编》卷十六《杂治·客路须知》云：

> 凡水陆舟车、孤村野岸之处，有一种闷香贼匪，稍不防备，即被

1　江绍原，《中国古代旅行之研究：侧重其法术的和宗教的方面》（上海：商务印书馆，1937），页58。有关中国古代"行"的禁忌，参看张寅成，《战国秦汉时代的禁忌：以时日禁忌为中心》（"国立"台湾大学历史学研究所博士论文，1992），页58~63。
2　《白泽图》者，言"鬼神之事"也。据《搜神记》卷十二，三国间人既知有《白泽图》，有云诸葛恪出猎遇山精，"恪令伸之，乃引去故也。去故也，即死。"此说吾人知之颇晚，但其起源则极早。详见陈槃，《古谶纬研讨及其书录解题》（台北："国立"编译馆，1991），页273~290。物怪是有地域上的不同，也受空间的限制，参看康韵梅，《试由"变化论"略论搜神记的成书立意和篇目体例》，《小说戏曲研究》第三集（台北：联经出版公司，1989），页27。
3　费伯雄，《怪疾奇方》（台北：自由出版社，1985），页47。刊于光绪十年（1884）。

迷闷，窃掠一空。临睡时口含冰糖或含甘草，可免。如或吞下，必须
添含。其门脚窗缝，多撒白砂糖为妙。或用清水一盆置房中，亦免昏迷，
并避邪鬼。如被迷昏不醒，饮冷水或糖水甘草水，均可解。又睡时用
明雄戴领上，或系左腋下，亦能避邪。又客店人多屋少之处，多有人
死未及殓埋，将尸藏匿榻下，尤宜详看。[1]

出外远行，途经孤村野岸，或夜宿逆旅客店，不只是提防贼匪，亦要留意邪
鬼、死尸。江绍原说："不但老狸、老猪、老的鹿、鸡、蝎子等精能幻化为人
形，入亭将旅客害死；女性的死尸甚至能化为活人而与旅客共宿。"[2] 另上引同
书卷《辟盗贼刀兵疾病鬼怪虎狼蛇虫》云：

> 萤火虫、鬼箭羽、藜芦，各一两。雄黄、雌黄，各二两。羚羊角，
> 一两五钱。枯矾，二两。铁锤木柄，一两二钱，共为细末。加雄鸡冠
> 一具，鸡蛋数枚，黄丹五钱，和捣一千下，为丸如杏仁大，用三角形
> 绛色绸包，每盛五丸。入病人家带臂上，从军系腰中，居家挂门上，
> 行船挂船头，可避盗贼、兵刀、疾病、鬼怪及虎狼蛇虫。有人在军中
> 配带此药，贼放箭炮，离身数尺即落，不能伤人。[3]

这里提到行船、从军之事以及外出之时对疾病、鬼怪等的预防，亦可从中了
解当时人对旅行出游的谨慎恐惧了。此外，龚廷贤《种杏仙方》卷二《邪祟》
收有四方治疗鬼祟之疾，其中二方为药物，一为祷祝法，一为符咒法。其云：
"一方治远行所在有邪魅。但至宿所，望空书九龙符，则压诸邪魅精怪不敢

1　鲍相璈，《验方新编》（北京：人民卫生出版社，1990），页 503~504。刊于道光二十六年
　（1846）。

2　江绍原，《中国古代旅行之研究：侧重其法术的和宗教的方面》（上海：商务印书馆，1937），
　页 68。

3　鲍相璈，《验方新编》（北京：人民卫生出版社，1990），页 501~502。

动。"[1] 这里提到"远行所在"的邪魅精怪，正是古代人们出游所必须处理的问题之一。

以上三点，我尝试申述祟病与某些"场所"之间的关系。其中，第一、二点可能是我们较容易接受的理由。然而，我们可以发现，医家在列举上述这些场所时，并不是随意的。这些场所彼此之间的同质性相当高，都是鬼神活动之所。而且，本章所讨论的是被鬼神所祟而引起的种种症状，所以，以第三点理由与这一类疾病有较密切的关系。有些医家就明指这些场所是有鬼物的，有些医家则以"气"来解释。当然，我们也不能否认，在长期历史之中，累积了大量这类的病案，必定有因上述第一、二点所引起的疾病而被医家误诊为鬼神作祟的例子。

至于，在相同的场所，为什么有人被鬼神作祟，有的人却安然无恙呢？这个问题比较不容易给予周全的解释。就如在某一段时间内的流行传染病，有人感染，有人不感染一样，必须考虑个人的体质等因素。也就是说，外在的病因（无论是鬼神或疫疠）要侵犯人体，一定要人体内部有容纳其侵犯的弱点方可以达其目的。《内经》以为："正气存内，邪不可干。"即是此理。[2] 景日昣《嵩厓尊生书》卷十一《中恶》云："虚弱人吊死问丧，入庙登冢，多有此病。"[3] 这里便强调了虚弱人的问题。

祟病个案试析

的确，人对自己要到较不熟悉甚至是完全陌生的场所，不免会在精神或身体上感到不适，也许是卫生条件或生活习惯，也许是个人的体质或性格使然，一些特殊的"场所"对某些人而言是比较容易引起疾病的。例如上述的古庙、坟场或空屋废园之类，一个人可能受文化背景的影响，从小就耳濡目

---

1 龚廷贤，《种杏仙方》（台北：新文丰出版公司影印，1990），页92。是书系从《医鉴》一书之中选取药少而易得之方汇编而成，取"家易辨，人易晓，咸在杏阴中"之意，故名。初刊于万历九年（1581）。

2 参见余严，《病》，收入氏著，《医学革命论选》（台北：艺文印书馆，1976），页61。

3 景日昣，《嵩厓尊生书》（台中：昭人出版社影印，1981），页271。是书成于康熙三十五年（1696）。

染认为这些地方是有鬼神作祟的。身体虚弱者，游宿于该地，不免卒发成疾。[1]
李冠仙《仿寓意草》卷下《余泰符子邪祟治效》即云："邪祟者，非必有鬼魅，
或空房暗室，久无人住，阴气甚重，集久成祟，遇气血亏虚之人，祟气即乘
虚而入，使人如疯如魔，痴呆不语。"[2] 这里所说的"祟"、"祟气"是没有丝毫
鬼神的意味的。而这句话也指出了像"空房暗室"这一类的场所之所以会与
疾病有关，原因有二：一是"有鬼魅"，一是"久无人住，阴气甚重"。事实
上，李氏本人即是相信鬼祟的（详下）。而且不少医案显示，这些场所正是
鬼神出入之地。以下我将举若干医案，以便对"场所"与祟病之间的关系做
进一步的讨论。江瓘《名医类案》卷五《遗精》：

> （病案一）一人每每有梦，朱连诊二日。观其动止，头不仰举，但
> 俯视不正，必阴相著。叩之，不言其状。询其仆，乃言至庙见侍女，
> 以手抚久之，不三日而寝疾。令法师入庙毁其像，小腹中泥土皆湿，
> 其疾随寥。此则鬼魅相感耳。[3]

同书卷八《鬼疰》云：

> （病案二）韶州南七十里古田有富家妇陈氏抱异疾，常日无他苦，
> 每遇微风吹拂，则股间一点奇痒，爬搔不定，已而举体皆然，逮于发
> 厥，凡三日醒。及坐，有声如欸，其身乍前乍后，若摇兀之状，率以
> 百数，甫少定，又经日始困卧，不知人，累夕愈，至不敢出户，更十

1　发病的类型，可以粗分为卒发与徐发二种。一般而言，导致卒发的因素有：一、感邪暴盛；
二、毒物伤中；三、急性外伤；四、情志遽变。参见宋鹭冰主编，《中医病因病机学》（台北：启
业书局，1988），页 160~161。

2　李冠仙，《仿寓意草》，收入《历代中医珍本集成》（三三医书本，台北：万人出版社影印），
页 52。

3　江瓘，《名医类案》（台北：宏业书局，1979），页 154。是书于嘉靖元年（1522）辑成。

医不效，……云是名鬼疰。因入神庙为邪所凭，致精气荡越。法当用
死人枕煎汤饮之。[1]

又魏之琇《续名医类案》卷二十二《邪祟》云：

> （病案三）宋人王纂精针石。元嘉中县人张方女，日暮宿广陵庙门
> 下，夜有物假作其婿来，女因被魅惑而病，纂为治之，下一针有獭从
> 女被内走出，病因而愈。[2]

以上三例，地点都是在"庙"里，患者系因游庙或暮宿庙下而引起疾病。其
中，第一个例子是患者至庙见侍女像，心生淫念，以手抚摩，遂为鬼魅感
惑。病案二陈妇的病状颇为特殊，发病时"其身乍前乍后，若摇兀之状，率
以百数"，似乎是被鬼神凭依而产生的。医家诊断，此乃"因入神庙为邪所
凭"。另外，张方女的病案，则是因鬼物化为其婿与女交合成疾的，王纂以
针法治之。

徐灵胎《洄溪医案》另有一则其亲诊的病案更令人匪解，兹录如后：

> （病案四）同里朱翁元亮，侨居郡城。岁初，其媳往郡拜贺其舅，
> 舟过娄门，见城上蛇王庙，俗云烧香能免生疮肿，因往谒焉。归即狂
> 言昏冒，舌动如蛇，称蛇王使二女仆一男仆来迎。延余诊视，以至宝
> 丹一丸遣老妪灌之。病者言此系毒药，必不可服，含药喷妪，妪亦仆，
> 不省人事，舌伸颈转，亦作蛇形。另易一人灌药讫，病者言一女使被
> 烧死矣。凡鬼皆以朱砂为火。次日煎药内用鬼箭羽，病者又言一男使
> 又被射死矣。鬼以鬼箭为矢也。从此渐安，调以消痰安神之品，月余

1　江瓘，《名医类案》（台北：宏业书局，1979），页242。

2　魏之琇，《续名医类案》（台北：宏业书局，1979），页556。是书于乾隆三十五年（1770）辑成。

而愈。此亦客忤之类也。[1]

朱氏生病的原因不明。只因往谒蛇王庙，返后即有了狂言昏冒之态。而且，就其症状来看似乎是被蛇王所凭依，故"舌动如蛇，称蛇王使二女仆一男仆来迎"。更奇怪的是，徐灵胎遣一老妪喂药，朱氏拒服，含药喷之，神灵竟然转祟老妪，老妪仆地，似受到患者的暗示作用，竟然舌伸颈转，亦作蛇形，故灵胎以朱砂、鬼箭羽等方治之。这种用药的方法，有的学者称之为"象形药能论"。[2]

另外，妇女或入神庙，或游山林，若心中忽然如交感之念，亦会引来鬼物为魅。钱松《辨证奇闻》卷九《鬼胎门》云：

> （病案五）妇女有怀妊终年不产，面皮黄疲，腹如斗大，肌肤消削，常至一二年未生者，此鬼胎也。其人必与鬼交。或入神庙而兴云雨之思，或游山林而起交感之念，皆能召祟成胎。幸其入不致淫荡，见祟而惊惶，遇合而惭愧，则人尚未觉，迫后而渐渐腹大。盖人身之气血不行，内外相包，一如怀胎之兆，其实非胎非膨也。[3]

"鬼胎"是传统医学对妇人异常怀孕或者腹中有硬块的一种解释。[4] 根据钱松的论述，鬼胎与妇人所出入的场所有关，乃"或入神庙"、"或游山林"之故。

---

1 徐灵胎，《洄溪医案》，收入氏著，《徐灵胎医书全集》，页46~47。是书成于乾隆二十四年（1759）。

2 石原明，《汉方》（东京：中央公论社，1963），页34。

3 钱松，《辨证奇闻》（台中：瑞成书局，1987），页33。

4 关于鬼胎，传统医学认为有几种可能。例如，有人推测鬼胎可能是葡萄胎之类的病症。参见陈自明，《妇人良方》（台北：宇宙医学出版社，1962），卷十四，页5；萧赓天，《女科经论》（台北：五洲出版社），卷四，页35；阎纯玺，《胎产心法》（台北：国泰文化影印，1984），卷上，页41；《萧山竹林寺妇科秘方考》（台南：正言出版社），页36；张景岳，《妇人规》（台北：隆泉书局，1990），页399~428。

陈士铎《百病辨证录》卷十《中妖门》亦云：

> 人有山林之间，偶遇少妇，两情眷顾，遂与野合，泄精如注，倦
> 极困卧，醒来少妇已失所在。玉茎微痛，明日大痛，二日之后，肿如
> 黄瓜之样，人以为野合浪战之伤，谁知是花妖之毒哉！夫花木之精有
> 何毒？不知树木岁久始能成精，物经长久未有无毒者。况花木经千百
> 年之后，其孔隙之间，安保无蛇虫所居。得日月之灵气，虽已成精气
> 以图自化，其身不意孔隙之间，留毒尚在，以致玉茎肿痛。花木之精
> 不皆阴物，有化老人者，有化道士者，有化秀士者，不止化女人以迷
> 惑男子也。[1]

这里提到花木之精化为少妇与男子野合之事。花木之精不止化为女人来迷惑
男子，也有化为老人、道士、秀士者，其作祟的对象当然即是妇女，而媾和
的主要场所就在"山林之间"。对于这一类型的祟病，陈无咎推测说：

> 妇人有无端怀孕，腹大如箕，或终年不产，或二三年不生，俗称
> 鬼胎。先医谓鬼胎之成，乃妇女入庙游山而起交感之念，或咨花叹月，
> 而怀怨之思，精神所召，邪祟式凭，遇合梦中，一交即去，淫气妖氛，
> 留恋胎室，膨中外彪，斗成鬼胎。此说近于迷信，有连医从实验之旨。
> 窃谓怀胎之成，必不为鬼。譬如妇女夏月乘凉，赤身裸卧，踏青野外，
> 休息田间，一切蛇、蝎、蜈蚣毒涎毒气，流射生殖器中，皆能成畸形
> 之胎状。[2]

1　陈士铎，《百病辨证录》（台北：新文丰出版公司，1985），页429。是书成于康熙二十六年
（1687）。

2　陈无咎此说收入杨志一、朱振声辑，《怪病奇治》（台北：铭祥书局重排本，1978），页37。陈
无咎（1883~1948）著有《伤寒论蜕》（1929）、《黄溪大案》（1929）、《中国医学通论》（1923）、《脏
腑通诠》（1924）、《医轨》（1929）、《明教方》（1926）等，合刊为《黄溪医垒丛书》。

传统医学认为妇女梦与鬼交是患者自己产生交合之念，在其精神所召之下，引来鬼神式凭，而后与之媾和。陈无咎则怀疑妇女无缘无故腹大如箕，可能是蛇虫等动物的毒涎或毒气射入妇女的生殖器，而产生了畸形的怪胎。这两者的说法虽然不同，但是，妇女之所以会有"鬼胎"的可能，都是因为去了一些不该去的场所，如"入庙"、"游山"、"踏青野外"或"休息田间"等，以致鬼神或蛇虫之类有机可乘。

不仅未怀孕之妇女会因此为鬼物所凭依而成鬼胎，若其已有身孕而去祭神拜佛，在祭仪场所目睹不适的情景或事物，对腹中的胎儿亦有影响。《婴童类萃》卷上《胎毒论》云："又有怀孕，而受惊恐，或登山入庙，见神礼佛，心生恐怖，胎即受之，生下故有胎惊之症。"[1] 傅山《傅青主女科》卷上《妊娠中恶》说的更为清楚：

> 妇人怀子在身，痰多吐涎。偶遇鬼神祟恶，忽然腹中疼痛，胎向上顶，人疑为子悬之病也。谁知是中恶而胎不安乎？大凡不正之气，最易伤胎。故有孕之妇断不宜入庙烧香，及僻静阴密之地。幽岩古洞，邪祟潜踪，易于触犯。[2]

这个材料提到妇人子不宜去"庙"、"僻静阴密之地"或者"幽岩古洞"等场所。傅山认为，这些场所"邪祟潜踪，易于触犯"禁忌，不意"偶遇鬼神"的话，就会"伤胎"。陈莲舫亦云："盖祟邪多在神宇潜踪，幽阴岩洞，亦其往来游戏之所，触之最易相犯，不可不深戒也。"[3] 换言之，上述的场所都是鬼神活动之所，无意触犯其地的禁忌，或如上述心存媾和等淫邪之念，便

1　王大纶，《婴童类萃》，页 69。

2　傅山，《傅青主女科》（台北：力行书局，1986），页 155。是书刊于道光七年（1827）。

3　陈莲舫，《女科秘诀大全》（实验秘本，台北：新文丰出版公司，1987），卷二，页 11。是书成于宣统元年（1909）。

会招鬼神式凭了。

其次，入古墓或吊死问丧亦同。陆定圃《冷庐医话》卷四《邪祟》云：

> （病案六）杭州陈茂才（福年），形状丰硕，气体素健，一日为父诣市购药，忽仆于药肆门前。肆主为雇与送归延医，救治不效，口鼻出血，未及半日遂卒，年仅三旬。按沈（野）《暴证知要》云："凡尸丧、觇古庙、入无人所居之室及造天地鬼神坛场归来，暴绝面赤无语者，名曰鬼疰，即中祟也。进药便死。宜移患人东首，使主人北面焚香礼拜之，更行火醋熏鼻法，则可复苏，否则七窍迸血而死。"闻陈生是日曾至人家吊丧，其所患岂即此耶？[1]

案陈氏似乎无明显的病史可寻，而且"形状丰硕，气体素健"，只因至人家吊丧之后，为父诣市买药，卒然倒于药店门前，结果未及半日即死。死时年方三旬。陆氏引沈从先（野）《暴证知要》推测是"鬼疰"、"中祟"之类。也可见当医家在遇到类似的病案之时，他们会自然的联想到患者是否曾经去过"尸丧"之地、"觇古庙"、"入无人所居之室"或者"鬼神坛场"。

又《续名医类案》卷二十二《飞尸》云：

> （病案七）一妇人忽昏愦发谵语，自云为前谋赖某人银两，某神责我，将你起解到城隍理问。两脚踝膝肾处皆青肿，痛不可忍，口称苦楚，次日方苏，痛尚不止，用金银藤两余，水煎服即愈。一妇人入古墓，患前症，以紫金锭灌之即苏。通政余子华、太常汪用之，皆因往吊而卒死丧家。[2]

1　陆定圃，《冷庐医话》（台北："国立"中国医学研究所，1990），页94。是书成于咸丰八年（1858）。

2　魏之琇，《续名医类案》，页563。

此案所提到的一共有四位患者，除了第一位患者病因不明之外，余皆因入古墓或往吊问丧而引起的。其中，余子华、汪用之两人还因吊丧而"卒死丧家"。

还有因长期接触鬼神坛场而为鬼神作祟者。李冠仙《仿寓意草》载其亲诊其胞弟兰如的一则颇为棘手的病案。由于记述翔实，与本章所论又为密切，但其文颇长，兹举其中的几个情况为例。

根据李冠仙所述，其弟兰如"品学兼优，学中拱服，且素不好色，专恶淫邪，惟信阴阳，未免偏执"，平日好游鬼坛场，且好扶乩降神之术。一日，

> （病案八）有友郑某妻病莫治，托求仙方，兰如诚心设坛，乩竟自动降坛，诗句甚属清通，自称清风真人，兰如以为神异。然所降之方，全无效验，此不过灵鬼游魂能通文义者之所为，非真方也。果仙方也，岂有不验者，奈何兰如十分敬信，以为神仙竟可求。[1]

兰如设坛，竟有所谓清风真人降下药方，李冠仙以为"此不过灵鬼游魂能通文义者"所为。有此特别经历之后，兰如忽独自一人"避居云台山道院"，回家之后，又"早晚独处密室，不许他人窥伺，惟闻坛降香气，彻夜不娓"，不久即辗转成疾。兰如身处坛场之中，"往往彻夜不眠，似与人吵闹，不知何故"，经李冠仙的查询，知其为鬼神所干犯、附身，其症如下：

> 先是鬼不独弟安眠，且诱以彻夜舞蹈，因炼笔录时，有持笔手舞一法，鬼诱以如此而来，仍须如此而去，实欲耗其精神也。[2]

兰如所患是为失眠，中医称为"不寐"、"不得卧"或"不得眠"等。[3]据李氏

1　李冠仙，《仿寓意草》，页21。

2　李冠仙，《仿寓意草》，页26。

3　王米渠，《中国古代医学心理学》（贵州人民出版社，1988），页44~49。

推测此症可能是炼笔录招引之鬼所致，此鬼即前面的"清风真人"。冠仙究其受惑的原因：

> 鬼欲附弟而弟又求鬼，故一炼而成也。弟与鬼初合之时，必有彼此相契之意，故弟以为神奇，而且欲传诸姪也。久之，而鬼附人身有何好处，自然转生恶念，欲害弟命，鬼本利人之死也，甚且鬼生痴念，冀弟死而伊即借躯壳以回生，若此则逞其魑魅之术，无所不至矣。[1]

可见兰如为鬼所祟，是由扶乩而起。他本身并非巫觋或灵媒，但却整日在自己所设的神坛招神引鬼。陆咏婺在《鲟溪医案选摘要》评论此案，认为是兰如"偏信神仙，引鬼附身"的结果。[2]陈士铎则评论："盖人之气最灵，物得之可以入道，但其初心亦不过欲窃人之灵气，未尝有害人之念也，故天亦置而不问。迨既与人接，欲尽取之而后快，遂动杀人之心，于是作祟兴妖之事，起人始知是妖而谋共逐之矣。"[3]然而，就其平日出入的场所来看，实与好游鬼神坛场不无关系。

李冠仙所辑的另一则病案，场所是为"空房"。

> （病案九）有戴姓名愧卿者，素亦胆怯多疑。一日，在场独宿空房，意顺疑惧，忽觉背部渐寒，肢冷懔慄慄，是惧不敢动。既而迷睡，似入地狱中，绳捆索缚，困苦之异常，欲喊不能出声，欲动身殊牵强，恶境多端，不能尽述。必待人推喊之，方得转醒，脱出苦海。[4]

---

1 《黄帝素问灵枢经》（台北：艺文印书馆影印本），页23。

2 陆咏婺，《鲟溪医案选摘要》，收入《历代中医珍本集成》（台北：万人出版社影印）卷四，页73。是书刊于1920年。

3 陈士铎，《百病辨证录》，页432。

4 秦伯未编，《李冠仙医话精华》，《历代中医珍本集成》，页31。

这种症状可能与戴氏"胆怯多疑"的个性有关。但主要原因，若用前引龚廷贤在《寿世保元》的讲法，是人"初到客舍馆驿，及久无人居之冷房中，为鬼物所魇"。事实上，这种在睡梦中想喊不能出声，想动又动不了的特殊经验，可能是不少人有过的经验。冯楚瞻《锦囊秘录》卷五《邪祟论》亦云："生房日久，或多怨鬼愁魂。"[1] 一个地方久无人居就会闹鬼作祟，这个观念一直到现在还有。

现在将上面所提到的病案列为下表：

病案	名称	性别	场所	备考
一	遗精案	男	庙	心生淫念，入庙摸侍女像。
二	陈氏异疾案	女	神庙	得病原因不明。
三	张方女案	女	广陵庙	獭假作人形，与女交合。
四	朱元亮案	男	蛇王庙	得病原因不明。
五	鬼胎案	女	神庙、山林	心起交合之念，召祟成胎。
六	陈茂才案	男	尸丧之地	暴毙，原因不明。
七	妇人案	女	古墓	得病原因不明。
七	余子华案	男	尸丧之地	暴毙，原因不明。
七	汪用之案	男	尸丧之地	暴毙，原因不明。
八	李兰如案	男	神坛	喜好扶乩，引鬼附身。
九	戴愧卿案	男	空房	被鬼物所魇。

如上表所示，以患者性别来看，男性患者七案，女性患者四案。以病案性质来看，有三案涉及男女关系，龙绘堂《蠢子医》卷四《邪祟中人男女有分》云：

邪祟中人无他诀，只因人情未清澈。人心一动他已知，每乘淫机暗交接。交接久了下焦寒，满腹垒块塞洞穴。每于诊脉时，恍若先报说，心中忽战战，脉上似鼠掣。亦有抱持中指毫不动，坐得久时间一泄。或如蛇吐信，或如电明灭，此皆女子之祟脉，每从上焦决。若是男子真中邪，必于上焦见清切，梦中若有美人来，一相交时精便泄。心中

1　冯楚瞻，《锦囊秘录》（上海千顷堂书局本；台南：太冠出版社影印，1979），页317。是书刊于康熙四十一年（1702）。

犹自爱惜，便将十指玉茎撮，多少败精留此间，不是淋闭便尿血，时
候久了结疙瘩，相火下注似车辙。[1]

邪祟中人若是以男女关系的类型出现，男性多以遗精、鬼交或手淫的方式表
现，女子类似，但是主要以鬼胎或腹中有硬块如"满腹垒块塞洞穴"等表现。

另外，有六案原因不明，可能是如陈言所说的是患者因入鬼神之所"触
犯忌讳"；张介宾亦云："山野之间，幽隐之处，鬼魅情形，诚有不测"，[2] 除了
幽隐之处易藏鬼魅以外，李时珍还提到另外一种可能：

> （人魄）此是缢死人，其下有物如麸炭，实时掘取便得，稍迟则
> 深入矣。不掘则必有再缢之祸。盖人受阴阳二气合成形体，魂魄聚则
> 生，散则死，死则魂升于天，魄降于地。魄属阴，其精沉沦入地，化
> 为此物。亦犹星殒为石，虎死目光坠地化为白石，人血入地为磷为碧
> 之意也。[3]

根据李时珍的说法，"人魄"作为一种药材，可以"镇心"、"安神魂"、"定惊
布颠狂"等。而掘取之法，是自缢死人的场所采得，"其下有物如麸炭"。与
本主题有关的是"不掘则必有再缢之祸"，也就是说场所（凶死）曾有缢死人，
其魄未散，而能为祟，所以，会在相同场所发生类似的事件。

在鬼神活动的场所被鬼神所祟（无论是因为何种原因），似乎是一种可
以被接受、理解的解释。这种解释的模式隐含着传统医学并不把"祟病"当
作纯粹生理上的病变，而从整体的、多元的"生理—心理—场所"，甚至兼
顾鬼神因素的宇宙观来给予解释。

1　龙绘堂，《蠢子医》（台北：世界书局，1982），《增补珍本医书集成》第廿四册，页126。是书
成于光绪八年（1882）。

2　张介宾，《类经》（台北：新文丰出版公司，1976），页673。

3　李时珍，《本草纲目》（台北："国立"中国医药研究所影印，1981），页1613。

要之，几个病案中，虽然患者所表现的症状不一，有失眠，有被鬼压，有身体各部青肿，有暴毙，有股间一点奇痒。但是，我们仍然可以发现这一类疾病的特点之一就是猝然发病，尤其以病案四、五两则最为明显。这些患者有的不仅身体健康，也没有过去的病史足以参考。然而，历代医家逐渐从大量类似的病案之中爬梳了一条线索：即患者在发病或暴毙之前，偶然或长时期出入过某些场所，而这些场所竟成了其生病或死亡的可能原因之一。徐灵胎云："人之受邪也，必有受之之处。"[1] 所以，尽管这一类疾病的症候变化不一，但这一点却是肯定无疑的。

疾病可以说是宿主、病原与环境等之间交互作用的结果。然而，疾病会发生又必须配合种种不同的条件，例如患者先天的倾向，遗传、体质因素皆是属于这个范畴；又如，剥夺等条件，营养过剩或不足的情况皆然；再者，如个人生活上的压力与其他相关因素等等也会诱使疾病暴发。

与祟病相关的想象场所有：一、宗教、祭仪的场所；二、郊野山林等人所不到之处；三、坟冢尸丧之地；四、空房冷寓等人迹罕至之所；五、客舍馆驿等。这种对祟病的解释，不是以六淫、七情等因素探讨其病理，而是一种社会／文化的解释。一个人被鬼神作祟有许多种可能，本章所探究的只是其中一种类型：即其疾于"道间"、"门外"的场所得之。而这种解释的心态亦散见于历来笔记小说之中。[2]

当然，这并非此一类疾病的唯一解释。至少，传统医学还有以下几种不同的假说：

（一）肺病或劳病说。在传统医学中，祟病与肺病、劳病之间的关系一直是暧昧不清的，这种情形至少从《千金要方》便是如此。邹润安《本经

1　徐灵胎，《医学源流论》，页71。

2　这类的记录笔记小说之中很多，兹以纪昀《阅微草堂笔记》为例，卷十三《槐西杂志三》云："幽房曲室，多鬼魅所藏"；卷五《滦阳消夏录五》云："荒阡发冢，往往见鬼"；卷十二《槐西杂志二》云，鬼物"散处空宅古寺，四出崇人"。其中所提到的场所正与医书的记载相同。而历来志怪小说在叙述鬼神作祟的情节，也大多会有意或无心的安排在上述的场所。

序疏要》卷四《鬼疰·尸疰》条云：

> 《千金》之隶是于肺病项下也。将无以其气从鼻吸入耶？抑以其能
> 变肺痿骨蒸耶？然皆小焉者也。其大处则以是不能烛物，过寒则清，
> 逢热则昏，故《千金》之论曰："凡诸心腹痛，服众方热药入腹，寂然
> 不动。但益气息急者，此尸疰病也。"试观苏游所列病状，有一堪用热
> 药乎？篇中所列药物，有一大温大热者乎？……（其病）始终与肺为
> 患，谓为肺病，不亦宜哉。然篇中所列药物，谓为治肺，不可也。其
> 理何在？夫病在何藏，即从何藏治，是金元以来所长，苟其当理，则
> 不必更勤求古训矣。是固宜别其所感何气，观其化何似，揣其所向何
> 方，决其所成何患，则篇中药物，味味灵通，丝丝顺理，不治肺而肺
> 家所入之邪却，肺藏治节之职复，既不使邪恶之气化热而附水道侵精
> 魄，讵非的当之至欤？倘但知邪气何属，而不知邪气之化；邪气所在，
> 而不知邪气之传，均可谓执中无权，举一废百。[1]

《神农本草经》等药书中有许多治疗鬼疰、尸疰的药物，《千金要方》将鬼疰、
尸疰等病列于肺病条下，[2] 邹润安从药理来质疑其正当性。他说："篇中所列药
物，有一大温大热乎？"又质疑说："篇中所列药物，谓为治肺，不可也。"
然而，当时的风气却常常把鬼疰等病以肺病或劳病来看待，邹润安批评说：
"世无识鬼疰尸疰者，以余揣之，其病颇有，皆医不加察，漫认为劳，投以
寒凉滋补，无不毙者。"[3] 换言之，对某些医家而言，鬼疰之病几乎等于是不治
之症。另一方面，一般医家又将其视之为劳病，投以寒凉滋补之药，事实上

---

1 邹润安，《本经序疏要》（台北：旋风出版社，1969），页102。是书成于道光二十年（1840）。
2 《千金药方》将飞尸、鬼疰诸病收入"肺脏"项之下。见唐·孙思邈，《备急千金要方》（台北：
宏业书局，1987），页316~318。
3 邹润安，《本经序疏要》（台北：旋风出版社，1969），页101。

是违反《神农本草经》的原则。

（二）痰病说。传统医学有一派医家，将一切"奇病"、"怪病"归为痰病。[1]
例如朱丹溪《虚病、痰病有似邪祟病论》一文云：

> 血气者，身之神也。神既衰乏，邪因而入，理或有之。若夫血气
> 两亏，痰客中焦，妨碍升降，不得运用，以致十二官各失其职，视听
> 言动，皆有虚妄，以邪治之，其人必死吁哉，冤乎谁执其咎。[2]

他举他自己的一次经历说：

> 外弟岁一日醉饱后乱言，妄语妄见，询之，系伊亡兄附体，言生
> 前事甚的，乃叔在边叱之曰："非邪，食腥与酒太过，痰所为耳。"灌盐
> 汤一大碗，吐痰一二升，汗因大作，因睡一宵而安。[3]

这则灵魂附体的病案，患者发病时甚至能言亡兄生前之事，但医家并不以其
有这些特殊病征便认为是邪祟病，而归之为痰病。王国祥亦云："邪祟为病，
间亦有之。若痰证、热证及七情为病，皆往往有类祟证，医者须辨明，以释
病家之惑，而后对证施治。不可以病人稍涉狂妄，既疑为鬼祟，而为巫觋所
欺也。"[4]

所谓痰病也必须配合患者的身体或精神的状况才会发作，上引朱丹溪说

1　关于"痰"在传统医学的意义，请参见章真如，《风火痰瘀论》（台北：启业书局，1988），页
76~99。

2　朱丹溪，《格致余论》（台北：世界书局，1982），《增补珍本医书集成》第九册，页16。是书
成于至元七年（1347）。

3　同上，页17。

4　王国祥之说，收入王秉衡，《重庆堂随笔》（《王氏潜斋医书》十种本，台北：自然疗法杂志
社影印，1987），页14。是书刊于咸丰二年（1852）。

提及了"血气两亏，痰客中焦，妨碍升降，不得运用"，而导致了病变。虞搏《医学正传·邪祟》亦主张邪祟之病"皆痰火之所为，实非妖邪祟之所迷也。"而且，他指出这跟一个人的精神状态有极为密切的关系，"人见五色非常之色，皆自己精神不守，神光不完故耳，实非外邪所侮，乃元气极虚之候也。"[1]

（三）运气说。本节的主题在"场所"，而运气说对祟病解释的重点则在"天时"。一个人在何种天时之下会被鬼神作祟呢？《素问·本病论》[2]详细叙述五运六气的升降失常，对一般疾病的产生和疫疠的流行的关系。[3]它说明造成疫疠的原因，主要是决定于三个条件：一、异常的自然天候；二、人体正气的虚弱；三、精神的失守。三虚相合，便会酿成疫病暴亡，同时这也是造成"邪鬼（所谓五尸鬼）干人"的原因。

《素问·本病论》透过黄帝与岐伯之间的问答，来讨论这个问题。黄帝云："人气不足，天气如虚，人神失守，神光不聚，邪鬼干人，致有夭亡，可得而闻乎？"[4]岐伯回答：

> 人之五藏，一藏不足，又会天虚，感邪之至也。人忧愁思虑即伤心，又或通少阴司天，天数不及，大阴作接间至，即天虚也，此即人气天气同虚也。又遇惊而夺精，汗出于心，因而三虚，神明失守，心为君主之官，神明出焉，神明失位，即神游上丹田，在帝太乙帝君泥丸宫下，神既失守，神光不聚，却遇火不及之岁，有黑尸鬼见之，令人暴亡。[5]

1　虞搏，《医学正传》（北京：人民卫生出版社，1981），页271。是书成于正德十五年（1520）。

2　《素问·本病论》属于《素问》遗篇的一部分。按《素问》在唐王冰编次注解时，已亡佚《刺法论》、《本病论》两篇。到北宋高保衡、林亿等校正医书时，这两篇又出现，丹波元胤以为"此乃王冰以后人所托所作"。但仍可从中了解唐宋人对"尸鬼干人"等病因的一些想法。参见丹波元胤，《医籍考》卷二，《医经二》，页15~16。

3　方药中，《介绍运气学说的基本内容》，收入王琦编著，《素问今释》（贵州人民出版社，1981）。方药中、许家松，《黄帝内经素问运气七篇讲解》（北京：人民卫生出版社，1984）。

4　参见王琦等，《素问今释》，页902。

5　同上。

岐伯以为，人的五脏若有一脏不足（人虚），再遇到异常的天气（天虚），两虚相搏，则"感邪之至"。现将《本病论》所述天虚—人虚之间的关系列为下表：

运气	非时的天气	人神失守	脏器	证候	邪鬼干人
火不及之岁。	少阴司天，天。	神游上丹。	心	过惊又夺精，汗。	黑尸鬼
	数不及，太阴作接间至。	田，在帝太乙帝君泥丸宫下。		出于心。	
土不及之年，或己年或甲年失守，或太阴天虚。	太阴司天，天数不及，少阳作接间至。	神光失守而不聚。	脾	过饮食饱甚，汗出于胃，醉饱行房，汗出于脾。	青尸鬼
水不及之年或辛不会符，或丙年失守。	太阳司天虚。	神志失位，神光不聚。	肾	人久坐湿地，强力入地即伤肾。	黄尸鬼
木不及之年，或丁年不符，或壬年失守，或厥阴司天。	厥阴司天，天数不及，少阴作接间至。	神志失位，神光不聚。	肝	人或恚怒，气逆上而不下，即伤肝。	白尸鬼
原文脱	原文脱	原文脱	肺	原文脱	赤尸鬼

所以，五尸之鬼（黑尸鬼、青尸鬼、黄尸鬼、白尸鬼、赤尸鬼）会干犯人，是因为非时天气、人神失守等因素。[1]

（四）道德说。不少医家将此类的奇证怪疾归因于患者本身的道德问题。如萧京《轩岐救正论》卷六《鬼疑》云：

> 鬼神宰造化之权，精诚可格，此理甚微。至乎凭依作祟，相传有魑魅妖孽，亦唯失德之家、淫冶之妇，或蹇运之夫，往往因邪易

---

[1] 张介宾解释患者之所以见五色之鬼（黑尸鬼、青尸鬼、黄尸鬼、白尸鬼、赤尸鬼），是由于患者某脏不足即见某色鬼。他说："以余所验，则有如心神失守，火自为邪者，多见赤。肺金不足，气虚茫然者，多见白色鬼。肾阴亏损，目光昏暗者，多见黑鬼。肝木亡阳者，多见青鬼。脾湿为祟者，多见黄鬼。是皆不待胜制，而本藏之邪自见也。"见氏著，《类经》卷二十八，《运气类》，页673。

入，乘虚召感。[1]

萧氏以为得到这一类疾病的都是一些"失德之家"、"淫冶之妇"、"蹇运之夫"。不少医家都持这种失德招病的思想，同时主张修德以治疗。[2] 中医更将这一类病与自缢、难产、溺毙、压死等列为所谓"五绝"，[3] 可见具有相当浓厚价值批判的色彩。

再者，也有一些医家否认这是一种疾病，徐灵胎云："暴遇神鬼，适逢冤谴，此又怪异之事，不在疾病之类矣。"[4] 在徐氏的观念里，"暴遇神鬼"虽然会引起精神或生理上的病变，但不以为这是"疾病"，而以"冤谴"的观念来解释。这种说法与失德招祟的思想颇为相类。

以上病理、道德、天时或场所等等各说之间，并不是个别独立而不相干的理论，一个人被鬼神所魅必须配合种种不同条件或因素。各家之说，畸轻畸重，历代医家亦迭有争论。易言之，我们不宜将这些假说简单化了。

在传统医学接触现代医学之后，更以鬼神之事虚无难测，而试图给祟病较为合理的解释。兹举两家说明。周学海《分类医学菁华》卷中《风厥痊痫——附中恶五尸》一文云：

> 自古医书，未有确指病根者，以泰西医说考之，乃逆气鼓激恶血，上攻于脑也。所谓脑气筋者，如脂如膜，发原于髓，资养于血，故邪

1　萧京，《轩岐救正论》（台北：启业书局影印，1985），页566。此书初刻于1644年。

2　例如：周慎斋即云："天下之大，何物不有。有鸟兽草木妖，有土石器皿之妖，有鬼妖。妖本虚无，总由人心所致。遇则伤神，神伤则魂病。"所以，"房中多烧香，诵读《易经》，再自正其心志，而邪可祛矣。"见氏著，《慎斋遗书》（台北：五洲出版社，1984），页106~107。是书成于万历元年（1573）。

3　"五绝"的内容，各家的说法略有出入，如张杲以为是自缢、墙壁压、溺水、魇魅、冻死。参见张杲，《医说》页783；龚廷贤，《寿世保元》，页721。

4　徐灵胎，《医学源流论》，页71。

伏于营血之分而不散，以致血络有变，一经外有所触。《内经》曰："血气者，人之神也。"又曰："血者，神气也。"故血乱而神即失常也。此皆痼疾，与癫痫同类。[1]

其将五尸之病归于"血"。虽"以泰西医说"为本，但其所用的基本术语或观念都是来自传统医学的。在方法上，亦由内伤外感两方面入手。

又如恽铁樵《风劳鼓病论》卷二《虚劳》把古代鬼疰、传尸诸证视为肺病或劳病，[2]不过，他对祟病的相关病症亦多困惑：

> 《千金方》鬼疰病，即传尸瘵。余所见者，极可怖。疰本注字，去三点偏旁加疒，意谓由一人患此，死则更疰他人也。余族中有一家，其先若何，余未及见，第就余所见者言之。其人有子女十人，胞侄二人，孙男女八人，四十年中，死于同样之劳病者九人。其病恒发于十七八岁，乃至廿七八岁。其病状，咳嗽发热，肌肤锐瘠而遗精，自觉不能兴，卧床之日起，扣足一百日死。自余为童子时，即习见此等病状。数年前，其孙女复患此，自他省遄归，强余疗治。一见即觉病不可为，辞之不得，勉强为之，勉强处方。因其病起于产后，从蓐瘵治，旋又延西医打针，结果自卧床之日起，扣足百日而逝。简直药

1　周学海，《分类医学菁华》（上海：广益书局本；台北：新文丰出版公司影印，1985），页141。同样的说法亦见于龚廷贤，《万病回春》（台北：大中国图书公司，1990），页234；唐容川，《血证论》（台北：五洲出版社，1974），页123。

2　恽铁樵虽将鬼疰、传尸视为肺病或劳病，但他也承认中医、西医对肺病的理解不是很一致的。他说："因劳病无有不欬，故通常以西医籍之肺病，当中国之劳病，然其中纠纷殊甚。西医籍中肺病自肺病，肾病自肾病，中医籍中言劳病，多数肺肾并为一谈。又童子发育障碍多半属腺病，中医则谓先天不足，概名童劳。又如吐血，肺部病管破裂，本是肺病，而中医就病症定名，有肝血、胃血、脾血、肾血之不同，总不名为劳病。必待初期症状已过，见潮热掌热，然后谓之劳病，诸如此类，不胜屈指"。见氏著，《风劳鼓病论》（高雄：华鼎出版社重排本，1988），页10。恽铁樵（1878~1935），清末民初医家。撰有《药盦医学丛书》，刊于1922年。本书为《药盦医学丛书》第四辑之四。

物于病丝毫无益，亦竟丝毫无损，此殊令人爽然自失者。古人谓传尸痨，限于骨肉至亲，观此信不欺我；而此病之传染，与寻常迥异，可以三五年或十余年始一见，使人不觉其为传染。衡量症情，未必是遗传关系，当是伏根甚深，必待某种诱因而发见；其未发之时，亦必有特征可以预知。特吾侪经验浅，未能知耳。[1]

恽氏认为《千金方》的鬼疰病即为劳病，这种说法似乎与前面邹润安所批评的医家一样，漫认此病为劳病。不过，他又进一步将此说与其当时所接触的西方知识接榫："肺劳西医谓之肺结核，有传染与不传染两种。其传染与热病不同，热病传染者，可以遍及一乡；肺结核之传染，只于亲人骨肉。古人所谓传尸劳，一名疰者是也，亦即古书中之桃花疰。传染之热病，与肺劳病病源虽同是微菌，而一从外来，一从内发，故肺结核往往发生于十八九岁时，盖遗传暗伏之毒，当然趁发育时期而发泄也"。[2]我们以他的"微菌"之说，衡量本章前面所胪列的各种病案，其适用性似乎亦在疑似之间了。

　　总结以上各说，周学海指出祟病"自古医书，未有确指病根者"，邹润安云"世无识鬼疰尸疰者"，莫枚士亦云："当欲问其为何病，则诸老医无能言之者。"[3]可知祟病有其难解之处。由本章的讨论也显出了这一类疾病的多面与复杂。

1　恽铁樵，《风劳鼓病论》，页 20~21。

2　恽铁樵，《临证演讲录》（高雄：华鼎出版社重排本，1988），页 3~4。本书收入氏著《药盒医学丛书》第四辑之二。

3　莫枚士，《研经言》，页 18。

中医技术及其自然、性别、政治意义

6 艾火与天火——中医"灸"疗法的起源

　　古代的中国人为何利用火发展出灸疗法来治病？艾草为什么成为灸疗法的主要燃料？在鬼神祟祸成为疾病最主要来源的时代里，燃烧艾草后灼伤人体局部以治疗疾病的灸法倒底是从哪里诞生的呢？疫鬼畏火。灸法的操作中，火具有两重性：艾火与天火。艾草最早的别名"冰台"，古人以冰制的透镜或青铜凹面镜引取太阳之火，艾是引火的燃料。熏之以艾，袚除不祥；艾草相当普遍用来驱禳毒气，其燃烧之后产生的气味也可以用来驱逐疫鬼罢。而灸法的诞生曾由占卜的过程得到灵感，巫者将灼龟观察兆纹与人体表面的血脉形象取得模拟想象。灸法使用不同的火源会产生不同的疗效吗？古代医家又为何坚持利用太阳之火？太阳之火在古代象征纯阳之洁气。透过阳燧这样通天的器物，汲取纯阳之气点燃属温热的艾草进而驱除疫鬼。操作阳燧的技术垄断于巫师手中，灸法无疑诞生于引取天火的仪式氛围。而大量出土的有关"炁"的文献与天火的信仰密不可分。换言之，火论与气论的关系，不仅涉及灸法的起源，同时，也是古典医学的核心课题。

　　"中国的医学没有脱离迷信的把握，而且医生自己还是一个术士。"

——周作人《〈医学周刊集〉序》[1]

---

[1]　周作人，《〈医学周刊集〉序》，收入钟叔河编，《周作人文类编·人与虫》（长沙：湖南文艺出版社，1998），页540。

"别提了，"余教授摆手道："我在台大医院住了五个月，他们又给我开刀，又给电疗，东搞西搞，索性瘫掉了。我太太也不顾我反对，不知哪里弄了一个打针灸的郎中来，戳了几下，居然能下地走动了！"余教授说着，很无可奈何的摊开手笑了起来，"我看我们中国人的毛病，也特别古怪些，有时候，洋法子未必奏效，还得弄帖土药秘方来治一治，像打金针，乱戳一下，作兴还戳中了机关。"

——白先勇《冬夜》[1]

天火信仰与灸法之谜

温州街的冬夜，飒飒娑娑。日据时代的破旧宿舍中，两位大陆流亡的学者缅怀年轻时的梦，如同深夜那一阵阵阴湿砭骨的寒意。余嵚磊厚重的旧棉袍里，因车祸受伤的右腿，不时隐隐作痛着。像周作人那一代受过五四洗礼的人，中医对他来说，大概只是迷信的同义词。余嵚磊被台大医院的西医搞瘫的腿，经江湖郎中针灸治疗后竟然有了起色。但他以为针灸有效"只是乱戳一下，作兴还戳中了机关"，也许只是命不该绝罢！

针灸是中国医学的核心技术。"针灸"连称，两者代表相近一系的技术，都建立在经脉的理论之上。[2] 不过，不少人以为"针"与"灸"其实是一物，正如《冬夜》里的余嵚磊口中所说的"针灸郎中"只是会"打金针"。如果以针、灸两种技术在历史上的得势先后，灸应在前，针兴起在后。然而，多数题名"针灸史"的著作，以大篇幅叙述针法的历史。灸法的研究往往在针灸史的作品中属于旁枝末节；关于灸法的起源也是简略不明，可以说是一堆谜团。[3]

1　白先勇，《台北人》（台北：晨钟出版社，1982），页264~265。

2　古代脉学或经脉理论的发展，见李建民，《死生之域——周秦汉脉学之源流》（台北："中央"研究院历史语言研究所，2000）。

3　林昭庚、鄢良，《针灸医学史》（北京：中国中医药出版社，1995），页9~11。

经常被人引用灸法起源的文献有二。《庄子·盗跖篇》："丘所谓无病而自灸也。"无病而自灸大概是当时人的养生之道罢。《孟子·离娄》："今之欲王者，犹七年之病求三年之艾也。苟为不畜，终身不得。"艾草可以为灸治病，针灸的效用尤善。这些零星的显示，灸法大概流行于晚周战国时代罢。但古代的中国人为何利用火来治病？艾草为何成为灸疗法的主要燃料？灸法与经脉知识的诞生之间又有何关系？

当时的医书对灸法的起源如何解释呢？《素问·异法方宜论篇》以为：北方象征天地之间冬季闭藏之地，其地高亢，风寒冰冽。当地的居民喜欢住在野地，以牛羊乳汁为食。人民内脏受寒而罹患胀满等疾病，在治疗上宜用灸焫，"故灸焫者，亦从北方来"。灸法的起源与北方游牧民族有关的确是一条有趣的线索。但今本《内经》也就仅此一条史料。而且，《素问·异法方宜论篇》论述砭石、毒药、灸焫、九针、导引、按摩等技术的起源，是与五行方位相配合，所以，《异法方宜论》篇中所指的北方未必确指具体的地域所在。

不过，北地寒冷的天候与火疗法达系在一起显示灸法的理论基础，火熨可以舒缓身体的不适，热气使壅滞的气血得以流畅。罗伊·波特等主编的《剑桥医学史》进一步推测，灸疗主要为了在皮肤上制造一个灼伤的水疱，形成一种"对抗刺激剂"来治疗病痛。[1] 很可惜，从《内经》以及同时代的文献中找不到任何支持这个说法的证据。

对灸法起源曾做系统性的论说是山田庆儿先生。他的研究旨趣并不是考证个别技术的起源，而是将针灸当作中国医学知识形成的核心动力："中医学基本的思考方法、建立起基本性的概念与思考框架的是针灸疗法。这种特异的疗法的发展是独特的医学形成的原动力。因此，探讨针灸疗法的起源实际上就是探索中医学的起源。"[2] 山田的假说要点如下：

1　罗伊·波特等，《剑桥医学史》（长春：吉林人民出版社，2000），页 324。

2　山田庆儿，《中医药的历史与理论》，收入氏著，《古代东亚哲学与科技文化》（沈阳：辽宁教育出版社，1996），页 257。

（1）灸法起源于以熏燃艾草以禳除人体内疫鬼的咒术疗法。

（2）所谓脉，起初是侵入体内疫鬼的通路。而最早发现经脉存在的人，很可能即是上述进行艾咒术疗法的巫医们。

（3）针法的产生则是在灸法所达到的技术水准与理论基础上，导入砭法的技术，通过将艾的热性刺激换成针的物理性刺激所建立的。

（4）灸法起源的年代大致在春秋末或战国初期。战国末期灸法逐渐理论化、体系化。经脉的种类、名称、数目、路径、走向以及所属疾病种类、症状，不断的得以发展整合。而针法相对来说出现的晚，大约可推溯至战国末。换言之，这期间有由灸法向针法过渡发展的课题。[1]

烧艾的咒术疗法倒底为何？山田并未言明。烧灼人体的局部进行治病，并与脉（或经脉）发生联系的操作机制又是什么呢？山田的假说仍然留下一堆待解之谜。

历来追溯灸法起源的学者都忽略了火源的问题。今天利用灸法养生的人，以火柴或打火机点燃艾条或艾卷，并不特别讲究火源。的确，取火的技术，对现代人来说几乎是微不足道，但在古代社会却是举足轻重的事。[2]如果我们重新爬梳有关艾的早期资料，就会发现艾与火源有极为密切的关系。

艾草，在《尔雅》这部成书于战国末年，由汉初儒生陆续编纂的书中别号为"冰台"。[3]艾草为什么又名冰台？相传是淮南王刘安底下方士所撰的《淮南万毕术》有以下的方术："削冰令圆，举以向日，以艾承其影，则火生。"[4]在这里，影便是焦点的意思。古方士发明一种极精巧的取火技术，即以冰加工成为

1　Yamada Keiji, *The Origins of Acupuncture, Moxibustion, and Decoction* (Kyoto: International Research Center for Japanese Studies, 1998) , pp.64~85。

2　张其昀，《火之起源》，《史地学报》1卷2号（1921）；汪宁生，《我国古代取火方式的研究》，《考古与文物》1980年4期。

3　徐朝华，《尔雅今注》（天津：南开大学出版社，1987），页258。

4　茆泮林辑，《淮南万毕术》（道光十四年梅瑞辑藏板），页2。另见范宁，《博物志校证》（台北：明文书局，1984），页50。

球形透镜聚光引取太阳火[1]而点燃艾草。这应该即是艾草得名"冰台"的由来罢。不过，冰的透光度甚弱，"削冰令圆"制作难度高，冰又容易溶化，在古代主要以阳燧取天火。阳燧是一种青铜的凹面镜，[2]其作用在聚光引火。《淮南子·天文》："阳燧见日，则燃而为火"，汉代人高诱的注解说："阳燧，金也，取金杯无缘者，热摩令热，日中时，以当日下，以艾承之，则燃得火也。"[3]引火之物仍然是艾草。艾草与天火之间，透过冰制的透镜与青铜凹面镜取得密切的联系。而且，引取天火的媒介除了艾草以外，在相关资料找不到其他的代替物。

　　贯穿历代灸法用火的史料，灸火的火源以引取天火也就是太阳之火为上选。今本的《内经》(《灵枢》、《素问》) 以针法技术为主流。秦汉时代的灸法专著，《扁鹊灸经》、《仓公 (灸) 法》、《灸法图》、《新集备集灸经》等大多亡佚或残缺不全。[4]出土的古医书如马王堆《脉书》、张家山《脉书》虽然直接涉及了灸法，但没有谈到用火的原则。[5]据考成书于汉代或稍晚的《黄帝虾蟆经》以灸法为主，即提到灸火的准则：

　　　　太上阳燧之火以为灸；上次以碏石之火常用；又槐木之火灸，为疮易差；无者膏油之火，亦佳。[6]

1　王锦光、洪震寰，《中国光学史》(长沙：湖南教育出版社，1986)，页 52~53。

2　唐擘黄，《阳燧取火与方诸取水》，《"中央"研究院历史语言研究所集刊》5 本 2 分 (1935)；李东琬，《阳燧小考》，《自然科学研究》15 卷 4 期 (1996)；杨军昌、周魁英，《先秦阳燧及相关问题》，《故宫文物月刊》18 卷 5 期 (2000)。

3　刘文典，《淮南鸿烈集解》(台北：文史哲出版社，1985)，卷 3，页 54。

4　马继兴，《中医文献学》(上海：上海科学技术出版社，1990)，页 299~300、319。

5　参见马继兴，《马王堆古医书考释》(长沙：湖南科学技术出版社，1992)；高大伦，《张家山汉简〈脉书〉校释》(成都：成都出版社，1992)。

6　《黄帝虾蟆经》(大阪：大阪出版社，1992)，页 68。另关于该书成书年代的考证，见坂出祥伸，《〈黄帝虾蟆经〉的成书时期》，收入氏著，《中国の思想研究・医药养生、科学思想篇》(大阪：关西大学出版部，1999)，页 193~216。

灸法的火源以取太阳之火为上选，陈延之的《小品方》、[1] 王焘的《外台秘要》、[2] 徐春甫的《古今医统大全》、[3] 李时珍的《本草纲目》[4] 等说法完全相同。灸法火源以天火为主的说法倒底可以追溯到何时，目前并没有数据可证。大约起于战国，贯通整个传统时代，医家将太阳之火作为灸法用火不变的原则。

从艾咒法到艾灸法

灸法可分为艾灸法与非艾灸法二类，前者从战国直到今日是为主流。[5]《素问·汤液醪醴论》："毒药攻其中，镵石针艾治其外"，这里的艾便是灸法的专称，它与药物疗法、砭石疗法、针疗法并举。艾为什么成为灸法的主要燃料？现代的中医教科书解释说：艾叶加工制成艾绒，有易于燃烧、气味芳香的特点；而且，艾燃烧后产生的火力均匀、持久，可以渗透皮肤直达病灶。[6] 相对于针法的物理性刺激，灸法使用火力灼烧或蒸熏人体的局部进行治疗。

中国人用火起于何时已无可考。文献足证，火最主要的应用在祭祀与熟食二方面。清儒顾炎武爬梳远古火的史料，认为古人用火有二个系统：明火与国火。"明火以阳燧取之于日，近于天也，故卜与祭用之。国火取之五行之木，近于人也，故烹饪用之。"[7] 但无论明火或国火，古代火源均掌握于官府。[8] 从古人懂得用火到创造系统的火疗法，这个发展过程也是一个谜。不过，灸

1　祝新年，《小品方新辑》（上海：上海中医学院出版社，1993），页 171~172。相关考证见李经纬、胡乃长，《〈经方小品〉研究》，《自然科学史研究》8 卷 2 期（1989）。

2　王焘，《外台秘要方》（北京：华夏出版社，1993），页 780。

3　徐春甫，《古今医统大全》（北京：人民卫生出版社，1996），页 470。

4　李时珍，《本草纲目》（北京：人民卫生出版社，1991），页 419。

5　李中朝，《〈五十二病方〉灸法浅析》，《山西中医》5 卷 2 期（1989），页 37~38。

6　吴永江主编，《针法灸法学》（上海：上海科学技术出版社，1994），页 50。

7　黄汝成，《日知录集释》（长沙：岳麓书社，1994），页 178。进一步的研究参见李宗侗，《中国古代社会史》（台北：华冈出版公司，1977），页 162~177。

8　见《周礼》的"华氏"、"大祝"、"大司寇"、"司爟"。

疗的起源应该与祭祀用火这条线索有关。

火与一般人民的生活密不可分，特别是针对疾病的预防。《周礼·司爟》记载了古代"改火"的礼俗。古代取火较之现代有许多不便，一般人家大概都保存火种。但古人认为燃烧过久的火易引起疾病，所以随着季节的变化而改火，据说目的是为了"救时疾"。[1] 时疾大概即指季节性的流行病或传染病罢。另外，《管子·禁藏》："当春三月，萩室汉造，钻燧易火，抒井易水，所以去兹毒也。"[2] 春季三月之时，要燃烧灶火熏烤房舍，更换钻燧取火的材料，掏井换水，这些时令禁忌的目的是为了消除其中的毒气。换言之，火与当时人的养生有密切的关联。[3]

火可以用来"救时疾"或"去兹毒"以预防疾病，在仪式上则用火来驱除鬼怪。1975 年，湖北云梦出土的睡虎地秦简《日书·诘》篇有以下的逐疫除鬼的仪式：[4]

（1）有众虫袭入人室，是野火伪为虫，以人火应之，则已矣。

（2）至（转为大）雷焚人，不可止，以人火乡（向）之，则已矣。

（3）云气袭人之宫，以人火乡（向）之，则已矣。

除了以火驱鬼物之外，亦利用火灰作为刑罚与仪式的用具。[5] 艾火应该也具有类似的效果罢。

的确，与艾有关的早期文献都与驱邪有关。《庄子·让王》有一则越王子搜的故事：

1　孙诒让，《周礼正义》（北京：中华书局，1987），页 2396。另参见汪宁生，《改火的由来》，收入氏著，《民族考古学论集》（北京：文物出版社，1989），页 170~175。

2　安井衡，《管子纂诂》（台北：河洛图书出版社，1976），卷 17，页 15。

3　范行准，《中国预防医学思想史》（北京：人民卫生出版社，1955），页 24~25。

4　刘乐贤，《睡虎地秦简〈日书诘咎篇〉研究》，《考古学报》1993 年 4 期，页 438、447。

5　王子今，《秦法"刑弃灰于道者"试解——兼说睡虎地秦简〈日书〉"鬼来阳（扬）灰"之术》，《陕西历史博物馆馆刊》8 辑（2001）。

> 越人杀了三代的国君，王子搜很忧惧，逃到丹穴。越国没有国君，找不到王子搜，跟踪到丹穴。王子搜不肯出来，越人用艾草薰他。用君王的车舆来载他。[1]

越人以烟熏洞是为了逼使王子搜离开丹穴吗？也许。但为什么特别使用艾草呢？这则故事也收录在《吕氏春秋·贵生》，陈奇猷说："薰之以艾，所以去不祥也。"[2]王子搜进入莫名的洞窟之中，艾草除了熏烟使之不能久留自走出之外，应该也有被除不祥的效用罢。又，南朝梁人宗懔《荆楚岁时记》记载：

> 五月五日，谓之浴兰节。四民并蹋百草之戏，采艾以为人，悬门户上，以禳毒气。[3]

《夏小正》提到了五月蓄兰为沐浴的礼俗大概即是稍后"浴兰节"所本罢。古人在五月五日以艾草禳毒气未必迟至《荆楚岁时记》才出现。另外有采艾以为人形的礼俗，《师旷占》有别说："岁多病，则病草先生，艾是也。今人以艾为虎形，'至有如黑豆大者'，或剪丝为小虎，粘艾叶以戴之。"[4]无论采艾制成人形或虎形，功用是一样的，即有禳除病邪的效用。

如果我们还没忘记的话，如本章前言所示，艾草是引取天火的主要燃料，其作用为何？目前有不少学者承认，中国早期的甲骨占卜很可能即以艾草作燃料。宋镇豪复原的甲骨占卜程序有所谓的"灼骨"一项：

> 卜者用艾绒或干火草捻成圆柱状或豆粒状成椎形，置于羊胛骨的无脊面，持火绳绕骨数圈，点燃骨上的艾绒或火草，一般是从骨扇宽薄一端开始燃起，一排排地也依次烧向骨臼一端，直至骨面布满灼痕为止，

1　陈鼓应，《庄子今注今释》（台北：台湾商务印书馆，1987），页 815。

2　陈奇猷，《吕氏春秋校释》（台北：华正书局，1985），页 78。

3　王毓荣，《荆楚岁时记校注》（台北：文津出版社，1988），页 156~157。

4　王毓荣，《荆楚岁时记校注》，页 157。

> 每骨可烧八九次至十余次。卜者开始念念有词，并不时吹火助燃，有时
> 还要在卜骨的正面用火迅速点一下，务使骨面出现轻微裂纹。[1]

我们不难想象：掌握上述技术的巫者，以艾草蒸熏人体，祝祷驱除疫鬼；或者将艾草布在患者的局部，吹火助燃，并且初步把观察卜骨兆纹的灵感与人体表面血脉的形象联系起来。[2]

艾的咒疗法源源流长，孙思邈辑录的《禁经》有持艾叶受禁的法术；[3]同时，孙思邈也将古典医学的诊气色的方法与占卜之术相通之处模拟："夫五脏应五行，若有病，则因其时色见于面目，亦由灼龟于里，吉凶之兆形于表也。"[4]中国医学表里（内外）的核心概念，即是在这种灼龟巫术的土壤上开出了第一批花朵。

艾灸法实际操作的方法细节，并无现存史料可征。马王堆帛书《五十二病方》保留为数可观的巫术疗法，[5]其中包括二则灸疗法。其一，"取粗麻的碎末裹在干燥的艾叶里，在癫疝患者的头顶正中部灸治，要把局部皮肤烧溃烂为止。"[6]另一方，肛门瘙痒并同时有痔病，治之以熏灸法：在地上挖坑，约盆状大小，先点火让坑内干燥，之后，把艾、柳蕈（药名）置于坑内燃烧。患者则坐在坑上的穿孔陶盆之上，直接烧烤病灶。[7]由上述二则艾灸法显示，这种治疗主要是取艾草燃烧后所产生的热力与烟气。一如前述《庄子》越王子搜的故事所暗示，熏之以艾，应该也是着重艾草燃烧后散发的气味。而且与今天养生的灸法不同，古代的灸法灼伤人体局部，造成疼痛，产生难以去除的灸疤。

1　宋镇豪，《殷墟甲骨占卜程式的追索》，《文物》2000 年 4 期，页 40。另参见周一谋等，《马王堆医学文化》（上海：文汇出版社，1994），页 39。

2　马伯英，《中国医学文化史》（上海：上海人民出版社，1994），页 192。

3　朱邦贤、陈文国，《千金翼方校注》（上海：上海古籍出版社，1999），页 820。

4　朱邦贤、陈文国，《千金翼方校注》，页 705。

5　马继兴，《马王堆古医书考释》，页 109~119；山田庆儿，《夜鸣之鸟》，收入刘俊文主编，《日本学者研究中国史论著选译，第十卷》（北京：中华书局，1992），页 221~236。

6　马继兴，《马王堆古医书考释》，页 483。

7　马继兴，《马王堆古医书考释》，页 527。

如上所说，艾除了使用在占卜、祭祀方面以外，另有医理以及应用方面的探讨。例如，汉元帝时史游撰《急就篇》便有"半夏皁荚艾囊吾"的记载，内容是各式各样的药材，颜师古解释说："艾，一名冰台，一名医草"。[1] 东汉中叶崔寔《四民月令》则有艾的采集时间。[2] 另，《神农本草经》中，艾名为白蒿，已有药性的记载：

> 白蒿，味甘，平。主治五脏邪气，风寒湿痹，补中益气，长毛发令黑，少食常饥。久服轻身，耳目聪明，不老。生川泽。[3]

艾草使用多为艾叶，陶弘景《名医别录》说：

> 艾叶，味苦，微温，无毒。主灸百病，可作煎，止下痢，吐血，下部虫匿疮，妇人漏血，利阴气，生肌肉，辟风寒，使人有子。一名冰台，一名医草。生田野。三月三日采，暴干。作煎，勿令见风又，艾，生寒熟热。主下血、衄血、脓血痢，水煮及丸散任用。[4]

艾叶的药性偏向温、热，也许是汉代人早已有的见解，因此，灸法一般是宜寒病或虚证。

灸法进一步理论化见于出土医书与《内经》。马王堆《脉书》（《足臂经》、《阴阳经》）每一脉之后记载疾病，并说明以灸法治疗。全书完全不涉及针法。目前资料所示，灸法与针法之间似乎没有直接继承发展的关系。马王堆《脉法》进一步提及："气也者，利下而害上，从暖而去清焉。"[5] 人体之气具有向

1　史游，《急就篇》（钦定四库全书本），页50。

2　石声汉，《四民月令校注》（北京：中华书局，1965），页25。

3　曹元宇辑注，《本草经》（上海：上海科学技术出版社，1987），页96~97。

4　尚志钧辑校，《名医别录》（北京：人民卫生出版社，1986），页155。

5　马继兴，《马王堆古医书考释》，页276。

上与趋向温热的两种特性。《脉法》又说："故气上而不下，则视有过之脉，当还而灸之。"[1] 由于气有"害上"也就是对于身体上部产生有害的影响，所以，当逆气上冲、滞留不下而产生疾病时，则诊察是哪一条脉所患的症状，并在该脉循行路径上与逆气相反的身体部位，使用灸法来治疗。由此可见，气是一种流动的能量，同时也是患者自体的感觉，透过灸法可以疏导人体之气的流向。《素问·调经论》也论及气趋暖的特性，"血气者，喜温而恶寒，寒者泣不能流，温则消而去之"，如上所述气有喜欢温暖的趋向，寒冷则使脉道凝滞，而灸法温暖气血而使之易于运行。在临床方面，如遇患者阳气衰竭，罹患沉寒痼冷的疾病，以灸法为宜。《灵枢·官能》："针所不为，灸之所宜。"也就是说，针法兴起后，并没有完全取代灸法；事实上直到今天，针、灸仍然是互补并存的关系。

艾咒疗法逐渐脱离巫术的氛围，大概迟至战国与新兴脉的学说相结合。《灵枢·经水》："其治以针艾，各调其经气。"《灵枢·官能》："徐而安静，手巧而心审谛者，可使行针艾，理血气而调诸逆顺，察阴阳而兼诸方。"艾（灸法）从驱逐疫鬼，到了这个阶段与气论有更为紧密的关系。

灸火的双重性

艾草从战国时代起便作为引取太阳之火之物。艾最早的别名"冰台"，宋人陆佃《埤雅》："《博物志》言削冰令圆，举而向日，以艾承影则得火。则艾名冰台，其以此乎？"传统学者多同意此说。[2] 不过冰透镜制作不易，一般人更多是用阳燧的凹面镜取火，而且同样是以艾草为引火的材料。灸法的火源，史料所示，毫无例外是以阳燧之火也就是天火为上选。我们无法确定，在实际的灸法操作；这条原则是否被严格遵守；其实灸法的文献也特别提到天阴、夜晚或紧急备难等不同时间或情况的替代方案。总结来说，艾火的火

1　马继兴，《马王堆古医书考释》，页282。

2　李时珍，《本草纲目》，页935。

源以天火为主。

灸疗使用不同的火源会产生不同的疗效吗？现代人用艾条养生，灸关元、气海、命门或中脘等穴，用打火机、火柴点燃的艾绒所产生的效果会与天火有所差别吗？我们无从得知。火疗法的起源除了涉及艾火之外，而且还与古人的天火信仰有关。天火倒底有哪些特性呢？灼烧人体的天火又有什么特殊的疗效？

太阳之火在古代象征纯阳之气。马王堆房中养生书《十问》提到以太阳之火烹煮药品或食物：

> 一定要常见日、月而接受其光照，服食松脂柏实，饮用牛羊奶或动物阴茎、睾丸之类所熬的汤，可以延缓衰老而恢复健壮，使容颜美丽、润泽而焕发着光彩。夏季三个月可以去掉火，利用日光焦聚来烹煮药品或食物，吃了这样的药食就变得智慧聪明。[1]

这里特别提到一种夏季取天火的养生术。用日光烹煮药食为例可以让人智慧聪明？《周礼·司烜氏》郑玄的注说："取日之火、月之水，欲得阴阳之絜（洁）气也。"换言之，太阳之火是纯阳之气。

以阳养阳，大概便是这一类方术的操作机制罢。如果用当时的术语即是"感应"。这也是阳燧取天火的原理。《淮南子·览冥》说，阳燧从太阳取火、方诸自月亮取露水，天地之间奥妙无穷，即使工于历术的人也不能悉举其规律。然而，"掌握之中，引类于太极之上，而水火可立致者，阴阳同气相动也。"同书《天文》说："物类相动，本标相应，故阳燧见日则燃而为火。"阳燧之所以可以引取天火，主要建立在同气相动的感应原理。感应即是以气作为中介，在同类或类似的事物之间所产生的一种远距离的作用力。《论衡·定

1　周一谋，《马王堆汉墓出土房中养生著作释译》（海峰出版社、今日中国出版社，1992），页58。

贤篇》即说："用阳燧取火于天，消炼五石，五月盛夏，铸以为器，乃能为火。"据说铸造阳燧必须择取五石（矾石、紫石英、白石英、赤石脂、钟乳）等良材，并选择五月盛夏阳气偏盛的时候作镜。此外，在《论衡·率性篇》也说："五月丙午日中之时，消炼五石，铸以为器，磨砺生光，仰以向日，则火来至。此真取火之道也。"丙、午在天干地支的数术配属为火，日中之时属性亦为火，换言之，铸造阳燧反映了一种阴阳数术的思维——以阳（阳燧）召阳（天火），亦即，透过阳燧这种通天的法器为媒介，将太阳之火转化为一种纯阳的洁气——也就是祭祀所谓的"明火"。东汉许慎在注解《淮南子》有关阳燧取火时说："日高三、四丈，持以向日，燥艾承之寸余，有顷焦，吹之而得火。"[1] 医书有关灸法火源的原则亦遵循这个说法。

太阳纯洁之气具有被除人身的作用。天津市艺术博物馆藏汉代阳燧一枚，其背面外圈铭文说："五月五，丙午，火遂可取天火，除不祥兮。"[2] 1982年，陕西绥德县发现的东汉永元八年（96）的墓西门坎左角阴刻"阳遂"二字，大概也具有除去不祥的效果。[3] 此外，阳燧在汉代也作为吉祥套语。如汉代的阳遂诜有"大吉，宜用，富贵阳遂"的铭文。[4] 另日本河内国中河内郡高安村大字郡川古墓出有画像镜一，镜铭说："尚方作竟（镜）自有纪、辟去不羊（祥）宜古市，上有东王父西王母，令君阳遂多孙子兮。"[5] 这里的"阳燧"是什么意思呢？为什么阳燧从取火工具的名称转而成为吉祥或避邪的用语呢？

阳燧与天相通，引取天之洁气。燧或写做遂，有通达、通畅的意思。举

1　王锦光、洪震寰，《中国光学史》，页41。

2　李东琬，《阳燧小考》，页370；另见陈邦怀，《汉火燧铭文跋》，收入氏著，《一得集》（济南：齐鲁书社，1989），页228~229。陈氏对天津艺术博物馆藏的阳燧的铭文考释为："五月五丙午，火遂可取，天火保死，祥兮"。

3　绥德县博物馆，《陕西绥德汉画像石墓》，《文物》1983年5期，页31。

4　容庚，《秦汉金文录》（台北："中央"研究院历史语言研究所影印，1992），页269。

5　何堂坤，《中国古代铜镜的技术研究》（北京：中国科学技术出版社，1992），页269。

例来说,《文选·洞萧赋》形容洞萧之声:"被淋洒其靡靡兮,时横溃以阳燧",张铣的注释以为萧声"忽如水流之纵横溃乱,复有清畅之音以通达也"。毫无疑问,阳遂有通达的意思,而且与水流的意象有关系。

讨论至此,我们对灸法的操作逻辑有初步的了解:以阳燧接引太阳之火,燃烧艾草,纯阳的洁气产生的热力与气味用来被除患者身体的不洁,并且舒通其血脉。灸疗法与经脉知识的发展的确有直接的证据。《说苑·辨物》提及了上古的巫医俞柎:"俞柎之为医也,搦脑髓,束肓莫,炊灼九窍而定经络,死人复为生人。"[1] 这里的炊灼技术大概指灸疗一系的外治方法罢。

灸法以天火作为火源见于《黄帝虾蟆经》等医学文献。《黄帝虾蟆经·辨灸火木法》说:

> 松木之火以灸,即根深难愈。柏木之火以灸,即多汁。竹木之火以灸,即伤筋,多壮筋绝。橘木之火以灸,即伤皮肌。榆木之火以灸,即伤骨,多壮即骨枯。枳木之火以灸,即陷脉,多壮即脉溃。桑木之火以灸,即伤肉。枣木之火以灸,即伤骨髓,多壮即髓消。右八木之火以灸,人皆伤血脉肌肉骨髓,太上阳燧之火以为灸,上次以礌石之火常用,又槐木之火灸,为疮亦差,无者膏油之火,益佳。[2]

这里并不是说在艾灸之外,还有松、柏、竹、橘、榆、枳、桑、枣八种质材的灸法。而是灸法不直接使用上述木柴取火作为火源。火源以天火为上选,敲击火石取火次之。天阴无日则钻槐木取火,或用膏油之火作为火源。

阳燧铜镜掌握于巫师等少数人手中,主要使用于祭祀的场合。卫宏《汉旧仪》:"皇帝唯八月饮酎。车驾夕牲,牛以绛衣之。皇帝暮视牲,以鉴燧取水于月,以阳燧取火于日,为明水'火'。"另,《旧唐书·礼仪志》:"今司宰

---

1 赵善诒,《说苑疏证》(台北:文史出版社,1986),页552~553。
2 《黄帝虾蟆经》,页67~68。

有阳燧，形如圆镜，以取明火。"由于阳燧的记载，多与祭祀有关，故学者推断："阳燧并非是日常生活中普遍使用的取火工具，似只使用于宗教仪式之中。因为古代人们对太阳有一种特殊的信仰，取自太阳的火被认为是神圣的火。"[1]中国医家对天火的信仰应该即与巫者引取天火的礼仪有关。换言之，以太阳之火为火源的灸法曾一度垄断于祝宗卜史一系天官的手中。

　　灸法既可引天火来通畅血脉，与之相关的是气论的问题。气是中国古典医学的核心概念。气作为自然界生生不息的流体，大概在战国时代也广泛应用于生命、身体等方技之学的相关范畴。[2]目前最早的行气、导引的出土物《行气铭》，内容涉及沿人体中轴线任督行气的小周天功。[3]《行气铭》的"炁"字为何从"火"？《行气铭》是战国时代的器物，其内容所说的"炁"，据杨儒宾的说法此字似是后汉以降道教徒惯用"炁"字的先导，而《行气铭》指的是对先天之气的搬运，下开后代内丹之术的先河。[4]不过，有趣的是，先秦文字除了《行气铭》的炁从火以外，汉代的气字皆从米，一般学者都认为"炁"这个异体字恐是例外。[5]但近年出土的文献所示，战国文字的气皆从火，可见《行气铭》并不是孤立的例证。

　　目前几批战国文物显示，气字皆从火。《楚帛书》、包山楚简等作"煕"，郭店楚简作"燹"，[6]也就是说，后世道教徒常用的炁字并非晚出，而是先秦古文。有一佐证是宋代郭守恕《汗简》，该书所收几个的古文气字也都从火。

1　汪宁生，《我国古代取火方式的研究》，页122。

2　杜正胜，《从眉寿到长生——中国古代生命观念的转变》，《"中央"研究院历史语言研究所集刊》66本2分（1995），页442。

3　李零，《中国方术考》（北京：人民中国出版社，1993），页323。

4　杨儒宾说，见杨儒宾主编，《中国古代思想中的气论与身体观》（台北：巨流图书公司，1993），页13、32，《导读》。

5　户川芳郎，《训诂中出现的气的资料》，收入小野泽精一等编，《气的思想——中国自然观和人的观念的发展》（上海：上海人民出版社，1992），页212。

6　何琳仪，《战国古文字典——战国文字声系》（北京：中华书局，1998），页1197；袁国华，《郭店楚简研究·第一卷·文字篇》（台北：艺文印书馆，1999），页278~279。

《汗简》一书自著成以来罕有人留意，特别是此书收录了不少怪诡文字，学者多起疑心。但近年来先秦古文字不断出土证明该书所收古文保存不少可信的材料。例如，《汗简》的几个气字即可与出土战国文字相印证。[1]

《汗简》录取的几个氕字无疑与日光或天火的信仰有关。炁，"气，出《淮南王上升记》"，《上升记》应是汉代道家书罢。[2]燹，亦是气字的又一古文，相同从火。[3]这里的火即是天火。《汗简》的气另作昈，此字即气的古文煕。[4]元熊忠《古今韵会举要》说，气古作煕、氕、昈。[5]煕，即是日气之意；氕、昈从火，这里火指的是天火、日气。[6]所以，与《行氕铭》同时代的《楚辞·远游》说："餐六气而饮沆瀣兮，漱正阳而含朝霞。"（行气之人吸食天地之间六气渴饮清露，含漱朝霞而呼吸日中之气）另外，《素问·生气通天论》："阳气者若天与日，失其所，则折寿而不彰，故天运当以日光明，是故阳因上卫外者也。"在这里，将人体的阳气与天火相模拟。太阳若不能正常运行，万物不能存活；人体的阳气运作失常，同样也会短命折寿。而且，天之阳气与养生之道密不可分，《素问·生气通天论》："圣人传精神，服天气而通神明"，善于养生的人，专一精神，服食运行天之阳气，保持人体的生气与天气的通畅，便是相同的道理。

如上所说，天火的运行与人体内的阳气有关，《素问·阴阳应象火论》还用"壮火"、"少火"来说人体生理病理与活动力的两种气。壮火是病理之气，人体过于亢阳会促使元气衰弱；而少火是正常的生理之气，微阳能使人的元气畅旺。这里的"火"无疑即是气的同义词。古人观察到火燃烧有蒸汽上腾的形象，"氕"字从火大概便是这个用意罢。而《行氕铭》的气应该具指日光与人体

1　黄锡全，《汗简注释》（武汉：武汉大学出版社，1990）。

2　黄锡全，《汗简注释》，页 315。

3　黄锡全，《汗简注释》，页 363。

4　黄锡全，《汗简注释》，页 73。

5　熊忠，《古今韵会举要》（影印文渊阁四库全书本第 238 册，台北：台湾商务印书馆），页 667。

6　冷鹏飞，《释"炁"——早期道教思想研究》，《中国哲学》15 辑（1992），页 161。

之气罢。

过去学者讨论气的学说多与古人对"风"的想象联系起来。[1]不过大量出土的先秦文字"炁"无论如何促使这个旧说必须稍做修正了。与此相关的是汉画像石的"扁鹊针灸行医图"为什么扁鹊的形象是神鸟的造型呢？有人猜测是由鸟图腾崇拜派生出来的鸟形神医的画像题材；另外有人从风神的传说将神医形象附会与凤鸟有关。[2]有趣的是，目前出土所有象征太阳的图像都做禽鸟之形，包括阳燧也是以鸟的图形表现。[3]如果说画像石的神医形象是太阳天火的化身，放在这篇文章的脉络来理解应该是说的通罢。[4]

灸法为什么要使用天火作为火源呢？我们发现火在古代祭仪有洁净、被除不祥作用。在灸法的操作中，火具有双重性：天火—阳燧—艾火，巫者以其所掌握的取火镜为媒介，沟通天气与人气，而达到通畅患者血脉、去除疫鬼的治疗效果。

"火"的想象技术史

燃烧艾草后烧灼人体局部以治疗疾病的灸法倒底是从哪里诞生的呢？本章从古典医学对火的想象与操作重新思考灸法的起源。

灸法为什么使用艾？艾草至少在战国时代即用来作为引取天火的物质。烧灼疗法曾经从占卜的过程得到灵感。巫者将灼龟观察兆纹与人体表面的血脉的形象取得初步的联系，并根据数术对医学知识进一步体系化，无疑是水到渠成的事了。艾草广泛的应用在蒸熏驱邪的仪式，其燃烧产生的气味大概

1　例如，冯友兰，《先秦道家哲学主要名词通释》，收入氏著，《中国哲学史论文二集》(上海：上海人民出版社，1962)，页177。

2　刘敦愿，《汉画像石中的针灸图》，收入氏著，《美术考古与古代文明》(台北：允晨文化公司，1984)，页356~362；加纳喜光，《医书所见的气论——中国传统医学中的疾病观》，收入小野泽精一等编，《气的思想》，页277。

3　孙机，《中国圣火》(沈阳：辽宁教育出版社，1996)，页4~11。

4　参见王晖，《周人尚"火"与赤鸟赤色崇拜考》，收入氏著，《商周文化比较研究》(北京：人民出版社，2000)，页444~458。

也可以用来祓除引起疾病的鬼怪罢。

那么，灸法的火源为何坚持使用天火呢？火疗法利用不同的火源会产生不同的疗效吗？古代医家的答案是肯定的。在当时流行的阴阳思维下，天火属于阳气，透过阳燧的转化汲取纯阳之气点燃性属温热的艾草而进行治疗。而疫鬼在这样的思维下，应该属于阴邪的力量。透过天火阳气对人体内的疫鬼进行驱除。灸法的操作逻辑即：炁—脉—感应的关系。[1] 我们也知道操作阳燧的技术只存在少数人（巫师集团）之手中，灸法的起源无疑孕育于巫术的氛围。古代的社会习惯、文化符号与技术发明之间，并不只是彼此诠释，而是两者有着互赖依存的关系。

炁—脉—感应是中国医学的核心概念群。由此核心概念的结合与派生而形成了中国医学独特的文化范畴。[2] 这些古典的医学知识至今仍有创造转化的契机吗？中国针灸技术的原理是肯定生命与宇宙之间的感通，可以说是一种"形而上的先决"。基于对这样信念的委身，古典医学才有不断创新的原动力。削冰成镜或磨去阳燧上的铜锈以接引天火（圣火），难道这不是研究中国科技史的学者们责无旁贷的使命吗？

7 "附子"毒药在政治中的运用

淳于衍：哎呀夫人哪，不是阿衍不愿，那宫中帝后服药，需要医官先尝。若是依计而行，阿衍自己岂不先要送命了。夫人……

霍夫人：哎呀阿衍，你要给我想想办法，我老侯爷权倾天下，若

---

1 火论与气论的关系，是古典医学的核心课题之一。初步的研究见徐仪明，《性理与岐黄》（北京：中国社会科学出版社，1997），页 71~92。

2 Roy G. D., Andrade , *The Development of Cognitive Anthropology* (Cambridge: Cambridge University Press, 1995).

有三长两短，一切由我担当。

淳于衍：这……让我再想想看。

霍夫人：阿衍……

淳于衍：夫人，有了！坐褥忌热药，我用附子汤。

霍夫人：附子汤？

淳于衍：常人吃不死，能送产妇亡！

——顾锡东《汉宫怨》[1]

完美的谋杀？

这个故事一开始只是关于两个女人之间的秘密。她们各有所图：霍光夫人显处心积虑地把自己的女儿推上后座，女医淳于衍则为夫婿请托更好的职位；为了达成目的，她们必须合谋除去另一个女人——皇后许平君。取材自正史的越剧《汉宫怨》，编剧者的中医药常识有限，竟然认为"附子汤"能够通过宫中的安检并致人于死。

宣帝朝期间发生的许平君皇后谋杀疑案，是西汉宫廷史饶富戏剧性的一页。宣帝刘病已（后改名询）即帝位也具有戏剧性。他是武帝之孙，其父死于"巫蛊之祸"[2]时，宣帝仅出生数月。之后，他辗转被抚养于宫廷旁舍的掖庭。暴室啬夫许广汉有女名平君，嫁与病已为妻，一年后生子刘奭（即后来的元帝）。不久，霍光等废昌邑、迎病已；公卿大臣有意将霍光女成君许与宣帝，未成。宣帝不忘贫贱夫妻，立许平君为皇后，这个决定急坏了一心想把自己女儿推向后座的霍光夫人。本始三年许皇后再度怀孕，女医淳于衍被召入宫，行前，其夫嘱衍向霍夫人辞行并代为求官。霍显因之心生一计，《汉

1　顾锡东，《汉宫怨》（杭州：浙江文艺出版社，1984），页22~23。

2　浦慕州，《巫蛊之祸的政治意义》，《"中央"研究院历史语言研究所集刊》57本3分（1986），页511~551，有详细的讨论。

书·外戚传》载：

> 霍光夫人显欲贵其小女，道无从。明年，许皇后当娠，病。女医淳于衍者，霍氏所爱，尝入宫侍皇后疾。衍夫赏为掖庭户卫，谓衍"可过辞霍夫人行，为我求安池监。"衍如言报显。显因生心，辟左右，字谓衍："少夫幸报我以事，我亦欲报少夫，可乎？"衍曰："夫人所言，何等不可者！"显曰："将军素爱小女成君，欲奇贵之，愿以累少夫。"衍曰："何谓邪？"显曰："妇人免乳大故，十死一生。今皇后当免身，可因投毒药去也，成君即得为皇后矣。如蒙力事成，富贵与少夫共之。"衍曰："药杂治，当先尝，安可？"显曰："在少夫为之耳。将军领天下，谁敢言者？缓急相护，但恐少夫无意耳！"衍良久曰："愿尽力。"即捣附子，赍入长定宫。皇后免身后，衍取附子并合大医大丸以饮皇后。有顷曰："我头岑岑也，药中得无有毒？"对曰："无有。"遂加烦懑，崩。衍出，过见显，相劳问，亦未敢重谢衍。后人有上书告诸医侍疾无状者，皆收系诏狱，劾不道。显恐（事）急，即以状具语光，因曰："即失计为之，无令吏急衍！"光惊愕，默然不应。其后奏上，署衍勿论。[1]

自古妇女临产十死一生；霍光夫人见有机可乘，利用皇后娩身之时除之后快。执行谋杀任务者为淳于衍，史书称之为"女医"或女侍医、乳医等。[2]淳

1　班固，《汉书》（台北：洪氏出版社，1974），卷97，《外戚传》，页3966。又，同书《霍光传》："始许后暴崩，吏捕诸医，劾衍待疾亡状不道，下狱。吏薄问急，显恐事败，即具以实语光。光大惊，欲自发举，不忍，犹与。会奏上，因署衍勿论。"（卷68，页2952）。请参见安作璋主编，《后妃传》（郑州：河南人民出版社，1991），页69~77。

2　章太炎，《中国妊育医术述略》，收入《章太炎全集》（八）（上海：上海人民出版社，1994），页461~462。关于先秦两汉时代妇产医学并没有较理想的研究；一个提纲式的鸟瞰见袁家麟，《中医妇科纲要》（北京：中国中医药出版社，2004）。Angela Ki Che Leung, "Women Practicing Medicine in Premodern China," in Harriet T. Zurndorfer（ed.），*Chinese Women in the Imperial Past: New Perspectives*（Leiden: Brill, 1999），pp.101~134；这篇论文对女性医者在传统中国的实践活动，有极为系统而深入的分析。

于衍有求于人，故答应霍显的委托。从上引的史料，淳于衍被开释勿论后，下落不明。[1] 而霍光对整件事似乎不知情，但由霍显向淳于衍夸口现在大将军统天下及霍光在事发之后的处理来看，这一对夫妻疑有共谋关系。

关于许平君皇后谋杀案，吕思勉、李贞德二位学者有比较深入的讨论。吕思勉推测，弒许皇后根本为莫须有之事，原因是"附子非能杀人，尤不能杀人于俄顷间。"[2] 而李贞德论文重点在于女医的医药知识之来历或背景；她的意见与吕思勉不同："附子有剧毒，需经炮制等方式处理。淳于衍仅捣之以合大丸毒害皇后，其熟知药性当无疑义。"[3] 然剧毒之药何其多，陶弘景即说："毒中又有轻重，如狼毒、钩吻，岂同附子、芫华辈耶？"[4] 为何淳于衍选择附子入宫行毒？淳于衍以附子合大丸（不是"附子汤"）之中有何用意？在宫廷尝药安检制度之下，她又是如何达成谋杀的任务？

女医淳于衍究竟如何完成不可能的任务又得全身而退。以下，我将围绕着附子能不能杀人于俄顷，以及淳于衍如何通过尝药而毒死皇后等两条主线，重新考证许平君皇后谋杀案的虚实；期待透过医学史角度来考虑中国宫廷（妇女）史的一些真面目。

附子生人亦能杀人

选用哪一种毒药对许皇后下毒？虽然霍光夫人有信誓旦旦"缓急相护"的保证，但谁也不敢说事迹不会败露，因此引来杀身灭门之祸。所以，淳

---

1 《汉书》记载霍显毒杀许皇后，怕人察觉，"亦未敢重谢衍"，但《西京杂记》的"霍显为淳于衍起第赠金"条下云："霍光妻遣淳于衍蒲桃锦二十四匹，散花绫二十五匹，绫出钜鹿陈宝光家，宝光妻传其法。霍显召入其第，使作之。机用一百二十（食蟲）。六十日成一匹，匹直万钱。又与走珠一琲，绿绫百端，钱百万，黄金百两，为起第宅，奴婢不可胜数，衍犹怨曰：吾为尔成何功，而报我若是哉！"见向新阳、刘克任，《西京杂记校注》（上海：上海古籍出版社，1991），页 30。

2 吕思勉，《秦汉史》（台北：台湾开明书店，1983），页 153。

3 李贞德，《汉唐之间的女性医疗照顾者》，《台大历史学报》23 期（1999），页 141。

4 尚志钧、尚元胜，《本草经集注》（北京：人民卫生出版社，1994），页 19。关于《本草经集注》的初步研究，见钟国发，《陶弘景评传》（南京：南京大学出版社，2005），页 353~361。

衍最好让有宿疾又刚生完小孩的许皇后，死时像是因极度虚弱、痼疾复发；"妇人免乳大故"，就算贵为皇后也不例外！

汉人所知之毒药不下百种，[1] 淳于衍为何独取附子一味？

为了达成霍光夫人之交托，选用的毒药理想上具备以下特点：无色无味；毒性发作时间稍迟（以便有不在场证明，诸医可均分责任）；一旦受害者中毒则十分猛烈；即使中毒也像急病突来；就算被人疑心下毒，也无药可解；死者中毒症状不明显，连司法检验亦莫可奈何，等等。凡中毒而亡多少会有若干症状可稽。[2] 宋慈的《洗冤录》成书稍晚，但书中陈述中毒特征或有一定普遍性："凡服毒死者，尸口眼多开，面紫黯或青色，唇紫黑，手足指甲俱青黯，口眼耳鼻间有血出。"[3] 但是，"腹脏虚弱老病之人，略服毒而便死，腹肚、口唇、指甲并不青者，却须参以他证。"[4] 许皇后新产又有宿疾，其中毒所需剂量不必太大。

每种毒药特性不一。举例来说：踯躅服下会嗜睡，甚至有幻觉产生。巴豆会导致腹泻下痢不止。斑猫接触后即见疱疹状之皮肤炎。蜈蚣、蜘蛛之毒，需经叮咬才会发作。而诸菌之类的毒药香味独厚，中毒剂量较高。砒霜毒性最烈，用量少，但中毒者死相难看，易于检出。[5] 因此，淳于衍选用的毒药不能让许皇后七孔血出暴毙，以免他人一眼即看穿可能遭到下毒；但也不能药效太慢，好让其他医官从容不迫地将皇后救活。而且，这味毒药要容易取得，最好就是医者日常用药。由上述的各种考量，淳于衍捣附子带入长定宫是相

---

1 王家葵、张瑞贤，《神农本草经研究》，（北京：北京科学技术出版社，2001），第 76 页。

2 阎晓君，《出土文献与古代司法检验史》（北京：文物出版社，2005），第 69~80 页。

3 杨奉琨，《洗冤集录校译》（北京：群众出版社，2005），第 69~80 页。

4 杨奉琨，《洗冤集录校译》，第 72 页。

5 砒霜首次进入本草书，见于五代《日华子本草》。砒石、砒黄、砒霜都含三氧化二砷；红砒也含有三氧化二砷，但杂有少量三硫化二砷，皆有剧毒。详见尚志钧辑释，《日华子本草》（合肥：安徽科学技术出版社，2005），第 28~29 页。

当聪明的决定。

附子不是一种药而是一类药。[1]这一类药按其生长的部位或采收的时间，各有不同的名称，其实是同源的药物。《史记·苏秦列传》："臣闻饥人所以饥而不食乌喙者，为其愈充腹而与饿死同患也。"《史记正义》引《广雅》云："燕奚，毒附子也。一岁乌喙，三岁为附子，四岁为乌头，五岁为天雄。"[2]张华的《博物志》的说法更直接："乌头、天雄、附子，一物，春秋冬夏采各异也。"[3]另外，大约成书于南北朝的《雷公炮炙论》附子条下，主要是以同一植物不同部位、形状等赋予五种异名：

> 有乌头、乌喙、天雄、侧子、木鳖子。乌头少有茎苗，长身乌黑，

1　《神农本草经》将附子、乌头、天雄列为下药（下品）；《本草经集注》则将天雄、乌头、附子、侧子列为"草木下品"。见马继兴，《神农本草经辑注》（北京：人民卫生出版社，1995），页330~334；尚志钧、尚元胜辑校：《本草经集》，页341~345。有关附子的讨论，参见余欣，《"附子"考——从一类药物看东西物质文化交流》，《文史》2005年3辑，页121~140；邢斌主编，《危症难病倚附子——现代名医运用附子经验荟萃》（上海：上海中医药大学出版社，2006年）；乔登元、杨硕平，《〈金匮要略〉对乌头、附子的运用》，《中国医药学报》9卷5期（1994年），59；王万祖，《〈金匮要略〉附子对药刍议》，《四川中医》1994年1期，页15~16；杨明、徐楚江、张为亮，《炮附子的文献探讨》，《中国中药杂志》19卷11期（1994年），页664~666；杨晓华、杨春礼、张林玉，《附子炮制方法的研讨》，《黑龙江中医药》1995年6期，页45~46；吕志杰，《乌头（附子）的功效、用法、中毒及解救探讨》，《河北中医学院学报》10卷4期（1995年），页35~37；帅在芬，《〈伤寒论〉用附子诸方的探讨》，《河北中医学院学报》10卷3期（1998年），页122~123；陈玉彪、徐涛，《张仲景运用附子组方浅析》，《安徽中医临床杂志》11卷5期（1999年），页58~59；陈新政，《〈伤寒论〉中附子的运用特点及应用近况》，《陕西中医》23卷8期（2002年），页751~758；梁树珍、曲国宾，《从〈伤寒论〉用附子谈用药的技巧性》，《山东医药工业》21卷1期（2002年），页45~46；秦永刚、张美荣、张建平、李青，《不同蒸煮时间对附子强心作用及心脏毒性的影响》，《医学信息》15卷10期（2002年），页618；唐迎雪，《附子配伍方法之探析》，《中国医集学报》18卷9期（2003年），页538~540；廖庆文、张裕民，《毛茛科乌头属药用品种及来源特征辨析》，《湖南中医药导报》9卷11期（2003年），页49~51；周刚、龚千锋、徐刚，《天雄的本草考证》，《中药材》26卷6期（2003年），页441~443；符华林，《我国乌头属药用植物的研究概况》，《中药材》27卷2期（2004年），页149~152；高连印，《〈伤寒论〉中附子的应用特点》，《北京中医》24卷3期（2005年），页174~175。

2　司马迁，《史记》（台北：鼎文书局，1984），卷69，《苏秦列传》，页2263。

3　范宁，《博物志校证》（北京：中华书局，1980），页47。

少有傍尖。乌喙皮上苍，有大豆许者孕八、九个周围，底陷，黑如乌
铁。天雄身全矮，无尖，周匝四面有时孕十一个，皮苍色，即是天雄。
并得侧子，只是附子旁，有小颗附子如枣核者是。木鳖子只是诸喙、
附子、雄、乌、侧中毗穗者，号曰木鳖子，不入药中用，若服，令人
丧目。[1]

上引文中，所谓木鳖子是乌喙、附子、天雄、乌头、侧子中之琐细者，误用
可致人失明，其毒性之烈可矢口。到了南宋杨天惠撰《彰明县附子记》认为
附子有七种、本同而名异："附子之品有七，实本同而末异。其种之化者为
乌头，附乌头而旁生者为附子，又左右附而偶生者为鬲子，又附而长者为天
雄，又附而尖者为天佳，又附而上出者为侧子，又附而散生者为漏蓝，皆脉
络连贯，如子附母，而附子以贵，故独专附名，自馀不得与焉。"[2] 乌头，为附
子等诸药之母根；它也是附子使用较广的一个异名。

药理学家 William Withering 说："小剂量的毒物是最好的药物。"[3] 附子等一
类的药，在汉代诸毒药之中是最广为人知的药物。《淮南子·缪称》说："天
雄、乌喙，药之凶毒也，良医以活人。"[4] 成书于汉元帝初元之年的《急就篇》，

1　顿宝生、王盛民主编，《雷公炮炙论通解》（西安：三秦出版社，2001），页179~180。关于
《雷公炮炙论》的成书年代，见周瀚光、戴洪才主编，《六朝科技》（南京：南京出版社，2003），
页115~122；尚志钧、林乾良、郑金生，《历代中药文献精华》（北京：科学技术文献出版社，
1989），页170~173。

2　杨天惠《彰明县附子记》已佚。现存内容见宋·赵与时，《宾退录》（上海：上海古籍出版社，
1983），页32~33。

3　李焕德主编，《解毒药物治疗学》（北京：人民卫生出版社，2001），页2。中国古代"毒"的
概念，见余岩，《古代疾病名候疏义》（台北：自由出版社，1972），页261；李零，《药毒一家》，
收入氏著，《中国方术续考》（北京：东方出版社，2000），页23~38；现代的毒物学介绍，可参
见杜祖健，《中毒学概论——毒的科学》（台北：艺轩出版社，2003），其中有载："在1986年日本
发生附子毒草（或乌头）事件'1991年逮捕'，此为有名的杀人事件，轰动全国。"（页102）而
关于中毒的检查程序，可查阅 Drew Provan 的《牛津临床与实验室检查手册》（北京：人民卫生
出版社，2006）的第11章《中毒与药物过量》，页638~668。

4　刘文典，《淮南鸿烈集解》（台北：文史哲出版社，1985），卷十，页37。

由史游编写给孩童的启蒙书，其中所教导的医药最基本的知识："乌喙附子椒
芫华"，包含四种毒药。芫华一名鱼毒，渔者煮之投入水中鱼则死，故名。[1]
而乌头"捣榨茎取汁，日煎为射罔，猎人以传箭射禽兽，中人之死，宜速解
之。"[2] 足见乌头毒性极强。在马王堆汉墓帛书《五十二病方》中，即有专门讲
乌喙中毒的七个急救方。[3]

　　乌喙有剧毒，在早期也将之视为兴奋剂。[4] 双古堆汉简《万物》有以下
简文："（？）服乌喙百日，令人善趋也"；"乌喙与口（卑？）使马益走也"。[5]
乌喙（或附子）一类的药致人与动物善趋、益走，可能与药物毒性大作有关。
上述简文并没有进一步涉及乌喙的服用剂量与方式。而马王堆医书《养生
方·走》的处方，内容也有关健步、疾走的药方，乌喙为主要药物之一。[6]

　　在汉代，附子应该是比较容易取得的毒药。至少在公元 2 世纪中崔寔的
《四民月令》提到一个"士"的家庭每个月的生活安排，其中制造法药、收采
药材等占日常生活相当的部分。[7] 如正月"上除若十五日，合诸膏、小草续命丸、

1　张丽生，《急就篇研究》（台北：台湾商务印书馆，1983），页 349~350。《急就篇》的讨论，参
见沈元，《〈急就篇〉研究》，收入宋诒瑞编，《难以纪念的纪念》（香港：明报出版社，2002），页
42~86。

2　尚志钧、尚元胜辑校，《本草经集注》，页 343。关羽在樊城之役受了箭毒，即是乌头之毒，
见段振离，《医说三国》（北京：新世界出版社，2006），页 117~120。

3　马继兴，《马王堆古医书考释》（长沙：湖南科学技术出版社，1992），页 117~120。

4　李零，《中国方术考》（北京：东方出版社，2000），页 328。

5　文化部古文献研究室、安徽阜阳地区博物馆阜阳汉简整理组，《阜阳汉简〈万物〉》，《文物》
1988 年 4 期，页 38、39，简 W032、W060；周一谋，《阜阳汉简与古药书〈万物〉》，《医古文知识》
1990 年 1 期，页 36~38；尚志钧，《从医药角度探讨〈万物〉与〈山海经〉的时代关系》，《中医
临床与保健》1 卷 3 期 1989，页 47~50；董源，《〈万物〉中部分植物名称古今考》，《中国科技史
科》16 卷 4 期（1995），页 77~83。

6　马继兴，《马王堆古医书考释》，页 732~739。

7　石声汉，《四民月令校注》（北京：中华书局，1965），页 88~92 及《四民月令内容提要表》。
细读《四民月令》，其中采药的内容颇多，可惜石声汉不能一一注出。举例来说，地黄、栝楼（页
22）、柳絮（页 25）、亭历、冬葵、茛茗子（页 33）、蟛蜞（页 36）、柏实（页 56）、菊华、枳
实（页 65）等。这本书对于汉代士族家庭医疗生活的研究，仍有待开展。

法药及马舌下散"；[1] 二月"其滨山，可采乌头、天雄、天门冬"；[2] 三月"作诸日煎药"；[3] 七月"可合药丸及蜀漆丸"；[4] 八月"可采车前实、乌头、天雄及王不留行"；[5] 十二月"去猪盍车骨"、"求牛胆合少小药"[6] 等。一个家庭可以调制膏、丸、散、汤等不同剂型，用以治疗家中老小的疾病；从《四民月令》可以看到范行准所说的，魏晋南北朝由于社会动荡等因素形成的"门阀的医家"[7] 之具体而微。由上举采收药物的清单，乌头、天雄等是汉人应用较为广泛的一类毒药。

特别值得一提的是，附子的诸异名中以"堇"常为人所忽略。[8]《庄子·徐无鬼》："药也，其实堇也"；[9]《吕氏春秋·劝学》："救病而饮之以堇也"，王利器引诸家注解："堇，乌头也"。[10] 另在张家山汉墓竹简《二年律令》[11] 有关"贼律"即涉及"堇毒"：

　　　　有挟毒矢若堇（堇）毒、糈，及和为堇（堇）毒者，皆弃市。或

1　石声汉，《四民月令校注》，页 8。

2　石声汉，《四民月令校注》，页 22~23。

3　石声汉，《四民月令校注》，页 29。

4　石声汉，《四民月令校注》，页 55。

5　石声汉，《四民月令校注》，页 61。

6　石声汉，《四民月令校注》，页 77。

7　范行准，《中国医学史略》（北京：中医古籍出版社，1986），页 59~63；范家伟，《六朝隋唐医学之传承与整合》（沙田：中文大学出版社，2004），第五章。

8　《尔雅·释草》："芨，堇草。"堇即乌头、附子一类的药物。"堇"往往与堇菜易于混淆，参见陈重明、黄胜白，《本草学》（南京：东南大学出版社，2005），《乌头和堇的本草考证》，页 292~301。

9　王叔岷，《庄子校诠》（台北："中央"研究院历史语言研究所，1988），页 981。王引《释文》："堇音谨，司马云：乌头也，治风冷痹。"

10　王利器，《吕氏春秋注疏》（成都：巴蜀书社，2002），页 409。

11　关于《二年律令》的研究概况，见刘欣宁，《由张家山汉简〈二年律令〉论汉初的继承制度》（台北："国立"台湾大学历史学研究所硕士论文，2006），页 4~9。李学勤，《简帛佚籍与学术史》（台北：时报文化出版公司，1994），页 208~215。高敏，《〈张家山汉墓竹简·二年律令〉中诸律的制作年代试探》，《史学月刊》2003 年 9 期，页 32~36；杨振红，《从〈二年律令〉的性质看汉代法典的编纂修订与律令关系》，《中国史研究》2005 年 4 期，页 27~57。

糦命谓鸂毒。诏所令县官为挟之，不用此律。[1]

"堇"、"（糦）"、"（蘸）"、"鸂（奚）毒"等，都是指乌头、附子一类的有毒植物。一直到唐代律令，乌头、附子仍然是谋杀最具代表性的毒药。[2]

因此，用附子一类的药物杀人不仅可能，而且还颇为普遍。《国语·晋语二》即记载春秋时代骊姬谋杀晋献公案，与霍光夫人策划谋杀许皇后一事前后呼应：

> 骊姬以君命命申生曰：今夕君梦齐姜，必速祠而归福。申生许诺，乃祭于曲沃，归福于绛。公田，骊姬受福，乃寘鸩于酒，寘堇于肉。公至，召申生献，公祭之地，地坟。申生恐而出。骊姬与犬肉，犬毙；饮小臣酒，亦毙。[3]

骊姬的居心一如霍光夫人。她有意立自己的儿子奚齐为太子，先将晋献公的群公子去驻守各地边地。接着，骊姬又设计申生去祭祀他的母亲齐姜。申生在曲沃（山西闻喜县）祭祀后，把祭肉献给献公；骊姬事先在祭肉中下毒，并搬弄是非、谗言申公图谋弑父而立。[4]堇，韦昭注："乌头也"。[5]骊姬欲嫁祸于申生，在祭品所施之毒剂量甚巨；因此献公试毒而地面隆起、狗与阉宦吃

1　张家山二四七号汉墓竹简整理小组，《张家山汉墓竹简（二四七号墓）》（北京：文物出版社，2001），页 136。曹旅宁，《张家山汉简〈贼律〉考》，收入氏著，《张家山汉律研究》（北京：中华书局，2004），页 73~74。

2　贾静涛，《中国古代法医学史》（北京：群众出版社，1984），页 35。又，《唐律疏议》卷 18《贼盗律》"以毒药杀人"条原处流刑，显庆中右屯卫将军杨思训被右卫大将军慕容宝节之妾以毒酒药死，"制遣使就斩之，仍改贼盗律以毒药杀人之科更从重法"，即改处死刑，律疏也为之修改："凡以毒药药人，谓以鸩毒、冶葛、乌头、附子之类堪以杀人者，将用药人，及卖者知情，并合科绞。"见刘俊文点校，《唐律疏议》（北京：法律出版社，1998），页 367。

3　《国语》（台北：汉京文化有限公司，1983），页 289。

4　这个故事的始末，见童书业，《春秋史》（北京：中华书局，2006），页 177。

5　《国语》，页 290。

喝祭品亦旋即暴毙。

淳于衍对许皇后用毒或许不敢如骊姬如此明目张胆。不过，如有些研究者已经指出的："乌头的治疗量与中毒量很接近"，[1] 这让行毒者有上下其手的机会。例如，《金匮要略》的桂子附子汤分三服，"一服觉身痹，半日许再服，三服都尽，其人如冒状，勿怪"；[2] 又乌头桂枝汤方，"初服二合，不知，即服三合，又不知，复加至五合。其知者如醉状，得吐者为中病。"[3] 这里的"知"谓疾病痊愈；为了达到"中病"（即治愈）的效果，可逐渐加重药量甚至已接近中毒的情形。王家葵等观察到汉代使用剧毒药物的方法：

> 从《五十二病方》至《伤寒杂病论》，处方多用乌头、附子、蜀椒等大毒或大热之品，直到病人出现"如醉"、"如冒"、"如痹"等中毒或接近中毒症状方为中病。[4]

中毒与中病为一线之隔。[5] 因此，淳于衍可以利用这个理由，加重附子剂量以达成谋杀的目的。

《神农本草经》的《序录》总结剂量逐次递增原则："若毒药治病，先起如黍、粟，病去即止，不去倍之，不去什之，取去为度。"[6] 简单地说，剂量大小是以能够治愈疾病为进退，同时也是由小剂量逐步增加为原则。扬雄《方言》：凡饮药传药而毒，"东齐海岱之间谓之眠，或谓之眩"，眠眩即服药而产生的辛辣、疼痛感觉。[7] 我们回头读《汉书·外戚传》许皇后服药后，将其

1　吕志杰，《乌头（附子）的功效、用法、中毒及解救探讨》，页 35。

2　郭霭春、王玉兴，《金匮要略校注语译》（北京：中国中医药出版社，1999），页 33。

3　郭霭春、王王兴，《金匮要略校注语译》，页 115。

4　王家葵、张瑞贤，《神农本草经研究》，页 72。

5　这是受到《尚书》"药弗瞑眩，厥疾弗瘳"思路的影响。

6　马继兴，《神农本草经辑注》，页 27~28。

7　张纲，《中医百病名源考》（北京：人民卫生出版社，1997），页 491。参见华学诚，《扬雄方言校释汇证》（北京：中华书局，2006），页 205~207。

不适感与中毒联系起来：“我头岑岑也，药中得无有毒？”淳于衍此时不仅可以回答：“无毒”，还可以进一步解释这个症状恰恰是“中病”的好兆头。

再检阅临床医书，附子最主要的禁忌即是产妇忌用。张仲景《伤寒论》即说：“附子三枚，恐多也。虚弱家及产妇，宜减服之。”[1]历代本草书无不谆谆告诫，如明倪朱谟《本草汇言》所说：“平素禀赋衰薄，或向有阴虚内热吐血之疾，并老人、虚人、新产人，切宜禁用。”[2]许皇后不仅是虚人也是新产人；淳于衍严选附子一味，只能说附子毒，妇人心似更毒？

附子有大毒，未经炮制的生附子尤是剽悍之毒药。[3]按现代科学研究附子含有乌头碱，杨医亚《附子的研究》即说：“乌头碱为有毒成分，人服 2~4 毫克，即可发生中毒死亡，服生附子 50 克，也发生中毒死亡。因此，乌头碱 2 毫克，生附子 50 克均可定为人的致死量。”[4]附子不仅毒性峻烈，而且杀人就在倏忽之间。杨医亚的研究指出：

> 服附子 1~2 两易中毒。中毒反应很快，约在半小时左右就出现症状，主要表现为舌尖、口唇渐至四肢，全身麻木，手足有蚁走样的刺痛感。口腔、眼睛、食道、胃部烧灼性的疼痛，头晕、眼花、乏力、皮肤苍白，恶心呕吐，流涎，出冷汗，肢冷，四肢及颈部肌肉痉挛，烦躁不安，体温及血压下降，胸闷心慌或心率减慢，节律不规则，心音低弱，呼吸困难浅表，小便失禁，瞳孔散大，对光反射消失，意识模糊昏迷，最后导致呼吸麻痹，心跳停止而死亡。[5]

1　朱佑武，《宋本伤寒论校注》（长沙：湖南科学技术出版社，1982），页 89。

2　倪朱谟，《本草汇言》（上海：上海科学技术出版社，2005），页 347。

3　黄煌说：“笔者常用剂量一般不超过 15g，且不使用生附子。”见黄煌：《中医十大类方》（台北：知音出版社，2004），页 192。

4　杨医亚，《附子的研究》（石家庄：河北医学院，1980），页 67。

5　杨医亚，《附子的研究》，页 63。

史书只有提到许皇后中毒症状"头岑岑"、"烦懑"等寥寥数语；史书毕竟不是医学方面的书籍。传统医籍第一次记载附子中毒症状者为隋巢元方等编撰《诸病源候论》："著乌头毒者，其病发时，咽喉强而眼睛疼，鼻中艾臭，手脚沉重，常呕吐，腹中热闷，唇口习习，颜色乍青乍赤，经百日死。"[1] 其中所谓"经百日死"，不确，现代注解《诸病源候论》的学者已经为之更正。[2] 因此，许皇后中毒发作到死亡（史书曰"有顷"）的时间，应该不到一个小时以内。

乌头碱毒性如前所言很强（LD50 = 0.295mg/kg），熟附子煎剂老鼠口服半数致死剂量LD50=17.42g/kg；以此推算，许平君皇后体重设若在40kg左右，服用 784 克熟附子或 2.2~156.8 克的生附子（即六分至四两之间），即中毒而回天乏术。[3] 许皇后产后体质偏虚，也许更小的生附子剂量即可达到谋杀目的。

南唐刘崇远《金华子杂编》卷上："生附子之毒能杀人，人固知之矣。"[4] 他在书中还胪列不少实例，说明生附子之大毒。吕思勉认为附子非能杀人；可惜全书没有征引任何一本医书以证明，大概只能算是信口开河。

尝药制度与宫廷谋杀

"谋杀"是一种有"意义的"杀人行为；从对手的死亡，杀人者可以获得实质或心理上的利益。这就是霍显说服淳于衍的最主要理由："如蒙力事成，富贵与少夫共之。"谋杀，不是失去理智的杀人，而是步步为营；如 19 世纪英国作家德·昆西（Thomas De Quincey）的《论谋杀》所说："所有的谋杀犯都具有一些必要的天赋"。[5] 他歌颂布局精巧、不着痕迹的杀人即是一种艺术，

1　丁光迪主编，《诸病源候论校注》（北京：人民卫生出版社，1994），页 738。在书中卷 26，《解诸毒候》列五大毒（钩吻、（冗鸟）、阴命、海姜、鸩羽）。岭南五大毒药（不强药、蓝药、焦铜药、金药、菌药）。二种当孤草等，今已难验证。内容亦虚实杂糅，富有想象力，值得进一步研究。

2　丁光迪主编，《诸病源候论校注》，页 741。"中乌头者，重则服药后半小时内，轻则一二小时许即发，剧者致危"。

3　颜正华，《中药学》（台北：知音出版社，1998），页 372。

4　刘崇远，《金华子杂编》（上海：商务印书馆，1936），页 10。

5　德昆西，《论谋杀》（南京：江苏教育出版社，2006），页 21。

值得像欣赏绘画、雕塑等艺术巧思。

附子一毒，有取得容易、达成杀人效果（有些毒药不至于杀人）、中毒者死后特征较不明显等优点。问题在深宫大内，如何对皇后下手？李贞德说："医者对自我的界定在于用针药疗疾。淳于衍'取附子并合大医大丸以饮皇后'，大丸或谓即泽兰丸，是产后要药。附子亦妇科用药，自《金匮要略》至《千金方》都用来疗产后中风、寒痢、崩伤、虚劳等。"[1] 医者的自我界定并不以"针药"为最主要的判定。[2] 按作者的逻辑，淳于衍取附子的原因是其为妇科用药，而皇后之所以中毒是吃了未经炮制的附子。可是，"取附子并合大医大丸"的所谓"并合"，应该如何理解比较适当？淳于衍一时怀疑，没有马上答应霍光夫人的要求，原因是"药杂治，当先尝"，唐代经师颜师古注质问："与众医共杂治之，人有先尝者，何可行毒？"[3] 宫中的医药活动为集体作业；皇后身旁有人进行毒物测试，就算持有未经炮制的毒附子也难入她的口。

身挟剧毒、深入宫闱，[4] 淳于衍心想如何满足丈夫的心愿，同时又忖度着：使用何方式让尝药的人吃了没事，欲可以将毒药让许皇后顺利服下？

西汉宫廷的医官系统分二系：分属于太常与少府，前者负责祭祀礼仪，后者管理皇族生活等。[5] 除了医官之外，大臣或外戚参医药事，如《汉书·杜周传》：昭帝末寝疾，杜延年典领方药；[6]《后汉书·马防传》，显宗晚年病重，马防"入参医药"。[7] 这应该是临时差派或任命，非为常规。而本章故事的主

1　李贞德，《汉唐之间的女性医疗照顾者》，页141。

2　李建民，《死生之域——周秦汉脉学之源流》（台北："中央"研究历史语言研究所，2000），页65~68。

3　《汉书》卷97，《外戚传》，页3967。

4　何清谷说："长定宫是许皇后坐月子的地方，位置不详。"或在长乐宫，林光宫亦有长定宫，见何青谷，《三辅黄图校释》（北京：中华书局，2005），页110、190、224的讨论。

5　高伟，《先秦两汉医官制度综述》，《兰州大学学报》2005年1期，页7~12。另，我特别推荐王振国主编的《中国古代医学教育与考试制度研究》（济南：济鲁书社，2006），页80~111。

6　《汉书》卷60，《杜周传》，页2665。

7　范晔，《后汉书》（台北：洪氏出版社，1978），卷24，《马援列传》，页856。

角淳于衍，应非常驻宫中的医者，其性质为"待诏"的身份。成帝即位之明年，令"本草待诏七十余人皆归家"；[1] 王莽时"有用方技诏黄门者"；[2] 这些都是通晓医药以听候传唤为皇室服务者。此外，汉代的加官制度，太医加了侍中、中常侍等则可以出入宫禁。[3]

皇室诸医负责治疗皇帝疾病等医事，其直接参与政治斗争亦颇频繁。举例来说，武帝时太医令随旦造谣李广利家室被族灭，导致李广利投降匈奴，《史记·匈奴列传》："有诏捕大医令随但，言贰师将军家室族灭，使广利得降匈奴。"[4] 哀帝时，侍医伍宏为东平王刘云后舅，成帝末时参与谋弑皇帝，也就是通过诊疾为途径，"侍医伍宏等内侍案脉，几危社稷"；[5] 哀帝即位后被杀。同样是哀帝时的太医令真钦，受到董贤的请托收集傅皇后的罪过，试图借此将董贤女弟推上皇后宝位。[6] 东汉末年，太医令吉本更直接与少府耿纪、司直韦晃等人谋划除去曹操。[7] 因此，淳于衍以医者身份受霍光夫人之命，谋杀许皇后并不是个案；而中国宫廷政治与医者活动之间的关系，无疑是值得持续注意的一个侧面。[8]

回到《汉书·外戚传》。淳于衍入宫服侍许皇后，可能是采取多位医者合诊的方式，其中有人负责尝药，"后人有上书告诸医侍疾无状者"，负责尝药者应该也是医者，这种情况至东汉章帝、和帝以下出现变化。

君父因疾病饮药，臣子必先尝度其可否而后进。《礼记·文王世子》："疾之药，必亲尝之"；[9] 又《曲礼下》："君有疾饮药，臣先尝之；亲有疾饮药，子先尝

1 《汉书》卷25，《郊祀志》，页1258。

2 《汉书》卷99，《王莽传》，页4124。

3 《汉书》卷19，《百官公卿表》，页739。

4 《史记》卷110，《匈奴列传》，页2918。

5 《汉书》卷86，《王嘉传》，页3492。

6 《汉书》卷28，《桓谭传》，页956。

7 《曹操集》（北京：中华书局，1974），页177。

8 《中国时报》95.12.2新闻《侍卫三餐检试，扁还信不过？》："新光医院副院长黄芳彦表示，经常进入总统府，是因担心阿扁遭到下毒。"

9 孙希旦，《礼记集解》（台北：文史哲出版社，1984），页527。

之。"[1] 由此可知，尝药是为人臣、子者应尽之礼，并不假手他人代劳。贾谊在《新书·修政语》："药食尝于卑，然后至于贵"；[2] 董仲舒的《春秋繁露·玉杯》通过古典《春秋》的人事，来阐述人的心志、办事的动机；其中提到儿子不为父亲尝药，其罪如同弑父："臣之宜为君讨贼也，犹子之宜为父尝药也。子不尝药，故加之弑父；臣不讨贼，故加之弑君。其义一也。"[3] 所以，《汉书·王莽传》记载王莽的孝行："世父大将军凤病，莽侍疾，亲尝药，乱首垢面，不解衣带连月。"[4]

许平君皇后再度怀孕时，长子刘奭年幼；因此主要由乳医等侍疾、尝药。汉代尝药制度的一大变化，即由医官转移至宦者，并且在执行尝药的人数也大为增加。《续汉书·百官志》："章、和以下，中官稍广，加尝药、太官、御者、钩盾、尚方、考工、别作监，皆六百石，宦者为之，转为兼副，或省，故录本官。"[5] 又，《续汉书·礼仪志》："不豫，太医令丞将医入，就进所宜药。尝药监、近臣中常侍、小黄门皆先尝药，过量十二。"[6] 医官负责诊疾、建议药方，与尝药系统分开，这无疑有积极防弊的意思；东汉尝药制度的改变，同时暗示着西汉宫廷用药安检曾经出现漏洞。不仅许皇后被谋杀一案可能为事实，西汉末年平帝刘衍即为王莽投毒所害。[7]

如前所示，尝药之量大约为十分之二以上。换言之，投毒者仍有相当大的空间可以上下其手。既然尝药有剂量上的限制，淳于衍即采用丸剂（不是附子汤），将生附子制成与大医大丸同样大小形状的药丸；也就是，将毒丸混入治病的大丸之中，以达成谋杀的目的。以下进一步解析其谋杀手法。

1　孙希旦，《礼记集解》，页 132。

2　王洲明、徐超，《贾谊集校注》（北京：人民文学出版社，1996），页 363。

3　苏舆，《春秋繁露义证》（北京：中华书局，1992），页 41~42。

4　《汉书》卷 99，《王莽传》，页 4039。

5　《续汉书·百官三》，页 3600~3601，关于秦汉宦官干政的概况，见余华青，《中国宦官制度史》（上海：上海人民出版社，2006），页 167~176。

6　《续汉书·礼仪下》，页 3141。

7　本案见陈可冀、李春生主编，《中国宫廷医学》（北京：中国青年出版社，2003），页 62~63 的分析。

汤与丸有何差别？

《神农本草经》说："药有宜丸者，宜散者，宜水煮者，宜酒渍者，亦有一物兼宜者，亦有不可入汤酒者，并随药性，不得违越。"[1] 丸药系将药粉以具有黏合效果的辅形剂（如蜂蜜等）制成圆球状。《本草通玄》卷四："丸者，缓也。缓养其正气。"又《药治通义》卷九："丸之为物，其体也结势不外达，而以渐溶化，故其力最缓"。[2] 相对于汤剂，丸药的药力缓和；许皇后若是经淳于衍喂食生附子汤，俄顷间即毒性大作，其投毒的嫌疑最大。章太炎《论古今权量》也说："古方汤重而丸散轻，此就一服言也。若就一剂言之，则丸散与汤皆至斤许，丸以缓治，故尽剂或至月余，汤以急治，故尽剂不过一日。"[3] 许后产后虚弱，实不必使用汤剂猛攻即可致命。

丸剂药力缓和，试以《伤寒论》的抵当方说明。《伤寒论》第 124 条，论太阳病蓄血证，其症状为小腹硬而胀满、小便自利，脉微而沉，方用抵当汤。此方用水蛭二十个、虻虫三十个、桃人二十个、大黄三两，以水五升，煮取三升，温服一升。[4]《伤寒论》第 126 条，也是太阳病蓄血证，但症状稍轻，因此在治法上改汤为丸，"宜抵当丸"。其方水蛭、虻虫各减为二十个，桃人从二十个增至二十五个，大黄用量不变。上述各味，分制四丸，以水一升，煮一丸，取七合服之。[5] 李心机说："对比药物的用量、用法以及服用量，显而易见，抵当丸比抵当汤的药效要和缓一些"。[6]

1　马继兴，《神农本草经辑注》，页 22。关于中药剂型的发展史，初步见梁超峰、傅卫国、陈玲、何婉清，《小丸剂的发展》，《广东药学》1996 年 2 期，页 1~4；朱爱兰，《中药剂型发展概要》，《安徽中医学学报》19 卷 5 期（2000），页 48~50；单镇、杨宝龙《中药药剂学的起源与发展》，《山西中医》21 卷 4 期（2005 年），页 55~56；陈加容，《药物与剂型》，《西部医学》17 卷 5 期（2005 年），页 536~538。

2　马继兴，《神农本草经辑注》，页 23。

3　章太炎，《章太炎医论》（北京：人民卫生出版社，2006），页 90。

4　郭霭春、张海玲，《伤寒请校注语译》（天津：天津科学技术出版社，1996），页 87。

5　郭霭春、张海玲，《伤寒请校注语译》，页 88~89。

6　李心机，《伤寒论疑难解读》（北京：人民卫生出版社，2000），页 261。

再以淳于衍选用的附子来说，《伤寒论》对附子的应用多入汤剂，[1]如下表所示：

附子类方	枚数	炮制	药效
四逆汤	一枚	生用、去皮、破八片	回阳救逆
白通汤	一枚	生用、去皮、破八片	回阳救逆
干姜附子汤	一枚	生用、去皮、破八片	回阳救逆
茯苓四逆汤	一枚	生用、去皮、破八片	回阳救逆
通脉四逆汤	大者一枚	生用、去皮、破八片	回阳救逆
白通加猪胆汁汤	一枚	生用、去皮、破八片	回阳救逆
通脉四逆加猪胆汁汤	一枚	生用、去皮、破八片	回阳救逆
四逆加入人参汤	大者一枚	生用、去皮、破八片	回阳救逆
附子汤	二枚	炮、去皮、破八片	散寒除湿止痛
甘草附子汤	二枚	炮、去皮、破	散寒除湿止痛
桂枝附子汤	三枚	炮、去皮、破	散寒除湿止痛
去桂加白术汤	三枚	炮、去皮、破	散寒除湿止痛
附子泻心汤	一枚	炮、去皮、破、别煮取汁	温经扶阳
桂枝加附子汤	一枚	炮、去皮、破八片	温经扶阳
芍药甘草附子汤	一枚	炮、去皮、破八片	温经扶阳
麻黄附子细辛汤	一枚	炮、去皮、破八片	温经扶阳
桂枝去芍药加附子汤	一枚	炮、去皮、破八片	温经扶阳
真武汤	一枚	炮、去皮、破八片	温阳行水
小青龙汤	一枚	炮	温阳化饮
乌梅丸	六两	炮、去皮	温中散寒安蛔
四逆散	一枚	炮、令坼	温中散寒止痛
理中丸	一枚		温中散寒止痛

附子类方如上所见；顾锡东编剧的《汉宫怨》说淳于衍使用"附子汤"，不仅不合正史记载，从中医药的脉络也讲不通。理由是，附子一经加工炮制后，有毒成分的乌头碱几乎被破坏殆尽。[2]加上与其他药物配伍得宜，剂量合适，

1　刘渡舟主编，《伤寒志辞典》（北京：解放军出版社，1988），页251。彭静山，《药笼小品》（沈阳：辽宁科学技术出版社，1983），页71~73。

2　杨医亚，《附子的研究》，页17。

并不会产生"常人吃不死，能送产妇亡"的悲剧。而上表，附子同时可制成"乌梅丸"、"理中丸"等丸药，在技术上不成问题。

　　丸药除了有药效稍缓的功能之外，主要是较易通过尝药的安检。因为我们无法制作在一帖汤剂中，十分之二无毒，其余大毒的状况。但丸药各自独立，投毒者或可先将无毒的丸药作为检查之用，之后再把大毒的附子丸混入其中。以下这个故事可以让我们有一些启发，《世说新语·尤悔》记载曹丕谋杀其弟，方法如下：

> 　　魏文帝忌弟任城王骁壮，因在下太后阁共围棊，并啖枣，文帝以毒置诸蒂中，自选可食者而进。王弗悟，遂杂进之；既中毒，太后索水救之；帝预敕左右毁瓶罐，太后徒跣趋井，无以汲；须臾，遂卒。复欲害东阿。太后曰："汝已杀我任城，不得复我东阿。"[1]

曹丕对其弟任城王曹彰下毒，手法即将有毒、无毒两类的枣子混杂一起，以共食得其信任（类似尝药），自己只挑无毒的枣子吃，而把曹彰毒死。枣形似丸药，在谋杀操作易于成功。为谋大位，曹丕连自己的亲弟兄也不手软（这个故事说曹丕杀了曹彰，接着想对东阿王曹植下手，而被卞太后制止），更何况淳于衍与许皇后非至亲密友，何"莫须有"之虑！

　　《汉书》载许皇后产后曾服"大医大丸"，注引晋灼曰："大丸，今泽兰丸之属。"[2] 这一类产后调理药丸，一直晚至清代还广为使用。[3] 试举《外台秘要方》的《产后虚劳方》为例："增损泽兰九，疗产后百病，理血气，补虚劳方"，"以酒下十五丸至二十九，良"[4] 又，"蜜和丸如梧桐子，服二十丸至三十

1　杨勇，《世说新语校笺》（九龙：香港大罗书局，1969），页 671。

2　《汉书》卷 97，《外戚传》，页 3967。

3　汪讱庵：《本草备要》（台北：宏业书局，1986），卷 2，页 89。

4　高文铸校注，《外合秘要方》（北京：华夏出版社，1993），页 683。

丸，日再服。"[1] 可见每服丸药剂量颇大（十五至三十丸之间），投毒者只要偷天换日，掺入附子毒丸几许即可成事。《外台秘要方》的《产后风虚瘦损方》又云：

> 产后七日内恶血未尽，不可服汤，候脐下块散，乃进羊肉汤，痛甚切者不在此例。后两三日消息可服泽兰丸，此至满月丸集尽为佳。不尔，虚损不可平复也。全极消瘦不可救者，服五石泽兰丸。又凡在蓐，必须服泽兰丸补，服法必七日外，不得早服也。[2]

淳于衍侍疾，取大医大丸与许皇后，药丸本身应非衍所有；而她将带入宫中的生附子，另制丸药，大小、色泽与大医大丸类似。在尝药安检大医大丸无碍之后，淳于衍伺机将附子丸混入大医大丸之中，即以合法掩饰非法。那么，"诸医侍疾无状者，皆收系诏狱"便可以得到合理的解释；亦即，淳于衍将其他医者拖下水！

无论如何，按正史留下的记录，淳于衍的确顺利完成霍光夫人之托："衍出，过见显，相劳问"。对价关系未必直接由执行者受惠，淳于衍夫赏也许不久之后即晋升安池监一职。安池系位于山西芮城县与黄河之间的盐池，[3] 安池监是肥差事。从此，淳于衍夫妇即过着幸福的"盐池夫妇"生活？这位虎口上的女医，知道天大的阴谋，是否真能全身而退。史料有阙，留给后人无尽的想象。

历史的裀褶里隐藏着许多谜。

日光之下无新事。许平君谋杀案，在中国宫廷史上不是孤例。《后汉书·梁统传》："（梁）冀立质帝。帝少而聪慧，知冀骄横。尝朝群臣目冀曰：

1　高文铸校注：《外台秘要方》，页684。

2　高文铸校注：《外台秘要方》，页684。

3　沈钦韩，《汉书疏证》（上海：上海世纪出版公司、上海古籍出版社影印，2006），卷35，页207。

此跋扈将军也。冀闻深恶之，遂令左右进鸩加煮饼，帝即日崩。"[1] 另，何法盛《晋中兴书》云："程据为太医令。（晋）武帝初受魏禅，改元为太始，而据贡雉头裘，帝以奇伎异服，典礼所禁，焚之于殿前。据以医术承恩，出入禁闼，因为贾后合巴豆杏子丸，害愍怀太子，遂就戮焉。"[2] 贾后为晋惠帝之后妃，因愍怀太子非其所生，故毒杀之。尝药制度的存在，正证明这一类谋杀案件在宫廷中的普遍性。宫廷设有尝药制防范毒杀，一般人只能学习解毒之法以自求多福。葛洪的《肘后方》云：

> 诸馔食直尔，何容有毒，皆是假以毒投之耳，既不知是何处毒，便应煎甘草荠苊汤治之。汉质帝食饼、魏任城王啖枣，皆致死，即其事也。[3]

经由毒药谋杀政治对手绝不只许平君一例，恰恰相反，它几乎贯穿了整个中国宫廷史；"谋杀"是一种宫廷理性，或者是在法律、道德之外的"潜规则"。换言之，了解传统中国宫廷的政治操作，除了台面的法令规章，同时也需要一个潜藏的医疗（技术）史作为背景。[4]

---

1 陈可冀、李春生主编，《中国宫廷医学》，页64。

2 何法盛，《晋中兴书》，收入黄奭辑，《黄氏逸书考》（二十九）（台北：艺文印书馆影印，1971），页24。

3 尚志钧辑校，《补辑肘后方》（合肥：安徽科学技术出版社，1996），页4076，另参见王利器，《葛洪论》（台北：五南出版公司，1997），页113~118。

4 曹操即："习啖野葛至一尺，亦得少多饮鸩酒"。人平日食用少量的毒品，可以增加抵抗力，同时也熟悉毒药的气味，以防他人下毒。见《曹操集》，页217。又，宋·蔡绦，《钱围山丛谈》："政和初，上始躬揽权纲，不欲付诸大臣，因述艺祖故事，御马亲巡大内诸司务，在奉宸库古亲涎事中。又大内后拱宸门之左，对后苑东门，有一库无名号，但谓之苑东门库，乃贮毒药之所也。外官一员共监之，皆二广、川、蜀每三岁一贡。药有七等，野葛、胡蔓皆与，鸩乃第三，其上者鼻嗅之立死。于是亲笔为诏，谓取会到本库称，自建隆以来不曾有支遣。此皆前代杀了庭之臣，藉使臣果有不赦之罪，当明正典刑，岂宜用此。"清·邹弢，《三借庐笔谈》卷8《毒药》："陆放翁《避暑漫钞》，内言宋毒药库药共七等，用以杀不廷之臣，鸩毒则在第三，其上更有手触臭嗅而立死者，不知何药。按南墨利加诸岛，有毒木，人近其影即死，手触其枝叶亦死。"以上，蔡绦，《铁围山丛谈》（北京：中华书局，1983），页18~19；邹弢，《三借庐笔谈》，收入《笔记小说大观二十八编》（台北：新兴书局，1979），页5955。

现代越剧《汉宫怨》中，许皇后与霍光女霍成君情同姊妹；霍成君是一个天真无邪的角色，还为许皇后尝药，处处与母亲作对。许后遗言："弥留间，我力荐成君为新后；助皇上，保皇儿，双重担子一肩挑……"[1] 编剧显然缺乏中国医学史的知识，其中有关毒药的段落大多失误。

"第一亲家"沦亡记

许平君皇后谋杀案整个故事涉及内线交易、政出私门、宠爱妻孥及司法忌惮权贵等宫廷戏码。针对论文一开始所提出的两个问题，我的答案是：附子真能杀人，这一类毒药在古代是毒杀人类（与动物）最常使用的毒药。[2] 其次，为了通过宫中尝药的检查，淳于衍使用丸剂，并将附子毒丸混入大医大丸，成就了完美的谋杀。她善用其医药知识，在中国宫廷谋杀史写下足以传颂的一页。

许皇后崩。西嶋定生说："事件当时并未发觉，不久，霍光的女儿成君按照其母之愿望入宫，本始四年三月，被册立为皇后。"[3] 讵料，宣帝却立许皇后之子为太子，霍显为此震怒，命其女霍成君毒杀皇太子：

> 上立许后男为太子，昌成君者为平恩侯。显怒恚不食，呕血，曰："此乃民间时子，安得立？即后有子，反为王邪！"复教皇后令毒太子。皇后数召太子赐食，保阿辄先尝之，后挟毒不得行。[4]

霍显故技重施，但这一次没有机会对太子下毒。随后宣帝亲政，诛灭霍氏一族，"霍皇后废后，上怜许太子失早母，几为霍氏所害，于是乃选后宫素谨慎

1　顾锡东，《汉宫怨》，页 31~32。

2　杉山二郎、山崎干夫，《毒の文化史》，东京：学生社，1994 年，页 202~204。

3　西嶋定生，《武帝之死》，收入《日本学者研究中国史论著选译》（北京：中华书局，1993），页 614。

4　《汉书》卷 97，《外戚传》，页 3968。

而无子者，遂立王倢伃为皇后，令母养太子。自为后后，希见无宠。"[1] 这位王皇后只是宣帝为了保护自己儿子而立。换言之，许皇后一案前后牵连五个女人——女人何苦为难女人？

宣帝不是一个不记仇的庸君。他忘不了初立之时，三朝老臣霍光给予他有如"芒刺在背"的痛苦。而霍氏一族当时在朝中占据要职，互为奥援，盘根错节，难以撼摇。有训练的忍是一种阴狠。一待霍光病死，宣帝即展开一波波复仇的计划；首先削夺尚书的特权，[2] 接着再削夺霍氏一族的兵权。史书云：

> （霍）显曰："丞相（魏相）数言我家，独无罪乎？"山曰："丞相廉正，安得罪？我家昆弟诸婿多不谨。又闻民间欢言霍氏毒杀许皇后，宁有是邪？"显恐急，即具以实告山、云、禹。山、云、禹惊曰："如是，何不早告禹等！县官离散斥逐诸婿，用是故也。此大事，诛罚不小，奈何？"[3]

于是，霍禹等决定谋反。宣帝挟嫌报复非常彻底，屠杀霍氏一族达数千家。许皇后谋杀一案，从两个女人之间的秘密最后成了民间的蜚短流长。

一部汉代政治史即"妇女史"。[4] 不仅霍显企图左右政局，事实上汉室政治的权力核心始终掌握在妇人之手。[5] 宣帝固然诛灭霍氏一族，同时又重用外戚

---

1 《汉书》卷 97，《外戚传》，页 3969。

2 柳诒徵，《汉之尚书》，收入氏著，《国史要义》（台北：台湾中华书局，1957），页 36~49。"领尚书事"指重臣兼管尚书之意。此外，又有省尚书事、视尚书事："省"、"视"都有兼顾之意。西汉主尚书者非尚书令，而是领尚书事的贵戚或大臣。

3 《汉书》卷 68，《霍光传》，页 2954。

4 Michael Loewe 说，汉代政治史的模式"表现在涉及后妃及其亲属的恩宠、权力和特权的事情上"。又说整个帝国"态度或政策的变化往往与后妃的命运以及她们家属的运气有关"。见崔瑞德、鲁惟一编：《剑桥中国秦汉史》（北京：中国社会科学出版社，1992），页 122、126。

5 徐复观，《两汉思想史》卷二（台北：台湾学生书局，1993），页 456。

许氏、史氏家族。而《汉书》除有《外戚传》以外，又有《元后传》，[1] 显示西汉中晚期政局的走向所示。扬雄《法言》论及霍光评价："始元之初，拥少帝之微，摧燕、上官之锋，处废兴之分，堂堂乎忠，难矣哉！至（霍）显，不终也。"[2] 霍光为德不卒；这里表扬他拥立昭帝，挫败燕王旦、上官桀等之大功，却包庇妻子霍显罪过。学者认为，这是扬雄针对另一个外戚重臣王莽而发的议论；[3] 西汉的国运走到这个地步，仿佛强弩之末，终于亡于"贵妇人团"之手。

8　传统家庭的冲突与化解方术

何谓"妇人媚道"？何种处境的女性较常使用"媚道"？"媚道"在汉代方技知识的版图占着何种位置？

据钱钟书先生考释，"媚道"系一种可以使人失宠遭殃，亦可以使己承恩致福的妇人厌魅方术。汉代"媚道"个案集中于皇室后妃的史料之中。后宫后妃竞争，妻妾"争宠"、"求子"为当时家庭冲突之根源。为求人主专宠，使己承恩致福，宫中女子便流行"媚道"之术。见诸史传，使用媚道方术的妇人，多是失宠、无子者。然用方术转移丈夫情爱，操纵家庭人际关系，化解自我失宠的困境，即是"妒妇"，连同其所用的求爱方术也被贬为"邪"术。

"媚道"大致包括媚术与媚药两部分。从马王堆医书《杂禁方》、《医

1　《汉书·元后传》为元帝皇后、王莽之姑王政君及其外家之历史。元后先后历元、成、哀、平四代皇帝，长达六十余年，一直到王莽篡汉成功。《汉书》止于王莽地皇年间（20~23），其篡汉的权力基础与元后及其家族（五将十侯）有关。

2　汪荣宝，《法言义疏》（北京：中华书局，1997），页382。余英时先生说："汉代外戚大概以孟子'贵戚之卿'自许，故数易君位。"见氏著，《历史与思想》（台北：联经出版事业公司，1976），第68页。

3　徐复观，《两汉思想史》卷二，页534。

心方・相爱方》的内容来看，媚道是夫妻关系的实际技术，包括解决可能破坏夫妻关系的"淫"、"妒"等问题。媚道在方技之学中殆属房中术。按"房中"分两系。简言之，"养阳"与"养阴"。妇人媚道为古房中之学一支，可以定义为"御男子之术"。

妒妇与媚道

女性性妒，此古方技家言。《千金方》有云："女人嗜欲多于丈夫"，"慈恋爱憎，嫉妒忧患，染著坚牢，情不自抑，所以为病根深，疗之难瘥"。[1] 女性为病之深，即嫉妒丈夫纳妾嫖妓。此类女性，传统社会名之曰"妒妇"。妒妇抗议丈夫不忠有术，即媚道也。

汉代"媚道"个案集中于王室后妃的史料之中。后宫后妃竞争，"争宠"与"求子"似是其最热衷之事。一个女子进入宫闱，当然希望得到皇帝宠爱，得到宠爱之后，更冀人主能够专宠；另一方面，则盼望生个儿子，进一步设法让自己的儿子立为太子，以巩固其本身地位。但在当时后妃制度下，受到皇帝宠幸已是不易之事，更何况是冀图皇帝专爱一人。《后汉书・皇后纪》有云："崇替去来之甚者，必唯宠惑乎"？[2] 皇帝恩情易于移转，生子与否更非人力所能决定。闺帷之妻妾"争宠"、"求子"，正是上述所说家庭冲突之根源。为求人主专宠，使己承恩致福，宫中女子便流行"媚道"之术。

案例一：栗姬与景帝诸美人争宠事。栗姬，景帝妃。生子荣，前四年（公元前153年）立为皇太子。后为馆陶长公主嫖及诸美人所谮，景帝日渐疏远。七年，大行（礼官）奏请立为皇后，触怒景帝，案诛大行，废太子为临江王。[3] 关键人物是长公主嫖。嫖，文帝女，景帝姐，武帝姑母。初为堂邑侯陈午妻。

1　孙思邈，《千金方》（北京：华夏出版社，1993），页14。

2　《后汉书》（台北：洪氏出版社影印本，1978），页404。

3　栗姬事见《史记》卷49《外戚世家》，《汉书》卷97《外戚传》。

其女阿娇后为武帝皇后。[1]其中，长公主嫖谮告之始末，见《史记·外戚世家》：

> 长公主嫖有女，欲予（太子荣）为妃。栗姬妒，而景帝诸美人皆因长公主见景帝，得贵幸，皆过栗姬。栗姬日怨怒，谢长公主，不许。长公主欲予王夫人，王夫人许之。长公主怒，而日谗栗姬短于景帝曰："栗姬与诸贵夫人幸姬会，常使侍者祝唾其背，挟邪媚道。"景帝以故望之。[2]

这里的王夫人即王娡，因长公主嫖之助后立为景帝皇后，其子亦为太子。而栗姬即因得罪长公主嫖，郁抑以终。上文写栗姬之"妒"，因诸美人借长公主之力得以亲近景帝，得宠"皆过栗姬"。栗姬妒火中烧（"日怨怒"）。王夫人大概颇识栗姬与长公主的心结。栗姬终被长公主密告施行"媚道"。

被控施行媚道，无异被判死罪。按清人沈家本考证，媚道为"汉时宫禁"，"亦左道之一端"；所谓"左道"，如当时巫蛊及俗禁之流。[3]尤其施术的对象又是皇帝的时候，往往被冠以"不道"罪名。[4]上面引文"祝唾其背"的"其"或指"诸美人"，也可能系指景帝。学者将此句与下面"媚道"连读，以为"媚道"即咒术。[5]

又参与媚道者，除栗姬外，又有"侍者"，身份不明。此案既是长公主"谗栗姬短"，可见"挟邪媚道"者是长公主及亲近她的美人所为也未必。媚道既是汉时宫禁，后宫竞争，彼此控诉谮告疑是常事。

案例二：陈娇与卫子夫争宠事。如上所述，陈娇为长公主嫖之女，武帝

1　馆陶长公主事见《史记》卷49《外戚世家》，《汉书》卷97《外戚传》、卷65《东方朔传》。关于馆陶长公主，邢义田先生有极细腻的描写，见氏著《汉武帝生命中的几个女人》。

2　《史记》（台北：鼎文书局影印本，1984），页1976。

3　沈家本，《历代刑法考》（北京：中华书局，1985），页1430~1431。另沈氏《唐死罪总类》有云："直求爱媚而厌减，若涉乘与者。"见氏著，《历代刑法考》，页1255。

4　王健文，《西汉律令与国家正当性——以律令中的"不道"为中心》，《新史学》3：3（1992）。

5　林富士，《汉代的巫者》（台北：稻乡出版社，1988），页78~80。

因长公主之力得立为太子，并立娇为妃。后武帝即位，立为皇后，擅宠，然十余年无子。史书云："陈皇后求子，与医钱凡九千万，然竟无子"。[1]

而与陈娇争宠的卫子夫，初为平阳公主（即前王姪之长女）家讴者。武帝至公主家，见而悦之，遂得幸。后"复幸，遂有身，尊宠日隆"，"子夫后大幸，有宠，凡生三女一男"。[2]相对无子的陈皇后，无疑是极大的挑战。陈娇闻子夫有宠，曾多次以死相抗。失宠、无子，陈娇终于走上使用媚道一途。要之，在"妒"。

《汉书·外戚传》载：

> 初，武帝得立为太子，长主有力，取主女为妃。及帝即位，立为皇后，擅宠骄贵，十余年而无子，闻卫子夫得幸，几死者数焉。上愈怒。后又挟妇人媚道，颇觉。元光五年，上遂穷治之，女子楚服等坐为皇后巫蛊祠祭祝诅，大逆无道，相连及诛者三百余人。楚服枭首于市。使有司赐皇后策曰："皇后失序，惑于巫祝，不可以承天命。其上玺绶，罢退居长门宫"。[3]

陈娇"挟妇人媚道"与前案不同，似非完全出于他人谮告，而且似有迹象败露可循（故云"颇觉"）。但武帝没有马上处置，直到元光五年武帝"遂穷治之"。汉代"巫蛊之祸"，此最先矣。[4]

"巫蛊"、"媚道"与"祝诅"，有学者推测三者是性质相近的方术。[5]也有学者进一步将"巫蛊"与"媚道"等同起来，认为媚道即诅咒卫子夫"以达

1　《史记》，页1980。陈皇后事见《史记》卷49《外戚世家》，《汉书》卷97《外戚传》。

2　卫皇后事见《史记》卷49《外戚世家》，《汉书》卷97《外戚传》、卷55《卫青霍去病传》。

3　《汉书》（台北：洪氏出版社影印本，1975），页3948。

4　参见蒲慕州，《巫蛊之祸的政治意义》，《"中央"研究院历史语言研究所集刊》57:3（1986）；方诗铭，《西汉武帝晚期的"巫蛊之祸"又其前后》，《上海博物馆集刊》4（1987）。

5　Donald Harper, The "Wu Shih Erh Ping Fang": Translation and Prolegomena（Ann Arbor: University Microfilms International, 1982），pp. 75~76, 141.

害死其人之目的",另一方面供奉"毒虫"迷乱武帝,使其回心转意。[1] 媚道
是否为供奉"毒虫",史书并无明据;而其中是否有诅咒人至死的内容,亦
有待进一步验证。姚祖恩评曰:"挟媚道而不能得主,此其道诬矣。正是欲加
其罪何患无辞耳"。[2] 本案既是后宫斗争,陈娇所获"巫蛊"之罪名未必与获
罪的真正原因有关。[3] 陈娇案株连多达三百余人,不可能人人皆与媚道有染。

　　值得注意的是,"蛊"在古代涉及房中。柴萼《梵天庐丛录》引张衡《思
元赋》"咸姣丽以蛊媚兮,增嫮眼而娥眉",女惑男如蛊媚,"房中亦有蛊"。[4]

　　清儒沈钦韩《汉书疏证》考证陈娇"挟妇人媚道"案,有云:

> 《周官·内宰》"禁其奇邪",郑（玄）云:"若今媚道。"贾（公彦）
> 氏云:"郑举汉法证经。"《列女传》夏姬"美好无匹,内挟伎术,盖老
> 而复壮三",此类也。《岭表录异》:"红飞鼠多出交趾及广管泷州。背
> 腹有深毛茸茸,多双伏红蕉花间。采捕者若获一,则一不去,南中妇
> 人皆买而带之,以为媚药"。[5]

沈氏的考证重点有两方面:一、郑、贾两氏经师的媚道观。郑玄以媚道为"奇
邪",恐怕也代表了汉人对媚道的普遍评价。而贾《疏》原文云:"案《汉书》
汉孝文时妇人蛊惑媚道,更相咒诅,作木偶人埋之于地。汉法又有宫禁,云
敢行妇道者若然。媚道谓妖邪巫蛊以自衒媚,故郑举汉法证经'奇邪'也。《汉
制考》'蛊'作'术'"。[6] 贾氏亦以为媚道乃"妖邪"。媚道又名"妇道",见

1　童勉,《中国后妃列传》(北京:工人出版社,1987),页47。

2　姚祖恩,《史记菁华录》(台北:联经出版公司校印,1982),页65。

3　蒲慕州,《巫蛊之祸的政治意义》,页536。

4　柴萼,《梵天庐丛录》(台北:禹甸文化事业公司影印本,1976),卷32,《蛊》条。又白川静,
　《媚蛊关系字说——中国古代における咒术仪礼の一面》,收入氏著,《甲骨金文学论集》(京都:
　朋友书店,1996)。

5　沈钦韩,《汉书疏证》(光绪二十六年孟冬浙江官书局刊本),卷35,页53。

6　沈家本,《历代刑法考》,页1431~1432。

诸史载多是宫廷妇女争宠"相咒诅"所用。然就技术来说，媚道似没有限制男性不能用之，只能说妇人常用。《汉书》云董贤"善为媚以自固"，此"为媚"未知所指，但史书云"柔曼之倾意，非独女德，盖亦有男色焉"。[1] 按非独女以色媚，男色亦有争宠求幸之心，此所谓"男宠"也。

至于媚道是否类巫蛊"作木偶人埋之于地"，无法确定。木偶人在古方术中具备多种功用，陈槃先生考之甚详。[2] 在形式上，媚道若干内容或曾用及木偶人，但如学者所指出：巫蛊之"蛊"或泛指一切可以使人致"病"或"死"的媒介物，[3] 在性质上疑与媚道不同。按蛊道假鬼神之事，古人在必杀之科。若从《汉制考》之例，"巫蛊"疑为"巫术"也。

二、沈钦韩以为媚道包括媚术与媚药两部分，并举《列女传》、《岭表录异》为证。根据李零对"媚道"的定义："所谓'媚道'，其中既有'药'也有'术'，更是常常把二者结合在一起。"[4] 笔者同意二氏之说。

以"尤物"郑穆公之女夏姬为例，[5] 在汉人的心目中，夏姬"内挟伎术，盖老而复壮者，三为王后，七为夫人，公侯争之莫不迷意"。[6] 所谓"伎术"，陈槃指出，"伎术"与"方技"互文，义同于"方"。[7] 就《汉志》的分类，近于"房中"之流。沈钦韩《疏证》所谓"此类也"，即指"伎术"或为媚道也。

---

1 《汉书》，页3733、3741。

2 陈槃，《汉晋遗简识小七种》（台北："中央"研究院历史语言研究所专刊之63，1975），册上，页56~63。

3 蒲慕州，《巫蛊之祸的政治意义》，页517。另参见李卉，《说蛊毒与巫术》，《中央研究院民族学研究所集刊》9（1960）；李约瑟、鲁桂珍，《中国古代的疾病记载》，收入潘吉星编，《李约瑟文集》（沈阳：辽宁科学技术出版社，1986）；泷川政次郎，《蛊毒の源流とその传播》，收入《福井博士颂寿纪念：东洋文化论集》（东京：早稻田大学出版社，1969）；詹鄞鑫，《毒蛊初探》，《学术集林》卷3（上海：上海远东出版社，1995）。

4 李零，《中国方术考》，页424。

5 杜正胜，《古代社会与国家》（台北：允晨文化公司，1992），页936~939。

6 王照圆，《列女传补注》（台北：台湾商务印书馆，1976），页136。

7 陈槃，《古谶纬研讨及其书录解题》（台北："国立"编译馆，1991），页183。

　　而媚道又有"药"，所谓"媚药"，[1]后世近于春方。沈氏举红飞鼠背腹之毛"带之"求爱。此事亦见《北户录》，柴萼《梵天庐丛录》的《媚药六则》也收。[2]这种服药方式，如李丰楙所说，"大多偏于服佩、外服之用，作服食的较少"。[3]把媚道等同于"祝诅"恐不完备。尤值措意的是，媚药取材似有象征性，如红飞鼠猎者"若获一，则一不去"，其性双伏，至死不离，喻夫妻相爱也。[4]钱钟书引班固《汉孝武故事》陈娇事有云：

　　　　然（陈）皇后宠益衰，娇妒滋甚，女巫楚服，自言有术，能令上意回，昼夜祭祀，合药服之。[5]

此事疑为演义，但说陈娇宠衰妒滋，大致合乎当时所谓"妒妇"心境。"能令上意回"一句，颇能点明媚道之旨。其中，"合药服之"的"服"字，不必硬解为吞食，或有可能是如刘恂《岭表录异》之例。这种求爱媚术的根源很早。

　　《左传》宣公三年："初，郑文公有贱妾曰燕姞，梦天使与之兰，曰：'余为伯鯈。余，而祖也。以兰有国香，人服媚之如是。'即而文公见之，与之兰而御之，辞曰：'妾不才，幸而有子。将不信，敢征兰乎？'公曰：'诺。'生穆公，名之曰兰"。[6]此处提及妇人佩兰，[7]便使人喜爱。燕姞得接宠，是文公

1　关于媚药，见山田宪太郎，《スバイスの历史》（东京：法政大学出版局，1995），页171~180，《媚药と香料》一节。

2　柴萼，《梵天庐丛录》卷32，《媚药六则》，页21。红飞鼠原文见鲁迅校勘，《岭表录异》（广州：广东人民出版社，1983），页24。

3　李丰楙，《服饰、服食与巫俗传说》，收入《古典文学》（台北：台湾学生书局，1981），册三，页77。

4　药物的象征意义，见张拙夫，《中国本草学》（台北："国立"中国医药研究所，1987）页25~26、209、316。

5　钱钟书，《管锥编》（北京：中华书局，1979）第一册，页297。

6　杨伯峻，《春秋左传注》（北京：中华书局，1990）页673。

7　于景让，《"兰"字解》，《大陆杂志》8：8（1954），页228~229。

偶与兰而幸之,与妇人先佩服以求爱似不同。[1]不过,《山海经·中山经》确载有"人服媚之如是"的药草:"又东二百里,曰姑媱之山。帝女死焉,其名曰女尸,化为䔄草,其叶胥成,其叶黄,其实如菟丘,服之媚于人。"郭璞云:"为人所爱也;一名荒夫草"。[2]闻一多虽然认为此草即如《左传》宣公三年"人服媚之"之事,[3]但仍无法证明䔄草与房中有涉。而《山海经》所谓"服之媚于人",即佩带䔄草可以为人所爱。

进一步的材料是宋玉的《高唐赋》。此赋将佩服䔄草与房中云雨之事有所系连。兹据陈梦家校本抄录原文如下:

> 昔者楚襄工与宋玉游于云梦之台。望朝云之观,其上独有云气,崒兮直上,忽兮改容,须臾之间,变化无穷。王问玉曰:"此何气也?"玉对曰:"昔先王尝游高唐,怠而尽寝,梦见一妇人曰:'我帝之季女殆曰瑶姬,未行而亡,封于巫山之台,精魂为草,摘而为芝,服而媚焉,则与梦期。妾巫山之女,高唐之客。闻君游高唐,愿荐枕席。'王因而幸之。去而辞曰:'妾在巫山之阳,高丘之阻,旦为朝云,暮为行雨。朝朝暮暮,阳台之下,旦朝视之。'如言,故立庙号曰朝云"。[4]

此赋所载,前段记朝云之观独有云气与《汉武故事》关于拳夫人的轶事颇类(详下节)。之后,叙楚王幸瑶姬,其中有芝草"服而媚焉,则与梦期",学

1　李零认为此条与媚道有关,见氏著,《中国方术考》,页377~378。

2　袁珂,《山海经校注》(台北:里仁书局,1982),页142~143。相关药物有荀草、楠木等,见伊藤清司,《中国古代妊娠祈愿に关する咒的药物——〈山海经〉の民俗学的研究》,《中国学志》7(1973),页37~46;《中国の神兽、恶鬼たち:山海经の世界》(东京:东方书店,1986),页132~134。

3　闻一多说见陈梦家,《高禖郊社祖庙通考》,《清华学报》12:3(1937),页468。

4　陈梦家,《高禖郊社祖庙通考》,页445。

者或云：此"高禖会合男女"之祭仪，而"蕳草即野合时媚人之草"，[1] 而后世祭禖又与求子有关。[2] 换言之，贯串此赋的主题是媚药、房中与求子。而神女／蕳草／行房与后世房中术素女／媚药／合气交接的"依托"[3] 传统似可系联。古代房中术的根源之一，也应与类似求爱、求子的祭仪有关。笔者怀疑，若干性爱技术或药物可能便是由这一类祭仪发展而来。[4]

案例三：许皇后、班婕仔与赵飞燕姐妹争宠事。许皇后即成帝皇后。她自为妃至即后位，得成帝宠，有一子一女，皆失。后太后与成帝诸舅既为继嗣忧，又时有灾异，诸大臣皆谓罪在后宫，许皇后渐失宠。其姐平安刚侯夫人谒祝诅后宫有身者，事迹败露，诛死。许皇后则废处昭台宫。[5] 成帝在许皇

1　陈梦家，《高禖郊社祖庙通考》，页446~459。另参见孙作云，《九歌山鬼考》，《清华学报》11：4（1936），页987~990；闻一多，《高唐神女传说之分析》，收入《闻一多全集》（台北：里仁书局影印本，1993），册一，页81~107；蔡大成，《楚巫的致幻方术——高唐神女传说解读》，收入马昌仪编，《中国神话学文论选萃》（北京：中国广播电视出版社，1994），下册，页580~591；褚斌杰，《宋玉〈高唐〉、〈神女〉二赋的主旨及艺术探微》，《北京大学学报》1995：1，页93~99。

2　详闻一多说，见《高禖郊社祖庙通考》，"跋"，页465。

3　李零，《中国方术考》，页25~28。

4　以往考察房中术的起源，或有以为源于"宫闱秘法"；或持外来说，认为其术与印度有关系；也有学者则将房中归为晚周神仙家的一个支派。若由媚道角度来看，房中术似与求子、求爱（偶）的祭仪有密切关联。汉代出土的若干图像，如山东平阴孟庄汉墓石柱的"秘戏图"也只有往这方面考释才能得其解的。房中乃宫闱秘法之说，见李丰楙，《不死的探求：抱朴子》（台北：时报文化出版公司，1987），下册，页286。高罗佩特别提到中国房中术的某些技术（"回精术"）与印度佛教金刚乘和性力派密教经咒的关系。见氏著，《中国古代房内考》，页363~384。松平いと子译，《古代中国の性生活》（东京：せりか书房，1988），页439~464，《イソドおよび中国の性の神秘主義》。而蒙文通指出，古之仙道有三：行房、药饵、宝精。就地域来看，燕齐求药、吴越行气、秦行房中也。见氏著，《晚周仙道分三派考》，收入《古学甄微》（成都：巴蜀书社，1987），页335~342。不过蒙文通认为房中起于晚周是对的。许地山说房中起于汉代偏晚，见氏著，《道教史》（台北：久大文化公司，1987），页220。至于孟庄"秘戏图"的讨论，见刘敦愿，《汉画像石上的饮食男女——平阴孟庄汉墓石柱祭祀歌舞图像分析》，《故宫文物月刊》12：9（1994），页122~135。相关讨论见刘敦愿，《中国古代有关农业的"孕育仪式"及其他》，《民间文学论坛》1991：4；杨泓，《中国古文物中所见人体造型艺术》，《文物》1987：1；宋兆麟，《生育巫术对艺术的点染》，《文博》1990：4。

5　许皇后事见《汉书》卷97《外戚传》；又其姐许嬺事见《汉书》卷97、卷93《佞幸传》。

后失宠时，宠爱赵飞燕、赵合德姐妹，二人专宠十余年，率皆无子。飞燕为求子，多私通侍郎及宫奴多子者。而合德娇媚不逊，后宫有子者皆被其所杀。[1]鸿嘉三年赵飞燕谮告许皇后、班婕妤祝诅后宫。《汉书·外戚传》云：

> ……久之，（许）皇后宠亦益衰，而后宫多新爱。后姐平安刚侯夫人谒等为媚道祝诅后宫有身者王美人及凤等，事发觉，太后大怒，下吏考问，谒等诛死，许后坐废处昭台宫。[2]

又云：

> 班婕妤及许皇后皆失宠，稀复进见。鸿嘉三年，赵飞燕谮告许皇后、班婕妤挟媚道，祝诅后宫，詈及主上。许皇后坐废，考问班婕妤，婕妤对曰：“妾闻‘死生有命，富贵在天。’修正尚未蒙福，为邪欲以何望？使鬼神有知，不受不臣之愬；如其无知，愬之何益？故不为也。”上善其对，怜悯之，赐黄金百斤。[3]

被人谮告“为媚道”的共三人：许皇后、其姐平安刚侯夫人、班婕妤。仅班婕妤善终。她答辩亦称媚道“邪”术，“故不为也”。但如按上案相关考证，媚道求相爱，“能令上意回”，此何罪之有？关键在“妒”。此为人主之所恶。引文云“祝诅后宫有身者”，亦无疑夺人主所爱、绝皇室继嗣。所谓“及主上”，恐未必如巫蛊致皇帝“死”或“病”（当然，也不是所有媚道案都与巫蛊有涉），罪在用方术操作人主爱情之转移。

案例四：将陵侯史子回“以宣帝大母家封为侯”，“子回妻宜君，故成王

---

1 赵皇后、赵合德事皆见《汉书》卷97《外戚传》。
2 《汉书》，页3982。
3 《汉书》，页3984。

孙,嫉妒,绞杀侍婢四十余人,盗断妇人初产子臂膝以为媚道。为人所上书,论弃市。子回以外家故,不失侯"。[1] 此事记载过于简略。宜君绞杀侍婢之因,或侍婢与将陵侯有奸情。其妒性大发,所杀侍婢凡四十余人。至于"盗断妇人初产子臂膝",疑为制药。大概可以推测宜君跟前述其他女性一样,不仅是失宠而且无子。此两者乃传统妇人之奇辱。

案例五:窦皇后与宋贵人争宠事。窦皇后是东汉章帝皇后。章帝闻其有才色,因与其妹同选入宫。后因无子而嫉妒生子的宋贵人,诬其媚道,迫其自杀。[2] 宋贵人之所以为窦皇后所潜即在其子刘庆为太子。后刘庆亦被废。[3]《后汉书·皇后纪》云:

> (窦皇后)宠幸殊特,专固后宫。初,宋贵人生皇太子庆,梁贵人生和帝。后既无子,并疾忌之,数间于帝,渐致疏嫌。因诬宋贵人挟邪媚道,遂自杀,废庆为清河王。[4]

又,同书《章帝八王传》云:

> 窦皇后宠盛,以贵人姐妹并幸,庆为太子,心内恶之,与母比阳主谋陷宋氏。外令兄弟求其纤过,内使御者侦伺得失。后于掖庭门邀遮得贵人书,云"病思生菟,令家求之",因诬言欲作蛊道祝诅,以菟为厌胜之术,日夜毁谮,贵人母子遂渐见疏。[5]

窦皇后谋陷宋贵人是集体行动,"外令兄弟求其纤过,内使御者侦伺得失"。

---

1 《史记》,页 1065。

2 窦皇后事见《后汉书》卷 10《皇后纪》。

3 宋贵人事见《后汉书》卷 10《皇后纪》。

4 《后汉书》,页 415。

5 《后汉书》,页 1799。

章帝也因此渐与贵人疏嫌。不过要将宋贵人母子势力彻底根除，必定要设法加上"祝诅"、"巫蛊"、"媚道"等大逆无道之罪。所以，"欲作蛊道祝诅"之罪恐是诬告。就常理而言，操作这些求爱方术的人却自陈是行"巫蛊"似不可能。"巫蛊"之罪恐怕是诬陷者所加的。当然媚道亦是宫禁，要人伏罪必有确证。

有意思的是，宋贵人书"病思生菟，令家求之"竟成窦皇后谋陷的证据。"思生菟"，何罪之有？按"菟"通"兔"，疑即菟丝、菟邱，一名唐蒙。《诗》"爰宋唐矣"，即刺男女相奔。其与女萝相类，皆附木而生，可入药。张隐庵以为菟丝子"兔乃明月之精光，'阴精所奉，其人寿'，故轻身延年。"陈修园以为菟丝"久服肾水足则目明，肾气壮则身轻。"此药可生用或制用，《本草新编》云："亦可一味专用"，媚药多采此入药。[1] 阴太山《梅圃余谈》载菟丝为房中媚药也。[2] 而若干辞书则指菟丝即前述蔏草。[3]

贵人所"病"为何？病人主"渐致疏嫌"也。失宠妇人历来必行媚术以自衔媚，史迹斑斑可考，宋贵人岂能例外？菟丝媚药即是明证。加上窦氏集团"日夜毁谮"，终于如窦后所愿逼死宋贵人。

以上五则案例，总结有二方面：第一，所有个案使用媚道者皆为妇女，而且大多是家庭中失宠、无子（或以上两者兼有）的妇女。事实上，"争宠"、"求子"正是传统家庭冲突之源。使用媚道者，无论其"挟媚道"是真是假，谮告构陷者却都是来自与其争宠的家庭女性成员。五则案例虽出于宫廷斗争，想必当时贵族豪强的妇女彼此谋陷的情况相近。第二，史书云："女以媚道求主"。[4] 妇人未必失宠无子时方用之。若按沈钦韩、钱钟书、李零等人所释，

1　见黄杰熙，《本草三家合注评释》（太原：山西科学技术出版社，1995），页46~47；邹积隆，《古今药方纵横》2辑（北京：人民卫生出版社，1994），页321~327。

2　柴萼，《梵天庐丛录》卷32，《媚药六则》引。

3　《广韵·笑韵》：蔏草"兔丝也；又帝女花也"；《集韵·啸韵》：蔏草"药草，菟丝也；一曰玉女"。

4　《后汉书》，页956。

媚道求宠致福，当具正面的效果（至少就使用媚道的当事人是如此）。但也可能成为嫉妒者（妒为七出之一）操纵家庭人际关系、展示权力的一种方术。郑、贾等经师故称之为"奇邪"或"妖邪"，史书亦评为"挟邪媚道"。方术的性质与社会功能，往往因方术传授者与使用方术者身份等因素而变动不居。亦即，非术有正邪，在人之嗜欲善变也。笔者将在下节讨论此课题。

性别与技术：释"挟邪媚道"

媚道大致包括媚术与媚药两部分。史书虽载媚道案例，但其终非技术书籍，媚道内容不明。马王堆房中养生书《杂禁方》，裘锡圭指出："本篇简文的内容至少一半属于媚道的范围"。[1]李零亦同意《杂禁方》内容涉及"媚道"，此"半数文字涉于房中"。[2]而两人都认为媚道是妇人所用。笔者同意此说。但理解上或有不同。

过去有若干学者利用《医心方·相爱方》的内容对《杂禁方》进行考注。以下，笔者循此线索略作补充与阐释。再者，借此解读汉代媚道的史料，尤其特别着重性别与媚道这门技术的关系。先说《杂禁方》的简文系联问题。

《杂禁方》的释文如下。其中，异体字、假借字在释文中随文注出，外加（）号。暂时无法补出的残缺字，以□表示。释文前标明整理后的编号，并注明〔简〕之记号：

〔简1〕又（有）犬善皋（嗥）于亶（坛）与门，（垒）涂井上方五尺。夫

〔简2〕妻相恶，垒（涂）户□方五尺。欲微贵人，（涂）

〔简3〕门左右方五尺。多恶蔑（梦），垒（涂）床下方

〔简4〕七尺。姑妇善斲（斗），垒（涂）户五方尺。婴儿

1　裘锡圭，《马王堆医书释读琐议》，页528。

2　李零，《中国方术考》，页377。

〔简 5〕善泣，垒（涂）埼上方五尺。

〔简 6〕与人讼，书其名直（置）履中。

〔简 7〕取两雌隹尾，燔冶，自饮之，微矣。

〔简 8〕取东西乡（向）犬头，燔冶，饮。夫妻相去，

〔简 9〕取雄隹左蚤（爪）四，小女子左蚤（爪）四，以鳌熬，并

〔简 10〕冶，傅，人得矣。

〔间 11〕取其左麋（眉）直（置）酒中，饮之，必得之。[1]

全篇分为两大段：1 至 6 简为一段，7 至 11 简为另一段。笔者参考裘锡圭对简
文标点、系联的考虑，则简 7 至 11 涉及媚道的释文或许有另外一种排列方式：

取东西乡（向）犬头，燔冶，饮夫妻相去。取左麋（眉）直（置）
酒中，饮之，必得之。取雄隹左蚤（爪）四，小女子左蚤（爪）四，
以鳌熬，并冶，傅人，得矣。取两雌隹尾，燔冶，自饮之，微矣。

上面简文的关键字是"微"。"欲微贵人"〔简 2〕的"微"，帛书整理小组说：
"读为媚，取悦。"裘锡圭以为"微矣"的"微"也应读为"媚"。"媚"从
"眉"，李零认为简文中"门楣"、"左眉"似取"媚"之谐音。《仪礼·少牢
馈食礼》"眉寿万年"，郑玄注："古文眉为微"。《左传》庄公二十八年："冬
筑郿"，《公羊》、《谷梁》同年"郿"作"微"。是古"眉"、"郿"通"微"
之例。裘锡圭说：简 7 至 11 所载"是妄图以巫术取得人欢心的一种迷信方
法，在汉代女子中颇为流行"。[2]

　　不过，如钱钟书所释，媚道可使己承恩，也可使人失宠。《杂禁方》媚道简
文亦然。有"饮夫妻相去"的方术（即此方可以致使夫妻不和），也有"微"（媚）、

1　《马王堆汉墓帛书〔肆〕》，页 159。另外一种释文见周世荣，《长沙马王堆三号汉墓竹简〈养
生方〉释文》，《长沙马王堆医书专刊》2 辑（1981），页 10。

2　裘锡圭，《马王堆医书释读琐议》，页 528。

"必得之"、"得矣"的方术。上一节论及媚道取材具有夫妻相爱或相憎的象征意义，沈钦韩《疏证》已有举证。《杂禁方》媚道方术，"夫妻相去"方取"东西向犬头"，一东一西，喻分离；"欲微贵人"方取"两雌佳尾"、"眉"、"雄佳左爪"、"小女子左爪"，示相爱也。凡此，类似取红飞鼠背腹之毛"带之"求爱。

目前性质与《杂禁方》相近、体例较完整的材料是《医心方·相爱方》。[1]"相爱"即"媚"也，有取悦之意。李零《中国方术概观·房中卷》辑录《医心方·房内》全文，亦将《相爱方》列入房中之部。[2]兹先抄录《相爱方》内容如下：

（1）《千手观音治病合药经》曰：若有夫妇不和如火水者，取鸳鸯尾于大悲像前咒一千八十偏（遍），身上带彼，是终身欢喜相爱敬。

（2）《龙树方》云：取鸳鸯心阴干百日，系在臂，勿令人知，即相爱。

（3）又云：心中爱女无得由者，书其姓名二七枚，以井花水东向正视，日出时服之，必验。密不传。

（4）《如意方》云：令人相爱术：取履下土作三丸，密著席下，佳。

（5）又方：戊子日，取鹊巢屋下土烧作屑，以酒共服，使夫妇相爱。

（6）又方：取妇人头发廿枚烧，置所眠床席下，即夫妻相爱。

（7）《灵奇方》云：取黄土酒和，涂帐内户下方圆一寸，至老相爱。

（8）又方：取猪皮并尾者，方一寸三分，纳衣领中，天下人

1　关于《医心方》，参看潘桂娟、樊正伦，《日本汉方医学》（北京：中国中医药出版社，1994），页15。近有《醫心方の研究》（大阪：オリエント出版社，1994）一书可以进一步参阅。

2　李零，《中国方术概观·房中卷》（北京：人民中国出版社，1993），页140~143。

皆爱。

（9）又方：取灶中黄土，以胶汁和著屋上，五日取，涂所欲人衣，即相爱。

（10）又方：庚辛日取梧桐木东南行根长三寸，克（即刻）作男人，以五色彩衣之着身，令亲疏相爱。

（11）《枕中方》云：老子曰：欲令女人爱，取女人发廿枚烧作灰，酒中服人，甚爱人。

（12）又云：五月五日，取东引桃技，日未出时作三寸木人，着衣带中，世人语贵，自然敬爱。

（13）又云：夫妇相憎之时，以头发埋着灶前，相爱如鸳鸯。

（14）又云：家妇不为夫所爱，取床席下尘著夫食，勿令知，即敬爱。

（15）又云：孔子曰：取三井花水作酒饮，令人耐老，常得贵人敬念。复辟兵、虎、狼。

（16）又云：人求妇难，取雄鸡毛二七枚，烧作灰末，著酒中服，必得。

（17）《龙树方》云：取鸳鸯心阴干百日，系左臂，勿令人知，即相爱〔此条重出，见第（2）条〕。

（18）又云：心中爱女无得由者，书其姓名二七枚，以井花水东向正视，日出时服之，必验。密不传〔此条重出，见第（3）条〕。

（19）《延龄经》云：取未嫁女发十四枚为绳带之，见者，肠断。

（20）又方：取雄鸡左足爪，未嫁女右手中指爪，烧作灰，敷彼人衣上。

（21）又方：取己爪、发作灰，与彼人饮食中，一日不见如三月。

（22）又方：蜘蛛一枚，鼠妇子十四枚，右置瓦器中阴干百日，以涂女人衣上，夜必自来。

（23）《陶潜方》云：戊子日书其姓名着足下，必得。

（24）《如意方》云：令人相憎术，取马发、犬毛，置夫妇床中即相憎。

（25）又云：令人不思术：远行，怀灶土，不思故乡。

（26）《灵奇方》云：以桃枝三寸书其姓名埋四会道中，即相憎。

（27）《如意方》止淫术：三岁白雄鸡两足距烧末，与女人饮之，淫即止。

（28）又云：欲令淫妇一心方；取牡荆实与吞之，则一心矣。

（29）又云：阳符，朱书之入心。阴符，此欲绝淫情，入肾，朱书之，可服。

（30）又云：验淫术：五月五日若七月七日取守宫，张其口，食以丹，视腹下赤，止罂中，阴干百日出，少少冶之，敷女身。拭，终，不去。若有阴阳事便脱。注也曰：守宫，蝘蜓也，牝牡新交，三枚良之。

（31）又方：白马右足下土，着妇人所卧席床下，勿令知，自呼外夫姓名也。

（32）《延龄经》云：疗奴有奸事自道方；以阿胶、大黄磨敷女衣上，反自说。

（33）《如意方》云：止妒术：可以牡蕒苡二七枚与吞之。牡蕒苡，相重者是也。

（34）又方：其月布裹虾蟆一枚，盛着瓮中，盖之，埋厕左则不用夫。

（35）《灵奇方》云：解怒；埋其人发于灶前入土三尺，令不怒。

（36）《延龄经》云：疗奴恶妒方；取夫脚下土烧，安酒中与服之，取百女亦无言。

以上共三十六条，引书七种。首先，篇题"相爱"，旨在夫妇如何相爱、家庭如何和睦，"相爱方"提供四方面的技术：一、第（1）~（23）条，如"使夫妇相爱"、"至老相爱"，其方能使所爱之人"一日不见如三月"、"夜必自来"〔第（21）、（22）条〕。二、第（24）~（26）条，令人相憎术，篇题既云"相爱"，何以有"相憎"方，大概为使夫（或妻）专宠己一人，故令可能危害己者与夫（或妻）相憎。当然也有用此方令他人夫妇相憎，而借以夺爱〔第（24）条〕。换言之，这也可以用来治己爱之人移情别意。上一节人主所忌恶者，大约是这一类的方术。三、第（27）～（32）条，用以止淫、验淫。其中守宫一条〔第（30）条〕亦见马王堆房中书《养生方》之中。[1] 而防淫的对象，是家中的妻妾，方中称为"淫妇"〔第（28）条〕。当时的女性活动范围不大，主要即是寝房之内，家中的奴也是验淫的对象〔第（32）条〕。四、第（33）～（36）条，是止妒、解怒之方。要之，妻妾若失宠不可嫉妒，家奴看主人"取百女"有怒，诚家庭之乱源〔第（36）条〕。这里的"奴"既与"夫"而非"主人"对称，或可视为女性的卑称〔第（32）条中的"疗奴"方亦然〕。

上引诸方，第（20）条与马王堆《杂禁方》"取雄隹左蚤（爪）四，小女子左蚤（爪）四，以鏊熬，并冶，傅人，得矣"，完全相同。另，《相爱方》若干方确与祝咒有关〔例如第（1）条〕。而贾公彦所说"作木偶人"见于第（10）、（12）条，但性质恐与"巫蛊"不完全相同。

《相爱方》中象征夫妻相爱的物品也一再被使用，如"鸳鸯尾"、"鸳鸯心"、"鹊巢"、"桃枝"等〔（1）、（2）、（5）、（12）、（17）条〕。而被使用最多的象征物，是采用求爱对方的毛发、指爪。[2] 这些物具取之不易。按媚道多密不传〔第（3）条〕，施行之时亦暗中作法，如"密著席下"、"涂帐内户下"等〔第（4）、（7）条〕。因此，他人若要诬言谋陷，诚非易事。

其次，《相爱方》在技术上包括"媚药"〔第（30）、（32）、（33）条〕与"媚术"，后者用《相爱方》的术语有"令人相爱术"、"令人相憎术"、"令人不思术"、"止淫术"、"验淫术"、"止妒术"〔第（4）、（24）、（25）、（27）、（30）、（33）条〕而施行方术的场所则以"寝"、"房"之内最明显，例如，"置所眠床席下"、"涂帐内户下"、"取灶中黄土"、"以埋着灶前"、"取床席下尘"、

---

1 《养生方》的原文为："戏：□□者，取守〔官〕，□以□□□甚，已，貍（埋）灶口下，深□□□○□□□水染其汁，以染女子辟（臂）。女子与男子戏，□即被被（破）缺；□卧，即去。取守官置新癰（甕）中，而置丹癰（甕）中，令守官食之。须死，即冶，□画女子臂若身。节（即）与〔男子〕戏即不明；□"，见《马王堆汉墓帛书〔肆〕》，页104~105。

2 参见江绍原，《发须爪——关于它们的风俗》（上海：上海文艺出版社影印本，1987）。

"着妇人所卧席床下"、"埋其人发于灶前"〔第（6）、（7）、（9）、（13）、（14）、（25）、（31）、（35）条〕。这些特色皆已见于《杂禁方》。

篇题虽名"相爱"，但男性所爱与女性所爱似有差别。女性求夫妻好合，"嫁妇不为夫所爱"〔第（14）条〕则期夫爱。男性"取百女"〔第（36）条〕，篇中所见有"心中爱女无得由"、"欲令女人爱"、"人求妇难"、求"未嫁女"、求"女人"〔第（3）、（11）、（16）、（18）、（19）、（20）、（22）条〕，在生子广嗣的背景下，男性多有新欢。[1] 其中，《相爱方》第（19）条至（22）条乃男性为求未嫁之女而施术，凡此，或为求未嫁女为妻为妾，或为遂其私通之图，或为求御女养生之用。无论如何，旧爱之本分即是不妒、不怒、不争。就算在家失宠，也要"一心"〔第（28）条〕不变。否则便是"淫妇"。倘进一步嫉妒争宠，夺夫所爱，则"挟邪媚道"、罪不可逭。故汉代列"媚道"为"宫禁"，恐亦为贵族豪强之家所恶。其实，媚道亦包含验淫、止妒诸方，却从未见任何男子因使用类似方术（也是为了"相爱"的理由）被诬言"挟邪媚道"而见诸史传。由《相爱方》部分方术来看，男性竟与家奴吃醋，妒性尤甚于妇女。一般皆以为求爱方术都是妇人所用。但江陵九店五十六号墓竹简即云"男必㜻（美）于人"。[2] 按㜻是㜻之俗体，㜻、媚即相悦、相爱之意。不过，女性媚人求"敬爱"〔《相爱方》第（14）条〕，男性媚人求"一心"〔同左，第（28）条〕。男女对"相爱"所需所知，差异不可谓不大。

从《杂禁方》、《相爱方》的内容来看，媚道是和合夫妻关系的实际技术，包括解决可能破坏夫妻关系的"淫"、"妒"等问题。不过，实际应用上，男性似偏重"止淫"、"验淫"或"止妒"的方术，女性在当时处境则对"令人相爱术"、"令人相憎术"需求较多。杜正胜、裘锡圭、李零等学者皆将媚道列入房中。按《抱朴子·微旨》述及当时各种"房中之事"，据说房中术的功能之一是"移灾

1　江晓原，《性张力下的中国人》（上海：上海人民出版社，1996），第二章，《多妻、人欲、子嗣与房中术》。

2　湖北省文物考古研究所编，《江陵九店东周墓》（北京：科学出版社，1995），页508。此条材料承李零先生示知，谨致谢忱。

解罪，转祸为福"，[1] 可见房中术不是只有性技巧或性技术。若由媚道这一面来看，房中术确有"移灾"、"转祸"之效，特别对失宠、无子的妇人更是如此。

《汉武故事》载赵倢伃（拳夫人）的轶事如下：

> 上（汉武帝）巡狩过河间，见有青紫气自地属天。望气者以为其下有奇女，必天子之祥。求之，见一女子在空馆中，姿貌殊绝，两手一拳。上令开其手，数百人擘莫能开，上自拔，手即申。由是得幸，为拳夫人。进为倢伃，居钩弋宫。解黄帝素女之术，大有宠，有身，十四月产昭帝。[2]

空馆之上独有青紫色，此类楚王之遇高唐神女。据上文，拳夫人精通房中术，"有宠"、"有身"，正房术媚道之旨也。就此，房中术或不能称"御妇人之术"，而是"御男人之术"。汉代以下资料可证。

所谓"房中"，当然不可能只限于有些学者所谓"性场所"。[3] "房中"有"女人"之意。[4] 在家庭空间格局中，相对于"堂"而言，"寝"、"房"较为隐私；内外有别，"主妇活动范围主要在房"。[5] 故"房中"或称"房内"。夫称妻为"内"。"内"又有行房之意。周代有房中乐，至秦名曰"寿人"，有教化之意。魏缪袭以为房中乐旨在风天下、正夫妇。[6] 房中技术适用的对象应是夫妻。

中古以前房中文本亡佚殆尽。[7] 近年出土马王堆房中书七种，让我们得以

1　王明，《抱朴子内篇校释》（北京：中华书局，1988），页128。

2　鲁迅，《古小说钩沉》（台北：盘庚出版社，1978），页349。

3　王树岐、李经纬、郑金生，《古老的中国医学》（台北：纬扬文化有限公司，1990），页81。

4　李零，《中国方术考》，页356。

5　杜正胜，《古代社会与国家》，页773~774。

6　台静农，《两汉乐舞考》，《文史哲学报》1（1950），页273。

7　李零，《中国方术考》，页357~362。

了解早期房术的具体内容。[1]根据笔者的研究，马王堆房术有以下几种内容：（1）"乐而有节"的性技术。（2）处理性交、生育所产生"污秽"的技术。传统医学"妇"、"幼"尚未独立成科之前，这方面的知识基本上集中在"房中"。（3）美容方。[2]（4）媚药与媚术，男女通用。如果房术以性技术为其主要核心，则包括行房之前的求爱、求悦方术及之后生育妇幼养护的技术。[3]过去学者所强调的房中补益之术，在马王堆房中书也是双方面的。[4]笼统的说，房中术的性质或可用"求爱"与"乞子"言之。即前述所谓"有宠"、"有身"之术。

　　马王堆房中书虽然没有直接说明这些"求爱"与"乞子"技术以谁为说话对象，但犹有若干线索可循。例如，求子：

<hr>

1　李零，《中国方术考》，页370~379。关于《汉志》中对"房中"的讨论，见张显成，《先秦两汉医籍用语研究》（成都：四川大学中文系博士生论文，1995），页6~7。

2　马王堆《养生方》及《医心方·房内》皆有"去毛"之方。

3　笔者在《马王堆方技书研究》分析马王堆房中书所有文本的内容。

4　例如，《合阴阳》云："昏者，男之精将；早者，女之精责（积）。吾精以养女精，前脉皆动，皮肤气血皆作，故能发闭通塞，中府受输而盈。"见《马王堆汉墓帛书〔肆〕》，页156。又李零认为马王堆房中书已经具备后世房中书的所有要点，例如：（1）九浅一深之术；（2）还精补脑之术；（3）多御少女，而莫数写（泻）精。但李零所举材料似不充分。他引用马王堆"牝户图"与《医心方》卷28《房内》、《素女妙论·浅深篇》比对。认为马王堆房中书可能有"女有九宫"的思想。唯马王堆记载牝户名词，有三个系统：《养生方》云："一曰云石，二曰拈瓠，三曰濯昏，四曰伏□，五曰□□"，又云："〔笄〕光、臭鼠、□□、麦齿、谷〔实〕、赤朱（珠）、〔琴〕弦、付□"；《天下至道谈》云："一曰笄光，二曰封纪，三曰䐑瓠，四曰鼠妇，五曰谷实，六曰麦齿，七曰婴女，八曰反去，九曰何寓，十曰赤（缴），十一曰赤毁九，十二曰（磻）石"（见《马王堆汉墓帛书〔肆〕》，页117、118、166）。这三套术语之间的关系为何，并不清楚。再如李零引《养生方》："食脯四寸，六十五"、"欲廿用七最（撮），欲十用三最（撮）"、"食脯一寸胜一人，十寸胜十人"等以为有"多御"之说，不确。按上述诸条只是言药力，与后世"择鼎"之说疑不类。李零说见《马王堆房中书研究》，《文史》35辑（1992），页42~43；《高罗佩与马王堆房中书》，收入《马王堆汉墓研究文集》（长沙：湖南出版社，1994），页146~147。东汉以下房中术的发展见以下各书的讨论：陈国符，《南北朝天师道考长编》，收入氏著，《道藏源流考》（北京：中华书局，1989），页365~369，《房中》条；朱越利，《〈养性延命录〉考》，《世界宗教研究》1986：1，页111~113；李丰楙，《老子〈想尔注〉的形成及其道教思想》，《东方宗教研究》新1期（1990），页163~167；藤原高男，《房中术と老子注》，《东方宗教》37（1971），页71~72；大渊忍尔，《五斗米道の教法について》（下），《东洋学报》49：4（1966），页97、102；《〈笑道论〉译注》，《东方学报》（京都）60（1988），页519、629~631等。

　　　　求子之道：求九宗之草，而夫妻共以为酒，饮之。[1]

"九宗之草"不识，大概近于蘦草、菟丝，恐亦是媚药之流。又，《十问》之中，禹问于师癸曰："明身目之智，以治天下，上均湛地，下因江水，至会稽之山，处水十年矣。今四枝（肢）不用，家大乿（乱），治之奈何？"后师癸授之以房中术，"家乃复宁。"[2] 换言之，这套技术得以运作是依附在当时家庭制度之上。过去荷兰学者高罗佩（R. H. van Gulik）研究中国早期房中术已经注意到必须以当时"家庭制度为背景来加以考虑"。[3] 杜正胜先生也提议把房中放在家族史的脉络考虑，从"求子"、"求爱"技术"探求比较全面的家族史"。[4]

　　马王堆房中书虽如上述多系发展，但在家庭中实际操作，男性当偏重性技术、房室养生的一面，女性则较多使用求爱媚道、求子产育的一面。事实上，这两方面的技术存在紧张性。男性不管是为求广嗣，或视女性为"鼎器"而多多御女，女性"相爱"、"相憎"的方术对其达成上述目的确有妨碍。换言之，从性别角度来看，汉代房中分两系。

　　房中分两系之说，早见于冈西为人《宋以前医籍考》。[5] 按《汉志》载房中八家：《容成阴道》二十六卷，《务成子阴道》三十六卷，《尧舜阴道》二十三卷，《汤盘庚阴道》二十卷，《天老杂子阴道》二十五卷，《天一阴道》二十四卷，《黄帝三王养阳方》二十卷，《三家内房有子方》十七卷。[6] 前六家屡言"阴道"一派，后二家言"养阳"、"有子"为另一派。后者疑有妇人房术书也。

　　西汉传房术者系谱不明。东汉传房术者殆三派，一是传容成之术，主要有甘始、左慈、冷寿光、东郭延年、封君达等人；二是传彭祖之术，此派

1　《马王堆汉墓帛书〔肆〕》，页 139。

2　《马王堆汉墓帛书〔肆〕》，页 167。

3　高罗佩著，李零、郭晓惠译，《中国古代房内考：中国古代的性与社会》（台北：桂冠图书有限公司，1991），页 163。

4　杜正胜，《作为社会史的医疗史》，页 127~128。

5　冈西为人，《宋以前医籍考》（台北：古亭书屋影印，1969），页 1399。

6　陈国庆，《汉书艺文志注释汇编》（台北：木铎出版社影印，1983），页 230~231。

重采女交接之道，兼治地仙；三是传玉子之道，这一派较特殊，师徒多是女性，如玉子、天门子、北极子、绝洞子等人。另太阳子是玉子亲友和弟子、太阳女朱翼是绝洞子弟子、太阴女嬴金是太阴子弟子及治玉子之术的太玄女颛和。[1] 女性解房术大概不成问题，上一节的女巫楚服即是此道中人（房术 "依托" 传统，导师也多是女性，如玄素之女）。

而以女性为主，传玉子之道的这一派所传内容为何？恐怕与男性为主传容成、彭祖 "迟久固精" 之术不完全相同。或近于上述 "养阳"、"有子" 术。

中古房术书《玉房秘诀》论 "养阳"、"养阴"：

> 冲和子曰：养阳之家，不可令女窃窥此术，非但阳无益，乃至损病。所谓利器及人，则攘袂莫拟也。[2]

又云：

> 冲和子曰：非徒阳可养也，阴亦宜然。西王母是养阴得道之者也，一与男交而男立损病，女颜色光泽，不着脂粉，常食乳酪而弹五弦。所以和心系意，使使（"使" 字误重）无他欲。又云：王母无夫，好与童男交，是以不可为世教。[3]

引文中之阴阳，喻男女也。从中流露的性别意识尤值得玩味。"阳可养也，阴亦宜然"。即不仅男性可用房术来养生，女性亦然。唯房术 "利器"，不可假人，不可令女性知之。女性知之，便是 "不可为世教"。女知此术，"一与男交而男立损病"；反之亦然也。但就此，可知男性有意垄断房术。后世男性

1　李零，《战国秦汉方士流派考》，《传统文化与现代化》1995：2，页 42。其中传玉子之术的一派，另见詹石窗，《道教与女性》（上海：上海古籍出版社，1991），页 106~115。

2　丹波康赖编撰、沈澍农主编，《医心方校释》（北京：学苑出版社，2001），页 1715~1716。

3　丹波康赖，《医心方校释》，页 1717。

房术书往往喻男女房室为战场，以为"女人自然有不战而胜，以静待动的手段。男子一见女人的牝户开张，先神魂不定，不待战有几分败势，又自己灵根发作的，头上如明镜一般，一入炉，行动不及数合，就便输了"。[1] 男性恐惧戒慎之心可见一般。要之，不可令女窃窥此术，否则男性非损即病。

所以，求爱方术除了留下高唐神女一段传说神话之外，"奇邪"、"妖邪"便是其最终的历史评价。传妇人房术的一支，大抵只是口耳相传，而传容成、彭祖之术多少还留下若干文本。这恐怕也是较不利当时女性之处。传统女性若拥有书写、诠释权，本章一开始引用《千金方》的文字或许变成"丈夫嗜欲多于女子，慈恋爱憎，嫉妒忧恚，染著坚牢，情不自抑"。

何谓"妇人媚道"？何种处境的女性较常使用"媚道"？"媚道"在汉代方技知识的版图占着何种位置？

钱钟书以为，媚道是一种可以使人失宠、使已承恩的妇人方术。此说证之于《杂禁方》与《相爱方》的内容，基本相符。而见诸史传，使用媚道方术的妇人，多是失宠、无子者。然用方术转移丈夫情爱，操纵家庭人际关系，化解自我失宠的困境，即是"妒妇"，连同其所用的求爱方术也被贬为"邪"术。史书名为"挟邪媚道"。

"房中"分两系。简言之，"养阳"与"养阴"。妇人媚道为古房中之一支，可以定义为"御男子之术"（这是对传统界说房中术的颠倒）。这种技术或被称为"相爱"之方，但却在实际应用上被赋予"挟邪"之名，何以如此？媚道，利器也。不可令妇人窥视窃用，借此夺男子之所爱，专固一己在家庭之地位。

最后，借着本章讨论媚道的具体内容，我们或许可以稍稍反省房中术性质。房中术之旨有四：曰"宜家"（求爱）、"广嗣"（求子）、"养生"与"成仙"。从源头说，前两项在房中术应该占有很重的比率。到马王堆房中书成书的年

1　宋书功编，《中国古代房室养生集要》（北京：中国医药科技出版社，1991），页447。

代，各种养生论兴起，[1] 房中术吸收各种方技，特别凸出这方面的内容。至于成仙，至少在马王堆佚籍并不明显。之后，道教纳进房中术，采补练养之道得到极致的发展。而求爱、求子之术却在房中术日渐萎缩，另在鬼神杂术、[2] 医学妇、幼科[3] 中求精益。至近世，房中术脱离上述脉络，留下房室技巧而与享乐纵欲相结合。[4] 如果上述基本线索可循的话，我们似应重新评估房中术在不同时代的定位，及其内容变化的轨迹。[5]

1　杜正胜，《从眉寿到长生——中国古代生命观念的转变》，《"中央"研究院历史语言研究所集刊》66∶2（1995），页383~487。

2　例如，方以智《物理小识》卷12《鬼神方术类》便收了"至人思术"。见氏著，《物理小识》（台北∶台湾商务印书馆，1978），页283。

3　李建民，《马王堆汉墓帛书"禹藏埋胞图"笺证》，《"中央"研究院历史语言研究所集刊》65∶4（1994）的附录一。

4　李零，《马王堆房中书研究》，页44。

5　详笔者论文《马王堆方技书研究》。按郑培凯曾指出∶"汉代房中术之类，不齿于士大夫主流，却是以卫生保健（生理、生殖范畴）为其立论基础的。"又说∶"战国两汉期间，流行保健养生的讨论，有许多直接论述性事的房中术著作，采用一种医学卫生的态度，与男女相悦相恋的情况有所不同的。"见《当代》11（1987），页11~12；《当代》16（1987），页51。又如，张维安以为"庸俗化道家"所传播的"性知识"至今仍普遍支配中国人的性活动，见氏著，《生活世界与两性关系》，《妇女与两性学刊》5（1994），页122~125。

想象身体

9 唐代"肺石"的身体想象

> 长安故宫阙前，有唐肺石尚在。其制如佛寺所击响石而甚大，可长八九尺，形如垂肺，亦有款志，但漫剥不可读。按《秋官》"大司寇以肺石达穷民"。原其义，乃伸冤者击之，立其下，然后士听其辞，如今之挝（音抓）登闻鼓也。所以肺形者，便于垂。又，肺主声，声所以达其冤也。[1]
>
> ——胡道静、金良年，《梦溪笔谈导读·唐肺石》

肺石直诉之制，最早见于《周礼·秋官·大司寇》。[2]相传古代有怨诉而无告的人，站在外朝门的赤色之石三天之久，朝士即接受他们告辞而上达王

1　胡道静、金良年，《梦溪笔谈导读》（成都：巴蜀书社，1988），页252~253。又胡道静，《梦溪笔谈校证》（上海：上海古籍出版社，1987），页634。清·凌扬藻《蠡勺编》有《肺石》一条，有半数篇幅直接抄录《梦溪笔谈》文。见清·凌扬藻，《蠡勺编》（台北：世界书局，1984），页83~84。《蠡勺编》一书，亦见掌故大家高伯雨随笔《听雨楼丛谈》的引用。见高伯雨，《听雨楼丛谈》（香港：香港南苑书屋，1979），页24。另参见陈玺，《唐代诉讼制度研究》（北京：商务印书馆，2012），页130~168。

2　《周礼》的成书时代，以张舜徽之说较当："此书原名《周官》，是战国时人裒集列邦设官分职制度，编为一部有系统之《官制汇编》。由于取材非一地，故彼此多抵牾。一部《官制汇编》而名为《周礼》，周乃周备之意，礼谓制度也。"见张舜徽，《旧学辑存》下（济南：齐鲁书社，1988），页1873。

者与冢宰，并将地方官吏处治。[1] 以上引文，是北宋沈括的笔记，所记的是"唐肺石"，与古典《周礼》形制有不同之处，即唐肺石像击登闻鼓类似，[2] 而且其形如垂肺，如佛寺的响石，敲击而有声。

"直诉"制是古代皇权接触人民隐情最直接的方式。唐代肺石形制的变化即同于登闻鼓，显示皇帝统治形式有何转变？日本汉学家内藤虎次郎所提出的"唐宋变革"论，特别强调宋代君主的专制独裁。美国学者包弼德（Peter Bol）也同意君主权力的变化是唐宋时期政治制度的核心。[3] 内藤学说并无涉及直诉制度。

现代法制史学者徐朝阳的《中国古代诉讼法》以《肺石》为课题，指出诉讼需先立于肺石三天有所限制之原因，"实则非常之上诉是也"。[4] 陈顾远以为："直诉为诉讼非常程序，为伸冤最后方法，故须出于赤诚，不为妄讼，并须持以敬慎，不为轻渎，此历代虽许直诉之事，而又与以限制也。"[5] 笔者旧作《肺石解》一文，指出《周礼》的肺石直诉制只能从去古未远的汉代寻找类似的制度；并认为汉代有冤上诉可直接击鼓言事例，不必先站于肺石三日之

1　关于《周礼》"立于肺石三日"，林尹解释："在肺石上站三天"。见林尹，《周礼今注今译》（台北：台湾商务印书馆，1979），页366。徐复观有相同的说法。见徐复观，《周官成立之时代及其思想性格》（台北：台湾学生书局，1980），页147。关于《周礼》法律史料，见焦祖涵，《中国法理学》（台北：三民书局，1967），页35~51。温慧辉认为，这种直诉制系先"击打肺石"，而后站在肺石上三日。此说与《周礼》经文不合；且以"唐肺石"来理解古礼。见温慧辉，《周礼·秋官与周代法制研究》（北京：法律出版社，2008），页214。可商。

2　古代直诉有三：登闻鼓、上表与邀车驾。肺石仅具其名，或以上述三法取代之。见郝铁川，《经国治民之典——〈周礼〉与中国文化》（开封：河南大学出版社，1995），页138~139。另参见陈登武，《从人间世到幽冥界——唐代的法制、社会与国家》（台北：五南出版公司，2006），页9~47。

3　详见王化雨，《"唐宋变革"论与政治制度史研究——以宋代为主》，收入李华瑞主编，《"唐宋变革"论的由来与发展》（天津：天津古籍出版社，2010），页171~210。

4　现代中国古代诉讼法史的开山之作，为徐朝阳的《中国古代诉讼法》（商务印书馆，民国16年）及《中国诉讼法溯源》（商务印书馆，民国22年）。两书皆涉及"肺石"之制。点校本，见徐朝阳，《中国古代诉讼法》（北京：中国政法大学出版社，2012），页112~113。

5　陈顾远，《中国法制史》（上海：商务印书馆，1934），页244。

久。[1]彭林甚至以为，《周礼》"肺石之设，于史无征。作者杜撰此制，显然是设想建立一种开明的法律体系，使人人有向上控告或申诉的权利。"[2]

《周礼》与《管子》皆为"齐学"。吕思勉先生以为"古书所言制度，非古代的事实，而为学者所虚拟的方案，理极易明，无待辞费。然思想亦必有事实为背景"。[3]他主张研究古史，应以周、秦为界；治先秦史者，必用"特殊的方法"，即重视经学注解及相关子书所载之记录。

这种地方官吏不通报，而人民得以非常申诉的精神应有所本。《管子·大匡》："凡庶人欲通乡，吏不通，七日，囚。士欲通，吏不通，五日，囚。贵人子欲通，吏不通，二日。"[4]凡庶人要与本乡交涉，地方官不予通报者，过七天处以囚禁。以此类推。[5]而官吏有冤不伸，亦得于宫廷路门外击鼓，见《周礼·夏官·太仆》。击鼓及前述的肺石皆直诉之制。钱玄说：

> 按先郑（郑众）以为此穷者为穷冤失职之人，自至路寝门击鼓，
> 与《大司寇》在肺石之穷民为两事。后郑（郑玄）以为二者为一事。
> 衡诸事理，以先郑（郑众）之说长。盖平民不能入宫击鼓，故有坐肺
> 石之事；官吏及贵族则可以入宫，故有入宫击鼓之事。[6]

1　李建民，《肺石解》，《大陆杂志》83 卷 1 期（1991），页 27~41。笔者以为肺石保有先秦神判巫术风俗之遗留。另参见，吴荣曾，《试论先秦刑罚规范中所保留的氏族制残余》，《中国社会科学》1984 年 3 期，页 207~210。

2　彭林，《周礼主体思想与成书年代研究》（北京：中国社会科学出版社，1991），页 98。《周礼》制度，未必与后世礼制一一对应。然柳诒征以为，《周礼》风俗"必皆古代所有之事，始于官制、官规中胪举而制裁之。"见柳诒征，《从〈周官〉观其时社会》，收入陈其泰等编，《二十世纪中国礼学研究论集》（北京：学苑出版社，1998），页 373~379。吕思勉则举例，《周官》治民之法等"皆可以秦、汉事相明"。见吕思勉，《史通评》（台北：台湾商务印书馆，1967），页 58~59。

3　吕思勉，《中国史籍读法》，收入氏著，《史学四种》（上海：上海人民出版社，1981），页 87。

4　《大匡》系齐国官书。见赵守正，《管子注译》（南宁：广西人民出版社，1982），页 172。

5　金春峰指出，《周官》对官吏的渎职有规定。见金春峰，《周官之成书及其反映的文化与时代新考》（台北：东大图书公司，1993），页 72~75。

6　钱玄，《三礼通论》（南京：南京师范大学出版社，1996），页 426。《周礼》载不同身份，适用不同法律。见陈连庆，《〈周礼〉中的刑事法规及其阶级实质》，《古籍整理研究学刊》1986 年 3 期，页 1~9。

平民直诉制为站"肺石"、不能入宫,而官吏及贵族等直诉则可入宫击鼓。
两者有别。然汉代平民亦可击鼓,而肺石制度"登闻鼓化",申冤者亦可击之。
宋王溥《唐会要》卷62《御史台·杂录》,武则天垂拱元年(685):

> 其年二月制,朝堂所置登闻鼓,及肺石,不须防守;其有捶鼓、
> 石者,令御史受状为奏。[1]

上文,既言"捶鼓、石",可见登闻鼓、肺石两者如前述沈括所说的皆可击
之。先讨论登闻鼓,南宋初张淏《云谷杂记》有《登闻鼓》一条:

> 予按:《世说》晋元帝时,张闿私作都门早闭晚开,群小患之,诣
> 州府诉,不得理,挝登闻鼓。又《晋·范坚传》,邵广二子挝登闻鼓乞
> 恩。又《后魏·刑罚志》,世祖阙左悬登闻鼓,人有穷冤则挝鼓,公交
> 车上奏其表。又《隋·刑法志》,高祖诏四方有枉屈词讼县不理者,令
> 以次经郡及州省,仍不理,乃诣阙申诉,有所未惬,听挝登闻鼓。是
> 登闻鼓其来已久,非始于唐也。吕不韦《春秋》,尧置欲谏之鼓。《鬻
> 子》禹治天下,门悬钟鼓铎磬而置鞀为铭于簨簴,曰,教寡人以狱讼者挥
> 鞀。二事当为登闻鼓之始。[2]

张淏的考证重点有两方面:第一,登闻鼓盛于魏晋南北朝;第二,传说时代
尧、禹等帝王时代,即借由鼓等不同乐器,聆听人民的声音。《鬻子·上禹
政》提到禹以"五声"图治:

> 禹之治天下也,以五声听。门悬钟、鼓、铎、磬而置鞀,以得四

1　王溥,《唐会要》(北京:中华书局,1990),页1086。
2　张淏,《云谷杂记》(北京:中华书局,1958),页88。

> 海之士。为铭于簨簴曰：教寡人以道者击鼓，教寡人以义者击钟，教
> 寡人以事者振铎，语寡人以忧者击磬，语寡人以狱讼者挥鼗。[1]

这种勤求民隐的治理方式，借用徐朝阳的话，充满"自由心证主义"的色彩。[2] 簨簴是悬挂钟的木架子。鼗是小鼓，与其他乐器等形式，申诉于君上，通达壅蔽。统治者具有天赋的听觉是理想中的君主。[3] 聆听的政治是古代中国政治身体的核心观念。[4] 因此，"肺石"由立其上三日，至唐代如沈括所记的长安故宫阙前之形制，也可击之有声。地质学家章鸿钊认为"石亦往往有声"：

> 古人辨玉以声，其说今已不传，石亦往往有声，而能详之者尤鲜。
> 窃尝考之：《周礼》大司寇以肺石达穷民；沈括《梦溪笔谈》云：长安
> 故宫阙前有唐肺石尚在，其制如佛寺所击响石而甚大，可长八九尺，
> 形如垂肺，亦有款识。所以肺形者，肺主声，声所以达其冤也。余尝
> 于友人处见肺石一，长仅尺许，击之亦有声，验之即灰石也。此与古
> 人肺石其用不同，而取有声为义则一。[5]

章鸿钊"有声为义"的解读，只适用于唐代肺石，而与《周礼》肺石原文及注解不合。从肺石的颜色到形状、声音的引申，是一种扩张的身体（dilated body）在司法申诉的表达形式；由象征进一步更直接的陈述。

唐代肺石制除"声音化"以外，另一变化为"告密化"。南朝梁武帝萧衍在初登皇位的天监元年颁布诏令以广开言路，其一："在'谤木'和'肺石'

1　张京华，《鹖子笺证》（上海：华东师范大学出版社，2012），页51。

2　徐朝阳，《中国古代诉讼法》（点校本），页32~36。

3　周勋初，《圣人解》，收入氏著，《韩非子札记》（南京：江苏人民出版社，1980），页308~315。

4　Angus Fletcher, *Allegory: The Theory of a Symbolic Mode* (Ithaca: Cornell University Press, 1964), p. 71.

5　章鸿钊，《石雅》（上海：上海古籍出版社，1993），页225。

旁边，设置人民可以投递意见的木匣"。[1] 早期的肺石制以言辞陈述为主，梁代则采书状审理。《南史·武帝纪》分别称为"谤木函"、"肺石函"。[2] 尚秉和《历代社会风俗事物考》："立肺石三日，言赤心不妄告也。""肺石至六朝仍有。"[3] 不过，肺石函与"肺石"不同；后者是可立人之石，而前者是信箱。从梁武帝的"肺石函"，至唐武则天设置密"匦"（音轨，箱）制，性质又为一变。

赵翼《廿二史札记·武后之忍》叙武后之统治："称制后欲立威以制天下，开告密之门，纵酷吏周兴、来俊臣、丘神绩等起大狱，指将相俾相连染，一切按以反论，吏争以周内为能，于是诛戮无虚日。"[4] 武则天将直诉制与"告密"互连接，不只是为维护其个人政权，而下开启君主"间接统治"的先河。

唐代封演《封氏闻见记》详于唐代典章制度，《匦使》一文指出梁武帝肺石函，即"今之匦也"：

> 梁武帝诏于谤木、肺石旁各置一函，横议者投谤木函，求达者投肺石函，则今之匦也。初，则天欲通知天下之事，有鱼保宗者，颇机巧，上书请置匦以受四方之书，则天悦而从之。徐敬业于广陵作逆，保宗曾与敬业造刀车之属，至是为人所发，伏诛。（鱼）保宗父承晔，自御史中丞坐贬义州司马。天宝中，玄宗以"匦"守声似"鬼"，改匦为献纳使，乾元初，复其旧名。[5]

"匦"是一个方形的铜信箱，分四格，顶上皆有缝隙可供进谏告密者投函。也

1　高其迈，《隋唐刑法志注释》（北京：法律出版社，1987），《前言》，页 7。

2　清·朱铭盘，《南朝梁会要》（上海：上海古籍出版社，1984），页 478~479、542。

3　尚秉和，《历代社会风俗事物考》（长沙：岳麓书社，1991），页 255。

4　赵翼，《廿二史札记》（南京：江苏古籍出版社，2008），页 276。

5　封演，《封氏闻见记》（沈阳：辽宁教育出版社，1998），页 17。尚秉和书亦引用此书。又见明·张岱，《夜航船》（北京：中华书局，2012），页 222。

就是一种检举信箱。[1] 鱼保宗为建议设置及检举之第一人。设置时间，比肺石晚一年。"匦"使则是收集各种情报的官员或私人法官。"匦"制鼓励人民官吏黑函告密，[2] 系武后恐怖政治的一环。

　　告密的"匦"制之例，见于汉代官吏王温舒、赵广汉等案例。汉武帝时酷吏王温舒，"吏苛察，盗贼恶少年投缿购告言奸"，即鼓励告密。"缿"者，《史记集解》引徐广的说法："如今之投书函中。"[3] 投书函，就是检举信箱或告密信箱。韩兆琦《史记：评注本》解释："即今之'揭发检举箱'。"[4] 另外，汉昭、宣帝时期，颍川郡（河南禹县）太守赵广汉也有类似鼓励告密的做法，"教吏为缿筒，及得投书，削其主名，而托以为豪桀（杰）大姓子弟所言，其后强宗大族家家结为仇雠，奸党散落，风俗大改。"所谓"缿筒"者，施丁《汉书新注》解释："形似筒的密告箱。"[5] 赵广汉利用密告信，间离豪强，互相揭发。

　　武则天的密匦制度，与汉代王温舒、赵广汉设检举信箱制立意相承一脉，而与《周礼》肺石无关。匦制为秘密受理。吕坤《实政录·民务》论及吏治建议"投柜之法"："凡知人诡隐奸弊而不敢明发者，许详开事迹，夜间投入柜中。掌印官五日一开，亦于夜间亲自收取。凡见人投柜，或掌印官开柜，左右之人俱要回避，不许窥窃，庶人无所畏忌，而乐于投，奸弊无不得矣。"[6] 这种制度源自汉代的告密箱，吕坤视为善政。曾任翰林学士的桂萼追

1　林语堂认为"匦"制是中国第一个"间谍组织"。铜信箱所收的告密信有时是判官派人所寄出。林语堂，《武则天传》（台北：风云时代公司，1989），页117~119；页122。另参见王涤武，《武则天时代》（莆田：厦门大学出版社，1991），页213~248。中国司法的"非程序性"是其主要的特色之一。关于匦制，参见符庆如，《武则天行"铜匦制"考略》，《史学月刊》1990年2期，页113~114。

2　苏童有想象的"匦"制复原图，并理解此铜箱"一物多用"。见苏童，《武则天》（台北：麦田，1994），页144~145。

3　司马迁，《史记》（台北：鼎文书局，1981），页3150。

4　韩兆琦等，《史记：评注本》（长沙：岳麓书社，2004），页1670。

5　施丁主编，《汉书新注》（西安：三秦出版社，1994），页2186~2187。

6　吕坤，《吕坤全集》（北京：中华书局，2008），中册，页1018。

溯"肺石"之制，并主张检举统治的必要："按登闻鼓投词即古设肺石以达穷民之制，其司鼓官即古之朝士，职主通壅蔽而已。今乃不然。合乞严为禁约，不许听三法司原问官嘱托立案，则冤抑之民受宽恤之恩矣。或曰：严司鼓之禁有说乎？臣曰：国朝设登闻鼓，令匹夫匹妇皆得自尽，原问官不敢偏私，三法司不得扶同，所以通壅蔽也。近者军民有犯，原问官恐其执辨，则预嘱司鼓官为之立案，是登闻鼓之设，本为通壅蔽今反为壅蔽之所矣。"[1] 严立鼓禁，另设告密管道，以通壅蔽。

肺石才昉自古典《周礼》之理想。孙诒让《周礼政要·达情》以为肺石制与近代西方法制精神相近："西国民气最伸，自官吏以逮庶人，皆得亲见国主自陈。"[2] 孙氏之说，是以现代解释中国古代情境，并不确实。肺石制度可约分为四期。以周、秦为界，汉代有"诣阙"案例。六朝时由站肺石，改为投书函。至唐代肺石的变化有二：一是肺石声音化，一是密告化。前者，是一种制度的复古；后者，则是传统中国统治有效技术的一个主要倾向。[3] 唐肺石的司法变制，显示着对官僚阶层更为直接的控制。

唐代直诉制多元并存。其中唐中叶起"密告"一支针对官僚阶层，显示皇权对人民统治方式的重大变化。日本明治大学教授冈野诚《从中国法史学的观点来看时代区分论》将中国帝制统治分为前后两期，前期为"直接统治"，后期为"间接统治"。他说君主间接统治的特色："皇帝统治官僚阶层（其主要构成者被称为官户、形势户等阶层），而官僚阶层再以地主的身份统治人民"[4]。因此，直诉制一方面是对人民伸冤的限制趋严，一方面为更有效统治官僚阶层而密告之"制度化"。这是对广土众民管理的必要，同时也必然逐渐强化君主权力。

---

1 陈子龙，《明经世文编》（北京：中华书局影印，1987），页1828。

2 孙诒让，《大戴礼记斠补（外四种）》（北京：中华书局，2010），页352。

3 余华青，《权术论》（西安：陕西人民出版社，1990），页189。

4 冈野诚，《从中国法史学的观点来看时代区分论》，收入戴建国主编，《唐宋法律史论集》（上海：上海辞书出版社，2007），页7。

10　中国方术史上的"形影观"及技术

中古方术家发明一种炙影术。唐人段成式《酉阳杂俎·广知》云："近有人善炙人影治病者。"[1] 这一类方术大多秘传其技，近似于禁方，实际操作的技术细节已难以考查。[2] 炙炙人影可以治病，似乎是建立在人影与身形之间可以相互感通之上。

形与影

古代生命观的论述，形与神是一对重要的观念。[3] 一般成说，形为神宅，神为形主，形与神俱，得尽天年。[4] 此外，形与影也是另一对重要概念。[5] 不过，以《内经》来说，仍以形神的讨论为主。涉及形影者，例如《灵枢·外揣》云："日月之明，不失其影"、"影之似形"，[6] 这主要是假形影关系阐发人的身体内外是密切相关、相互影响的。医者掌握患者外在的表现，以度其内在的机理。而医书所谓的"内外"，内指人的筋骨脏腑，外指人的皮毛肤肉。换言之，人体内外的边界是以其皮毛肤肉为界限的。[7]

1　段成式，《酉阳杂俎》（台北：汉京，1983），页 108。

2　李建民，《中国古代"禁方"考论》，《"中央"研究院历史语言研究所集刊》68 本 1 分（1997）。

3　杜正胜，《生死之间是连系还是断裂？——中国人的生死观》，《当代》58 期（1991），页 40~41；《形体、精气与魂魄——中国传统对"人"认识的形成》，《新史学》2 卷 3 期（1991），页 1~65。

4　蔡璧名，《身体与自然——以〈黄帝内经素问〉为中心论古代思想传统中的身体观》（台北："国立"台湾大学出版委员会，1997），页 101~115。

5　《尚书·大禹谟》："禹曰：惠迪吉，从逆凶，惟影响。"传："吉凶之报告，影之随形，响之应声，言不虚。"《史记·淮南王安传》："下之应上，犹影响也。"这里的影是形影之意。《汉书·董仲舒传》即云："夫善恶之相从，如景乡之应形声也。"影与形是一对观念。见赵帆声，《古史音释》（开封：河南大学，1995），页 521。又例如，陶渊明有《形影神》诗。见逯钦立校注，《陶渊明集》（台北：里仁，1985），页 35~38；逯钦立，《形影神诗与东晋之佛道思想》，《"中央"研究院历史语言研究所集刊》16 本（1947）。《形影神》诗，历代文士和者甚多，见周密著，朱菊如等注，《齐东野语校注》（上海：华东师范大学，1987），页 164~165。

6　牛兵占等，《中医经典通释：黄帝内经》（石家庄：河北科学技术出版社，1994），页 111；关于《内经》的讨论，见廖育群，《岐黄医道》（沈阳：辽宁教育，1992），页 51~76。

7　《太素·阴阳杂说》云："夫言人之阴阳，则外为阳，内为阴。"杨上善云："皮毛肤肉，在外为阳。筋骨藏腑，在内为阴。"见杨上善，《黄帝内经太素》（台北：文光，1981 影印），页 43。

"日月之明，不失其影"，人影系因身形挡住光所产生的。而《墨经》中已经就光影的脉络讨论因光成影之理。然《墨经》的景之谊有：（一）影；（二）光（光度、照度）；（三）像。[1] 按墨子所论，以光源直射者为光，其为物所反耀或迫蔽者谓之景。要之，影者总摄明暗二义也。[2] 而"光景之景"，《颜氏家训·书证》征引前代字书，亦云："凡阴景者，因光而生，故即谓为景。《淮南子》呼为景柱，《广雅》云：'晷柱挂影。'并是也。至晋世葛洪《字苑》，傍始加彡，音于景反。"[3] 根据颜之推的考证，景作影始于葛洪《字苑》。事实上，《汉张平子碑》即有影字，汉末已有，葛洪采集而成，非自创也。[4] 影因光而生，《庄子·渔父》所以说"处阴以休影"，亦即没有了光，影自然消失无迹。

不过，方术意义下的"影"[5] 之谊似乎比上述所说更为复杂。人类学者列维-布留尔（Lévy-Bruhl）认为："中国人拥有与生命和可触实体的一切属性互渗的影子的神秘知觉，他们不能把影子想象成简单的'光的否定'。"[6] 人有影，物有影，那么两者的差别何在？或者说，人影有哪些特质？

《庄子》的《齐物论》与《寓言》载罔两问影的故事，文字稍异而义同，旨在言"无待"。《庄子·寓言》云：

1　谭戒甫，《墨经分类译注》（台北：崧高，1985），页64~84。进一步的研究，参见 A. C. Gra-ham and Nathan Sivin, "A Systematic Approach to the Mohist Optics", in Shigeru Nakayama and N. Sivin（eds.）, *Chinese Science*（Cambridge, MA: MIT Press, 1973）, pp.105~152. 对于中国光学传统，Sivin 用了一个很有意思的名词 Shadowoptics.

2　乐调甫，《墨子科学》，《国学汇编》（济南：齐鲁大学文学院，1932），第一册，页9。

3　王利器，《颜氏家训集解》（北京：中华书局，1993），页430。又，宋人王观国以为古之景概谓日影也。（诗）："高山仰止，景行行止。"郑氏笺曰："景，明也。"复景寰有仰慕之意。以上，见王观国，《学林》（北京：中华书局，1988），页323~324，《景》条。又白川静，《说文新义》（神户：白鹤，1971），卷7，页9~10。

4　王利器，《颜氏家训集解》，页432。

5　王叔岷，《庄子校诠》（台北："中央"研究院历史语言研究所，1988），下册，页1239。

6　列维·布留尔，《原始思维》（*Primitive Mentality*）（北京：商务印书馆，1987），页47；又，弗雷泽，《金枝：巫术与宗教之研究》（台北：桂冠，1991），页290~296。

众罔两问于影曰："若向也俯而今也仰，向也括而今也被发，向也坐而今也起，向也行而今也止，何也？"影曰："叟叟也，奚稍问也？予有而不知其所以。予，蜩甲也？蛇蜕也？似之而非也。火与日，吾屯也；阴与夜，吾代也。彼吾所以有待邪？而况乎以有待者乎！彼来，则我与之来；彼往，则我与之往；彼强阳，则我与之强阳。强阳者，又何以有问乎！"[1]

上面引文，重点有四：（1）影是复数。陆德明《经典释文》引向秀之说以为"罔两"为"景之景"。王先谦云："影外微阴甚多，故曰'众罔两'。"[2]这种信仰中古道者有所继承与发挥。例如，"道士郭采真言，人影数至九"，"九影各有名，影神：一名右皇，二名魍魉，三名泄节枢，四名尺鬼，五名索关，六名魄奴，七名灶囚，八名亥灵胎，九（鱼全食不辨）。"[3]其中九名之中魍魉与《庄子》罔两同，按罔两据《说文》解作"山川之精物"，[4]影名为何为魍魉值得玩味（详下一节）。（2）影因光而显。故云："火与日，吾屯也；阴与夜，吾代也"。（3）影不离形。上述神为形主，在形影的主客关系则恰恰相反。庄生借"蜩甲"、"蛇蜕"为喻，人影如同蝉所脱的壳、蛇所蜕的皮。影似形而非形。不过，蝉壳蛇皮曾经是蛇虫的一部分。换言之，仅有火、日之光，影亦不会凭空产生。（4）影可能脱离形，形与影彼此独立，影不待于形，物各自然，故言"无待"。人们常说形影不离，但《庄子》寓言影不完全依附人体，如知了脱的壳，蛇所蜕的皮，影似乎也可以脱离身形而独存。影似形又可与形分离的特点对方术操作尤其重要，或者说，影可能脱离形是后来方术的进一步发展。

1　王叔岷，《庄子校诠》中册，页1106。关于道家论"有"、"无"的初步讨论，见冯友兰，《先秦道家哲学主要名词通释》，《中国哲学史论文二集》（上海：上海人民出版社，1962），页198~205。又，罔两问影的讨论，见洪震寰，《光学史札记》，《科技史文集》12辑（1984），页101~102。

2　引自王叔岷，《庄子校诠》中册，页1106。

3　段成式，《酉阳杂俎》，页108。

4　陈鼓应，《庄子今注今译》（台北：商务印书馆，1987），页101。

再者，形影的关系的"影"略近于形神关系中的"神"。闻一多释《庄子》之"罔两"有云："此人之神，庄子谓之真君。"[1]上述影之总名有所谓"影神"，其一曰"魄奴"，魄近于形，魄之奴即影也。据《汉书·外戚传》载：

> 上（汉武帝）思念李夫人不已，方士齐人少翁言能致其神。乃夜张灯烛，设帷帐，陈酒肉，而令上居他帐，遥望见好女如李夫人之貌，还帷而步。又不得就视，上愈益相思悲感。[2]

"李夫人之貌"，疑方士借灯火取影也，故"夜张灯烛，设帷帐。"汉武帝只能远观其人影，不得近视。乐调甫《墨子科学》一文以前述《墨经》转光之理解释方士少翁之术：

> 按其（李夫人）夜致者，以鬼为阴物，而便于行术也。张烛设帷者，借烛之光，致鬼之影以见于帷也。其术：盖先造鬼像，隐附镜面，持镜向烛，使承烛光，转射至帷，乃得二光。像处回光之力既弱，转射之度亦微，则其射处原有烛之一光，不敌旁比二光之明，而以明暗相夹成影，即其召致之鬼也。由是从动其镜，影即随以改为，立而望之，遂姗姗其来迟。少翁盖窃墨子转光之理，以行致鬼之术。[3]

少翁之术与《墨经》光学之间的关系，如上引文所述，是乐氏个人之推测"鬼

1　闻一多，《〈庄子〉章句·齐物论》，收入《庄子研究》（上海：复旦大学出版社，1986），页486。按道经有所谓"景神"，Kaltenmark 以为在道教"景"有时候就是一处天上或身内的光明之地，近于竟或境。景也是影，亦犹京可以训为大之谊。见 Max Kaltenmark，（"景"与"八景"），收入《福井博士颂寿纪念东洋文化论集》（东京：早稻田大学，1969），页1147~1154。

2　《汉书》（台北：洪氏，影印北京中华书局点校本），页3952。这一类的召魂术，后世多矣。见泽田瑞穗，《中国的咒法》（东京：平河，1992），页144~156。

3　乐调甫，《墨子科学》，页12。方孝博，《墨经中的数学和物理学》（北京：中国社会科学出版社，1983），页83~84。

之影"或即成语所谓的"鬼影幢幢"的"鬼影"，是意指鬼也有其影，抑或指鬼近于影而"鬼影"者是一专称？从乐调甫的解释，古代光学、方术与"迷信"之间是相斥不容的观点，在上述讨论脉络，彼此可以进一步对话的空间似乎多了一些。

另外，致李夫人之神的方术，又见于《汉书·郊祀志》、桓谭《新论》、《论衡·自然篇》、干宝《搜神记》、王嘉《拾遗记》等，后人以为其为"影戏"之滥觞。宋人高承略改《汉书》原文，有云："故老相承，言影戏之原，出于汉武帝李夫人之亡，齐人少翁言能致其魂，上念李夫人无已，乃使致之。少翁夜为方帷，张灯烛，帝坐他帐，自帷中望见之，仿佛夫人像也，盖不得就视之。由是世间有影戏。"[1] 李夫人仿佛之像，倘恍奇怪，似影，魂也。[2] 根据孙楷第《近代戏曲原出宋傀儡戏影戏考》的考证，影戏初艺者只设图像讲说，所以或于白昼行之。由供像改为纸人，后有用彩色皮人为之。又，皮人以线牵引可随艺人之意而动。[3] 换言之，影戏之所谓"影"者，系假借不同素材对"形"的摹拟。

映在水或镜面的身形，古亦曰"影"。[4] 马王堆《杂疗方》有避蜮方与疗

1　高承，《事物纪原》（台北：中华书局，1989），页495。关于影戏的讨论，见顾颉刚，《中国影戏略史及其现状》，《文史》19辑（1983），页109~136；江玉祥，《中国影戏探源》，《民间文学论坛》2期（1988），页85~92。

2　灵魂即为人影的信仰，在民族志或人类田野调查并不难找到类似的资料，见 Maria Leach（ed.），*Standard Dictionary of Folklore, Mythology, and Legend*（New York: Funk and Wagnalls Publishing Company, 1972），页1000~1001，"shadow"条；朝仓治彦、井之口章次等编，《神话传说辞典》（东京：东京堂，1974）页128~129，《影》条；汪宁生，《古代特殊葬俗丛考》，《故宫文物月刊》15卷8期（1997），页105。

3　孙楷第，《近代戏曲原出宋傀儡戏影戏者》，《民俗曲艺》23~24期（1983），页177。关系论文，参见罗锦堂，《傀儡戏的由来》，《大陆杂志》41卷12期（1970），页367~369；谭家健，《中国古代的"机器人"》，《文史哲》4期（1986），页19~24。

4　1640年闵齐伋刊印《西厢记》版本，其中一幅即有表现张生的影子，一由光映在墙上，另一则映在水面之上。关于张生的双影版画的讨论，见 Wu Hung, *The Double Screen: Medium and Representation in Chinese Painting*（London: Reaktion Books, 1996），pp. 243~259。中国艺术品上的人物画并无表现人影的传统。

蜮虫蛇蜂螫射方共 14 首。[1] 蜮，一名射工，又名射影，水虫也。葛洪《肘后方》亦有不少治中射工毒之方，据说此虫 "以气为矢"、"含沙射人影便病。"[2] 所谓 "人影" 是人涉水或者 "人在岸上，影见水中。"[3] 射工能含气（沙）射人影，甚至人在岸上亦能成疾。何谓疾病？《释名·释疾病》云：

> 疾病；疾，疾也，客气中人急疾也；病，并也，与正气并在肤体之中也。[4]

疾病是客气（邪气）与正气同时留止于 "肤体"。也就是说人体是以 "肤" 为其边界，不包括影，故云。毕沅《释名疏证》云："肤体，指一身而言，扁鹊之所谓腠理、血脉、肠胃、骨髓，皆是。"[5] 然就方术的思维，疾病不只是外界邪气客止于人形，着其身影亦能成病。那么，方士灸炙人影当可治病。

人影既与其身形相感，古乃有 "相影"、"避影" 之习俗。《酉阳杂俎》云："宝历中，有王山人取人本命日，五更张灯相人影，知休咎。言人影欲深，深则贵而寿，影不欲照水、照井，及浴盆中，古人避影亦为此。"[6] 古人避影的心态大概与上述涉水避蜮是类似的。

再者，《后汉书·朱浮传》云："引镜窥影，何施眉目？"[7] 镜中人的身形亦曰 "影"。扬雄《太玄》以一、六之数所配诸事物，水、镜二者是同类。古

1 马王堆汉墓帛书整理小组编，《马王堆汉墓帛书〔肆〕》（北京：文物出版社，1995），页 127~129；马继兴，《马王堆古医书考释》（长沙：湖南科学技术出版社，1992），页 769~778。

2 尚志钧，《补辑肘后方》（合肥：安徽科学技术出版社，1996），页 391。

3 参见萧璠，《汉宋间文献所见古代中国南方的地理环境与地方病及其影响》，《"中央" 研究院历史语言研究所集刊》63 本 1 分（1993），页 84、138~145。

4 参见余岩，《古代疾病名候疏义》（台北：自由，1972），页 195~196。关系论文，见福永光司，《原气と病气——中国古代の生命の哲学》，《思想》814 号（1992），页 4~19。

5 毕沅，《译名疏证》（台北：广文，1979 影印），页 62。

6 段成式，《酉阳杂俎》，页 108。

7 《后汉书》（台北：洪氏，影印北京中华书局点校本），页 1138。

亦以水为镜。《尚书·酒诰》："人无于水监。"监者鉴也，即镜。《三国志》注引《襄阳记》："司马德操为水镜。"这里的"水镜"，即以水为镜之意。[1] 不论以铜或水为镜，许多道教方术皆与镜有关。[2] 举例来说，《抱朴子·地真》所载录的各种"分形"之术，修此术者对镜存思，镜中自己的形象为"影"，师言："守一兼修明镜，其镜道成则能分形为数十人，衣服面貌，皆如一也。"[3] 另有"含影藏形"之术，宋人张君房《云笈七签》中辑录多矣。[4] 例如，"分身作影人，长三四寸许"，"令影人取天边天空太和之气"，[5] 是影人即分身也，其为炼养之家意念中人之影像，殆非真人。[6]

又如，晋人张华《博物志·杂说下》："妇人妊娠未满三月，着婿衣冠，平旦左达并三匝，映详影而去，勿反顾，勿令人知见，必生男。"又，《异苑》作"映井水详观影而去，勿反顾，勿令婿见，必生男。"[7] 妇人穿着男装映井影以求生男。江绍原对这段材料的解读有云："想生男的妇人，其行为尤妙：她竟希图为胎儿制造一个男魂。"[8] 性别未定的胎儿，[9] 经由上述的程序，转胎成男。

第三，鬼神图像亦曰"影"。《南史·长沙宣武懿传》载梁临汝侯猷与吴兴楚王神交通，有云：

1　参见刘韶军，《太玄校注》（武昌：华中师范大学，1996），页240~242。

2　福永光司，《道教における镜と剑——その思想の源流》，《东方学报》45册（1973），页59~120；多贺浪砂，《中国"镜"说话考》，《干宝搜神记の研究》（东京：近代文艺社，1994），页175~192。K.E. Brashier, "Longevity Like Metal and Stone: The Role of the Mirror in Han Burials", *Toung Pao* LXXXI（1995），pp. 201~229。

3　王明，《抱朴子内篇校释》（北京：中华书局，1998），页325~326。

4　张君房，《云笈七签》（北京：华夏出版社，1996），页313~314。

5　张君房，《云笈七签》，页197。

6　吕光荣，《中国气功辞典》（北京：人民卫生出版社，1989），页459。关于意念中人之影像曰"影"，参见南方熊楠，《影の神秘》，《南方熊楠全集》（东京：平凡社，1971）卷二，页533~534。

7　范宁，《博物志校证》（台北：明文，1984），页109~112。

8　江绍原，《影》，《语丝》117期（1927），页2。江绍原亦把中国的"影观"理解为 animism。

9　胎儿性别的决定在中国古方术书以三月为界，见李建民，《马王堆汉墓帛书"禹藏埋胞图"笺证》，《"中央"研究院历史语言研究所集刊》65本4分（1994），页753~757。

藻弟猷，封临汝侯，为吴兴郡守。性惆怅，与楚王庙神交，饮至一斛。每时祀，尽欢极醉，神影亦有酒色，所祷必从。后为益州刺史，侍中，中护军。时江阳人齐苟儿反，众十万攻州城，猷兵粮俱尽，人有异心。乃遥祷请救。是日有田老逢一澡浴铁从东方来，问去城几里，曰"百四十"。时日以晡，骑举鞘曰："后人来，可令之疾马，欲及日破贼。"俄有数百骑如风，一骑过请饮，田老问为谁，曰："吴兴楚王来救临汝侯。"当此时，庙中请祈无验。十余日，乃见侍卫土偶皆泥湿如汗者。是月，猷大破苟儿。[1]

上引文吴兴楚王神像的"酒色"之态及其旁"侍卫士偶皆泥湿"。这些神像亦称"影"。

综合上论，人"影"系不同媒介或素材对身"形"的摹拟、复制或再现。从光影、镜影到图影，在方术的脉络，身体的边界越过皮肤一层层的扩大。在此，影＝形或是影是分身、分形。[2] 而且，影近于人的神或魂。灸影术便是建立在操作人的分身或分形之上。至于灸影术的"影"是确指上述何种性质层次的"影"（光影、镜影或图影），并不可知。

---

1 《南史》（台北：鼎文，影印北京中华书局点校本），页 1269。中古佛教寺院有写真肖像与图赞写作的传统。例如：唐五代敦煌流行生前预写又供死后祭奠的肖像，称"真影"、"绘影"、"影"等。唐人独孤及说肖像"若分形于镜"，是影类人之"分形"也。而佛影即佛像。供奉高僧或禅师肖像的地方曰"影堂"，影即图像也。见姜伯勤，《敦煌艺术与礼乐文明——敦煌心史散记》（北京：中国社会科学出版社，1996），页 77~92。另参见陆锡兴，《影神、影堂与影舆》，《中国典籍与文化》2 期（1998），页 50~54；小林太市郎，《高僧崇拜と肖像の艺术——隋唐高僧像序论》，《佛教艺术》23 号（1954），页 3~36，其中有《唐人咏影堂诗》；中村元，《图说佛教语大辞典》（东京：东京书籍，1988），页 652；Deborah A. Sommer, "Icons of Imperial Ritual in the Ming Dynasty", *Paper Presented at Conference on State and Ritual in East Asia*（Paris, June 28th~July 1st, 1995）；小杉一雄，《肉身像及遗灰像の研究》，收入《日本·中国ミイラ信仰の研究》（东京：平凡社，1993），页 277~310 等关系论文。

2 古代生命观的脉络、影具有"阴影"与"映象"二重意义，见碓井益雄，《灵魂の博物誌——原始生命观の体系》（东京：河出，1982），页 127~137。

形影与死生

以上论及方术操作意义下的"影"。每个人都有影，影不离形。但人影在某些情况也可以脱离身形，影不附形。《庄子·徐无鬼》云："影之守人也审。"也就是说，人影若紧守着身形即安定。审者，郭嵩焘曰："审者，无外驰也。"人之形与影"自然相附，故定也"。[1] 那么影若不守人、外驰不定则如何？方术史的脉络有五类存形无影的人：

第一类是老翁生子无影。相传老人精气衰竭，其生之子无影。换言之，影的有无与人的精力盛衰有关。汉人应劭《风俗通义·折当》记载陈留有一富室翁，年九十无子，娶田家女为妾，一行交接即气绝。后田家女生一男，富翁女诬其淫佚得子，双方争财数年不得解。

> 丞相邴吉出殿上决狱，云："吾闻老翁子不耐寒，又无影，可共试之。"时八月，取同岁小儿，俱解衣裸之，此儿独言寒，复令并行日中，独无影。大小叹息，因以财与儿。[2]

可见在当时人的观念里，人老年所得之子体质较弱，畏寒且日中无影。这种老人之子无影的信念，历代总有人深信不疑。明人方以智《物理小识》引述唐代的笔记，并提出自己对人影的见解：

> 唐张鷟《耳目记》柳州曹泰八十五生子曰曾，日中无影，曾年七十方卒。张孟奇言今不验，则遂有帷薄之疑。又言肾囊下舠，谓之影。智以为其言其精衰耳。老人亦有强于后生者，或曰一岁中，其影仿佛，及长，血气自旺，则与人同。[3]

1　王叔岷，《庄子校诠》中册，页982、986。

2　王利器，《风俗通义校注》(台北：汉京，1983)，页587。

3　方以智，《物理小识》(台北：商务印书馆，1978)，页85。

张孟奇言"肾囊下舠，谓之影"，大概是人影观的新发展。不过，把影与人生命的强弱联系起来，则是传统中国方术思想一致的观念。方以智解释：老人之子无影只是刚出生不久如此，俟小儿血气稍旺则与常人无异。

　　第二类是五月上屋失魂的人。俗人月讳，《荆楚岁时记》、《问礼俗》、《酉阳杂俎》都有禁忌五月上屋之俗。五月俗称恶月，多禁忌。按董勋《问礼俗》载：或问董勋曰："俗五月不上屋，云五月人或上屋，见影，魂便去。"勋答曰："盖秦始皇自为之禁，夏不得行，汉魏未改。"这是一则与人影有关的疾病。人上屋见影而失魂，医学史家范行准说此疾为"中暑"，但又怀疑"五月非酷热天气，何以禁其上屋？为不可解耳。"[1] 对此疾《酉阳杂俎·广知》有解释：

　　　　俗讳五月上屋，言五月"人蜕"，上屋见影，魂当去。[2]

在上引文虽然并没有提到人失魂而无影。[3] 但为何"见影"则"魂当去"？此处的"人蜕"为其关键词。"蜕"，一般只用在蛇虫脱换之皮壳。如前引《庄子》的"蜩甲"、"蛇蜕"之类。"人蜕"近于"蛇蜕"，即影似人的外皮。上一节论及影等于形或分形的观念，日本学者今村与志雄引用《太平御览》所记载相同的习俗："言人五月蜕精神，如上屋即自见其形，魂魄则不安矣。"这里的"形"即人影也。[4] 而在五月之时，根据日禁之书，"日长至，阴阳争，

1　王毓荣，《荆楚岁时记校注》（台北：文津，1988），页 152；宋金龙，《荆楚岁时记校注》（太原：山西人民出版社，1987），页 64；范行准，《中国预防医学思想史》（北京：人民卫生出版社，1955），页 37~38。

2　段成式，《酉阳杂俎》，页 104。

3　引后世有所谓离影之疾，例如乐钧《耳食录》记载邓乙形影分离，"形立而影或坐，形男而影或女。以问乙，而乙言其所见，则又不同。后数年影忽辞去，自是无影，人呼为邓无形。"见乐钧，《耳食录》（台北：商务印书馆，1976），卷一，页 3,《邓无影》条。

4　今村与志雄，《酉阳杂俎译注》（东京：平凡社，1981），第二册，页 209。另，马昌仪说："五月人蜕，指的是夏季季节，人上屋，失其影，便和蛇蝉蜕皮一样，灵魂离体而去。"参见马昌仪，《中国灵魂信仰》（台北：汉忠，1996），页 134。

死生分"，[1]人的精神亦处于极度变动之中（所谓"人蜕"、"蜕精神"）。人上屋而失魂，不仅令人联想到古典礼书所说魂气属天与"升屋而号"的招魂礼俗。[2]要之，五月上屋见影，人蜕其影（皮），失魂而病。本章一开始就提到的炙影术到底是治疗哪些疾病呢？会不会就是偏向治疗与人精神有关的疾病如"祟病"之类？[3]

人影与魂魄有关还有一些旁证。余英时推测中国人原始的生命观"与月魄的生死有关"。[4]魄谊是"月质"或其所显的白光，光中之阴为影，那么作为月影的蜍菟便是"死则又育"的魂了。[5]人之影疑可类推之。[6]据考成书于后汉末到东晋时代的《黄帝虾蟆经》便是以一个月内月的生毁"避灸刺"。[7]《虾蟆经》图中的兔与蟾蜍，正是月质中的影。它们的生毁变化与人的精神魂魄密不可分。《素问·刺腰痛篇》根据月之圆缺确定针数多寡，王冰云："月初向圆为月生，月半向空为月死，死月刺少，生月刺多。"[8]人魂魄强弱与月影生毁相应。

"人蜕"之说，并不是比喻性的说法，方士将人体比作蛇虫之躯，可以把自己的外皮脱去。《论衡·道虚》批评"尸解"神仙之术有极为类似的理解：

　　所谓"尸解"者，何等也？谓身死精神去乎？谓身不得死免去皮

1　《礼记·月令》文，见王毓荣，《荆楚岁时记校注》，页154。《四民月令》云五月"阴阳争，血气散"，见石声汉，《四民月令校注》（北京：中华书局，1965），页44。

2　李炳海，《中国上古时期的招魂仪式》，《世界宗教研究》2 期（1989），页 107~113；木岛史雄，《招魂をめぐる禮俗と禮學》，《中国思想史研究》13 号（1990），页 35~62。

3　李建民，《祟病与"场所"——传统医学对祟病的一种解释》，《汉学研究》12 卷 1 期（1994），页 101~148。

4　余英时，《中国古代死后世界观的演变》，《明报月刊》9 期（1989），页 15。又，陈梦家，《上古天文材料》，《学原》1 卷 6 期（1947），页 92~94。

5　闻一多，《天问疏证》（台北：木铎，1982），页 11~12。

6　胡适，《中国人思想中的不朽观念》，《"中央"研究院历史语言研究所集刊》34 本（1963），页 747~748。

7　见坂出祥伸，《黄帝蝦蟆經について——成書時期を中心に》，《解題·研究（東洋醫學善本叢書，第 29 册）》（大阪：オリエント，1996），页 1~16。

8　牛兵占等，《中医经典通释：黄帝内经》，页 361。

肤也？如谓身死精神去乎？是与死无异，人亦仙人也；如谓不死免去皮肤乎？诸学道死者，骨肉俱在，与恒死之尸无以异也。夫蝉之去复育，龟之解甲，蛇之脱皮，鹿之堕角，壳皮之物，解壳皮，持骨肉去，可谓尸解。今学道而死者，尸与复育相似，尚未可谓尸解。何则？案蝉之去复育，无以神于复育；况不相似复育，谓之尸解。盖复虚妄失其实也。[1]

蝉蜕蛇解，王充虽然同意一切壳皮动物丢弃壳皮之后生存"可谓尸解"。但他反对人体变化亦可能如此。[2]王充指出：蝉与复育（蝉的幼虫）的区别，"神"的存在与否并不能证明。不过，方术家确把人类比作蛇虫，学道之人炼形已尽，质虚影灭，终要免去体肤，蜕换新生。

第三类无影的人便是仙人。《山海经·大荒西经》云："寿麻正立无景，疾呼无响。"郭璞云其体质有异于常人，故无影。[3]然寿麻之国在极西，大暑，无乃日落之所乎？又，《列仙传》载玄俗，河间人，无影。据载河间献王家老舍人，

自言父世见玄俗，俗形无影。王乃呼俗日中看，实无影。[4]

上言因光成影，玄俗日中无影，形气体质有殊于常人。无影之躯，正养生家所追求的炼形境界。

---

1 黄晖，《论衡校释》（台北：商务印书馆，1983），页324。

2 Donald Harper, "Resurrection in Warring States Popular Religion", *Taoist Resources* 5:2（1994），pp. 25~27；又李丰楙，《神仙三品说的原始及其演变》，《误入与谪降：六朝隋唐道教文学论集》（台北：学生，1996），页33~92。

3 袁珂，《山海经校注》（台北：里仁，1982），页410。

4 王叔岷，《列仙传校笺》（台北："中央"研究院中国文哲研究所，1995），页166；关于《列仙传》讨论，见福永光司，《刘向と神仙——前汉末期における神仙道教の世界》，《中哲文学会报》4号（1979），页1~20。

中国养生似以炼形为主流。中国人好言长生不朽多陷于形躯我之义。晚周以下，养生之术虽有养神与养形二系，[1] 庄老二氏以养形之流非大道之要，故长生者乃与道同久，没身而不殆。道者既以身为患，生生者近于炼养精气神之意。但庄书亦可见"我修身二百岁，吾形未尝衰"之说，近于神仙家。[2] 一直到南北朝初，一般人以为道术之士的不死境域乃以炼形为主，不涉心性。[3] 由炼形而变化形体，日中无影，长生久视。

《抱朴子》所载"身不死得免去皮肤"之术：

（1）《韩终丹法》，漆蜜和丹煎之，服可延年久视，立日中无影。[4]

（2）《小丹法》，丹一斤，捣筛，下淳苦酒三升，漆二升，凡三物合，令相得，微火上煎令可丸，服如麻子三丸，日再服，三十日，腹中百病愈，三尸去；服之百日，肌骨强坚；千日，司命削去死籍，与天地相毕，日月相望，改形易容，变化无常，日中无影，乃别有光也。[5]

炼形而改形，易故为新，成为无影的人，别有光也。此处的"光"疑指人炼形而变化成新的身形。《地镜图》云：

人行日月中无影者，神仙人也。与虚合体，故居日月中无影，履

1　杜正胜，《从眉寿到长生——中国古代生命观念的转变》，《"中央"研究院历史语言研究所集刊》66 本 2 分（1995），页 446~447。

2　王叔岷，《庄子校诠》上册，页 390~392。又，Harold D. Roth, "The Yellow Emperor's Guru: A Narrative Analysis from Chuang Tzu 11", *Taoist Resources* 7:1（1997），pp. 43~60.

3　陈弱水，《隋唐道教中的心性思想》，"中国思想史上的道教"学术研讨会讲稿（台北："中央"研究院历史语言研究所，1997 年 8 月 23 日）。关于道教的身体技法，见石田秀实，《かざだなのダオ：道教の身体技法》（东京：平河，1997）。

4　王明，《抱朴子内篇校释》，页 82。

5　王明，《抱朴子内篇校释》，页 86。

霜无迹，火中无影也。[1]

上引文解释人之所以在日月中无影，乃"与虚合体"之故。[2] 从外表看，炼形得道之人虽徒具其形，但从肉体深层来看，却渣滓消融殆尽，与气（虚）合而为一。朱子便说："人言仙人不死，不是不死，但只是渐渐消融不觉耳。盖他能炼其形气，使渣滓都消融了，唯有那些清虚之气，故能升腾变化。"[3] 业已气化的身体，在日月光照射之下当然没有影子。无影之人，无病可生，炙影之术也就无计可施。

不仅气化的身体没有影，在新天新地里，人皆立日中无影。《淮南子·地形》言都广之地：

建木在都广，众帝自上下。日中无景，呼而无响，盖天地之中也。[4]

建木是众帝上下天地之径。[5] 日中者，高诱注云："日中时日直人上无景晷。"[6] 他将"日中"理解为中午太阳刚好照在人头上，所以没有影子。"日中"是一

1　《地镜图》，收入刘永明编，《四库未收术数类古籍大全》（合肥：黄山书社，1995），十集，页1818。参见杨儒宾，《升天变形与不惧水火——论庄子思想中与原始宗教相关的三个主题》，《汉学研究》7卷1期（1989），页223~251。

2　另参见吉川忠夫，《日中无形——尸解仙考——》，收入氏编，《中国古道教史研究》（京都：同朋社，1991），页175~216；大形彻，《仙の意味の再检讨道教とにおける仙の位置付け》，《平成4、5年度科学研究费补助金研究成果报告书》（大阪：大阪府立大学总合科学部，1994）。

3　转引杨儒宾，《先秦道家"道"的观念的发展》（台北："国立"台湾大学出版委员会，1987），页148、152。

4　刘文典，《淮南鸿烈集解》（台北：文史哲，1985），卷四，页5。按"日中无景"亦见于《周髀算经》，初步讨论见江晓原、谢筠译注，《周髀算经》（沈阳：辽宁教育出版社，1996），页11~17；Cristopher Cullen, *Astronomy and Mathematics in Ancient China: The Zhou Bi Suan Jing* (Cambridge: Cambridge University Press, 1996).

5　李丰楙，《昆仑、登天与巫俗传统——楚辞巫系文学论之二》，收入"第二届中国诗学会议"（彰化："国立"彰化师范大学国文学系主办，1994），本102，页5。

6　刘文典，《淮南鸿烈集解》卷四，页5。

特殊时间。如果此说成立，上引《列仙传》、《抱朴子》的"日中无影"便难以解释。陈一平说："古人据'一寸千里'说计算，南二万为日之中，彼地日中无影。"[1] 此说与高诱注相近，但把时间换成了空间。的确，北回归线以南我们都有看到"日中无影"的可能，而且愈南愈常看到这种自然的现象。晋人王嘉《拾遗记》云勃鞮之国境，

> 滨海之北有勃鞮之国，人皆衣羽毛，无翼而飞，日中无影，寿千岁，食以黑河水藻，饮以阴山桂脂。凭风而翔，乘波而至。[2]

千岁之人，日中无影。诚如《地镜图》所说的此类乃"神仙人也"。

第四类无影的人是徒有其身形但却被鬼物所依凭或幻化的人。[3] 上一节论及少翁致李夫人之神，魂神的性质类似影，在古人的方术观念里影又类似"伏鬼"、"立魅"之流。《荀子·解蔽》：

> 夏首之南有人焉，回涓蜀梁，其为人也，愚而善畏。明月而宵行，俯见其影，以为伏鬼也。仰视其发，以为立魅也；背而走，比至其家，失气而死。[4]

这是一则自己被自己影子吓死（"失气而死"）的故事。或者说，影吓死形。人影与伏鬼大概都具备有若有似无、恍惚窈冥的特质吧。形与影之间，孰为

1　陈一平，《淮南子校注译》（广东：广东人民出版社，1994），页190。

2　王嘉，《三子年拾遗记》（台北：商务印书馆，1979影印），页4。羽衣的讨论，见小杉一雄，《神仙の羽衣を论じて鸟毛立女屏风に及ぶ》，《美术史研究》26册（1988），页1~21。

3　李丰楙指出："所谓精怪或物魅的幻惑，部分为精神病态的现象，汉魏以下始用气乱观念加以解释，也能解释一些当时人不易了解的精神状态。为精怪所惑者多为精神不济或特殊情况，形成不同程度的幻觉，依据其魅惑的过程，可解释为人格的分裂现象。"见李丰楙，《六朝精怪传说与道教法术思想》，收入《中国古典小说研究专集·3》（台北：联经，1981），页35。

4　《荀子新注》（台北：里仁，1983），页431。

真孰为虚，按常人之理，形为真，影为虚。对鬼魅而言，两者的关系刚好颠倒过来。因为鬼魅精怪可以"讬形"，借他人身躯，或幻化为人形，却不能"变影"。以下中古道书可证。

《抱朴子·登涉》云：

> 万物之老者，其精悉能假讬人形，以炫惑人目而常试人，唯不能于镜中易其真形耳。是以古之入山道士，皆以明镜径九寸以已上，悬于背后，则老魅不敢近人。或有来试人者，则当顾视镜中，其是仙人及山中好神者，顾镜中故如人形。若是鸟兽邪魅，则其形貌皆见镜中矣。[1]

镜照而影征，应而不藏。上面引文如果用图示来表达有二：（1）正常的人、仙人或好神→镜→镜中的影还是原来的形貌（"故人形"）；（2）精怪邪魅假讬人形→镜→镜中的影与原来的形貌不同。镜中的影乃鬼魅之"真形"也。也就是说，病者被鬼物凭依，医家要对付的是其"影"而非其形躯。道书正一部的《上清明鉴要经》说的更清楚：

> 百鬼老怪，虽能变形，而不能使影变也，见其形物镜中，则消亡退走，不敢为害也。[2]

换言之，为鬼物所凭依的人，顾镜自照，成了无影的人。因我（形）已非我（影），镜中的影是鬼物精魅的"真形"。从外表看，这一类无影的人只是徒具其形躯，为精怪所幻象。这大概就是《庄子》或是《酉阳杂俎》所记载的影被命名为"罔两"或"魍魉"的原因。五代谭峭《化书·形影》有云"形

1　王明，《抱朴子内篇校释》，页 300。物怪的讨论，详见杜正胜，《古代物怪之研究（上）——一种心态史和文化史的探索》，《大陆杂志》104 卷 1~3 期（2002），页 1~14、1~5、1~10。

2　转引福永光司，《道教における镜と剑》，页 87。另，李丰楙，《六朝镜剑传说与道教法术思想》，收入《中国古典小说研究专集·2》（台北：联经，1980），页 5~14 的分析可参看。

以非实，影以非虚"，[1] 可为上述的形影观注脚。

　　第五类除了仙人之外，现实生活里每个人都有其影。但中国艺术品上的人物图像都没有影。[2] 汉代的画像石与画像砖刻画人物固然不易表现光影，但之后的壁画或绢、纸等素材的画像，人物也都无其影。那么，工匠如何在绘画中表现故事的场面是在夜晚？或者光线明暗是如何在画面上呈现的？[3] 也许，按照上一节笔者对影的界说，这些人物系不同媒介或素材对"形"的摹拟或复制，它们本身即是"影"吧。宋人郭熙《林泉高致》云："学画竹者，取一枝竹，因月夜照其影于素壁之上，则竹之真形出矣。"据此，我们不妨说"图像"（＝影）即是对"真形"的捕捉。[4]

　　我们借此思考：例如，汉墓中墓主图像的功能，这些图像在墓葬中的意义。形与影之间，是否仍具有相互的感通关系？死者的形（肉身）已尽，但影未逝，借由方术的操作使其再生。[5] 画像中描绘的生活，是虚幻，但也真实。而祭礼中，象征死者的神主或立尸，[6] 在战国以降逐渐"图像化"。[7] 图像赋予死

1　谭峭，《化书》（北京：中华书局，1996），页5。

2　对照来说，罗马绘画中的人物就有光影的呈现，见 Roger Ling, *Roman Painting*（Cambridge: Cambridge University Press, 1991），p. 88 的图92，p. 121 的图 p.122 的图等。

3　在画面上描绘"灯"可能是表现光源或夜晚的方式之一，见孙机，《汉代物质文化资料图说》（北京：文物出版社，1991），页352~353。

4　山田庆儿，《古代东亚哲学与科技文化》（沈阳：辽宁教育出版社，1996），页94。中国方术对"眼睛"或"视觉"的概念也值得注意。例如，宫下三郎，《禁忌与邪视》，收入《东洋の科学と技术：薮内清先生颂寿纪念论文集》（京都：同朋社，1982），页223~237。

5　中国艺术史有"感类"或感应思想，见 Kiyohoko Munakata, "Concepts of Lei and Kan-lei in Early Chinese Art Theory", in Susan Bush and Christian Murck（eds.）, *Theories of the Arts in China*（Princeton: Princeton University Press, 1983），pp. 105~131；石守谦，《"干惟画肉不画骨"别解——兼论"感神通灵"观在中国画史上的没落》，《风格与世变：中国绘画史论集》（台北：允晨，1996），页55~85。

6　钱玄，《三礼通论》（南京：南京师范大学出版社，1996），页621~627。

7　见黄汝成，《日知录集释》（长沙：岳麓书社，1994），页528~529；赵翼，《陔馀丛考》（石家庄：河北人民出版社，1990），页570。钱穆，《灵魂与心》（台北：联经，1984），页56。另参见 T. Grifith Foulk and Robert H. Sharf, "On the Ritual Use of Chan Portraiture in Medieval China", *Cahiers d' Extrême-Asie* No. 7（1993~1994），pp. 149~219。

者新生。清学士方濬师说："今之缯衣冠者曰影，为人子孙，岁时伏腊，悬其祖若父影像于堂，相率展拜，亦如生如存之意。"[1]寖至现代，丧礼中所悬挂死者的"遗像"（或可称为"遗影"），推溯其在方术的脉络里则近于人的神或魂了。

上述五类有形无影的人，都关系到生命形躯的毁坏、变化与再生。形影与死生之间，"形"的生毁可藉由方术对其"影"的操作；反过来说，亦然。方术要伤害、改造或医治一个人，也可以由操作该人的"影"下手。而且，方术的验效也得当时人对"影"的信仰与恐惧。不错，杯弓蛇影，单单恐惧就可以置人于死地。病理学家坎农（Walter B. Cannon）对恐惧足以导致人类死亡的生理机能提出经典性的研究。[2]反之，炙影术之所以可能治愈患者，应该也是源自于相同的信念。

倘若方术史上有所谓身体边界的问题，则在何种情况之下，身体边界被扩大、被延展、被重新界定？这种身体边界的变化与方术操作的关系为何？或者说，方术对身体的控制，还有身体对方术的抗拒，这二者之间的互动又是什么？以下是本章的初步结论：

第一，身体的边界，肤体之外，在方术操作的意义包括"影"。换言之，本章所讨论的身体边界主要是相对于医家所谓的腠理、血脉、肠胃、骨髓而言。方术与医学两者虽然重叠互通之处多矣，但仍然可从术士与医家对人身体边界（皮毛与影）的认定予以区别。

第二，"影"是分形与分身。形影感应，方士透过不同媒介、素材所摹拟、复制的"影"，对本主仍然产生作用。人影既无经脉也无腧穴，方士的炙影术极有可能施术于复制人形的模型之上。[3]

方以智《物理小识·人身类·射影炙影》有云：

> 柯古曰：宝历中有王山人，取人本命，张灯相人影，知休咎。不欲

1　方濬师，《蕉轩随录·续录》（北京：中华书局，1995），页 310。

2　W. B. Cannon，《躯体的智慧》（北京：商务印书馆，1982）。

3　马继兴，《针灸铜人与铜人穴法》（北京：中国中医药出版社，1993），页 5。

照水照井，及浴盆中，古人避影，亦为此。蟪螋短狐、蹋影、蛊，皆中人影为害。近有善灸人影治病者。愚者按，《南史·张邵传》后，徐文伯祖秋夫，为刍人以针鬼。又有薛伯宗，徙痈疽，为气封之，徒置柳树上。《异苑》载，王仆以水浇枯树，而郑鲜之孽遂愈。近日针灸人影者，乃先以指藏毒药，向人痛处按之，然后灸影，则人肤上痛耳。[1]

柯古即唐人段成式的字。上面引文是方以智对唐代灸影术的理解。他以为灸影术可能如徐秋夫针鬼，是灸在类似"刍人"的图影（所谓"灸影"）之上。方氏又举他当时所见的灸影术为例，认为其为方士之骗术。不过，也从他的举证可知，所谓的灸影是建立在肤体与人影可以相互感应（灸影而肤痛），近于祝由术。当然，我们很难说这一类灸影方术，从唐代到明代是一脉相承不变。但其术传授世次既不得而考，其间亦绝不知何时，新出灸影术则取而代之。

第三，中国方术史上存有大量"复生"、"换胎"、"借它人躯壳"之术。[2]这种脱胎换骨之术不离方术炼形主流。如前所述，影近似人的神或魂，无论光影或图影，方术操作人的阴影或影像以变化身形。笼统的说，传统中国的魂魄观具有"身体化"的倾向。[3]

最后，笔者摘录人类学家许烺光所调查的"打小人"仪式作为本章的

1　方以智，《物理小识》（台北：商务印书馆，1978），页83~84。针刍人以治病的故事，如无名氏撰《湖海新闻夷坚续志》："徐熙为射阳令，少善医方，名闻海内。尝夜闻有鬼呻吟，声甚凄苦。徐曰：'汝是鬼，何所需？'俄而答曰：'姓斛名斯，家在东阳，患腰病死，虽然鬼而疼痛不可忍。闻君善针，愿相救济。'徐曰：'汝是鬼而无形，何厝治？'鬼曰：'君但缚刍为人，索孔穴针之。'徐如其言为针腰四处，又针肩三处，设祭而埋。明日一人来谢：'蒙君医疗，复为设斋，病除饥解，感惠甚深。'忽然不见。"见《湖海新闻夷坚续志》（北京：中华书局，1986），页237~238。

2　谢肇淛云："人死而复生者，多有物凭焉。道家有换胎之法，盖炼形驻世者，易故为新，或因屋宅破坏，而借它人躯壳耳。此事晋唐时最多，《太平广记》所载或涉怪诞，至史书五行志所言，恐不尽诬也。"见明谢肇淛，《五杂俎》（台北：新兴，1971影印），页397。

3　"身体化"，详见李建民，《中国古代"掩骴"礼俗考》，页341。王健文，《"死亡"与"不朽"：古典中国关于"死亡"的概念》，《"国立"成功大学历史学报》22号（1996），页177~178。

结束：

> 人们可能用鞋底敲打代表小人的黑色纸人，或是用一把小刀或一根针刺进小人的身体，或是将小人撕成碎片。这一切做完之后，所有的东西包括纸钱，都被付之一炬。……在农历每个月的这三天中（6、16、26号）的任何一天，每一位去香港岛有"爱情石"的这个公园的游客都能够看到五十或几百人来参加"打小人"仪式，其中包括卖各种便当、供香和其他所需物品的小贩。每逢这样的日子，整个公园如同一个小规模的公共集市，一个充斥着巫术魔法的集市。[1]

在人们对"影"（阴影或影像）逐渐失去信仰与恐惧的今天，巫术与魔法的集市为何还有顾客流连？针刺黑色纸人的仪式又存有何种意义？

炙影术大概也可以界说为仪式性医疗。那么，在现今医学里，图像与仪式是否可能扮演更积极的角色？

11　17世纪脏腑图说的身体观

> 八月十五，晴。请陈懿卜、吴太宁、德符、吴仲飞、胡仲修落成快雪堂，……日间得董玄宰书，已寓昭庆，以病疟索观《证治准绳类方》。
>
> ——冯梦祯《快雪堂日记》[2]

1　许烺光，《驱逐捣蛋者：魔法、科学与文化》（台北：南天，1997），页151~152。

2　冯梦祯，《快雪堂日记》（南京：凤凰出版公司，2010），页211。

"医儒"施沛及其著述

万历三十二年八月十五日，归隐西子湖畔的士人冯梦祯建造的别墅"快雪堂"落成。当天，冯的友人一代山水画大师董其昌[1]在杭州昭庆寺养病，并致函欲借王肯堂的医著。

类似董其昌这样的文人，为了自疗目的而阅读医书不是特例。顾起元在《客座赘语》便提到嘉靖年间的一位进士马璧，生平清介，好菊花，"秋时花发，召客宴赏累日，自余闭门晏坐，间读医书，订药品，意泊如也"。[2]可见这位士人是懂医学的。有些士人更撰述医书，杨士奇的《东里文集》为一位礼部尚书胡源洁的医书作序文，文中叙述其"闲暇兼用意于医，得一药一方之良，手自录之，盖以试皆验，以施济亦博矣。所集录既富，永乐中尝具表以进，特被奖赉。其书析若干门，凡若干方，总名曰《易简》"。[3]医学为儒学之流亚，是宋代以来的风气。[4]本章一开始所征引的《快雪堂日记》所见，冯梦祯对医学即颇为留意，而且与同时代的名医缪仲淳有甚为密切的交往；在冯梦祯的日记常有俩人讨论医事的记录，足见冯的医学素养。[5]传统中国社会的广义的"医者"，未必以行医糊口；有不少士人日常生活订药品、辑医方、疗人养生，以医为副业。[6]

1　关于董其昌，见 Nelson I. Wu, "Tung Chí-chàng（1555~1636）: Apathy in Government and Fervor in Art", in Arthur F. Wright and Denis Twitchett（eds.）*Confucian Personalities*（Stanford: Stanford University Press, 1962,）pp. 260~293.

2　顾起元，《客座赘语》（北京：中华书局，1987），页235。

3　杨士奇，《东里文集》（北京：中华书局，1998），页89。

4　陈元朋，《两宋的"尚医士人"与"儒医"——兼论其在金元的流变》（台北："国立"台湾大学出版委员会，1997）。

5　冯梦祯，《快雪堂日记》，页126，页183。又褚玄仁，《缪仲淳先生年谱》一文多取材冯氏的《快雪堂集》、《快雪堂日记》、《快雪堂尺牍》；可见冯、缪两人交往密切。见李顺保、诸玄仁编注：《缪仲淳医书全集》（北京：学苑出版社，2000），页845~860。明代士人与医者的交往，参见涂丰恩：《从徽州医案看明清的医病关系（1500~1800）》，台北："国立"台湾大学文学院历史学研究所硕士论文，2008，页16~22。

6　宋代出现大量非专业人士的医著，见阎瑞雪：《宋代医学知识的扩散》，《自然科学史研究》28卷4期（2009），页476~491。

本章讨论明末施沛的一本著作《藏府指掌图书》。关于施沛的生平，史料简略。他是上海松江人，为南京国子监生，[1] 著《南京都察院志》四十卷。曾任南昌府司。天启年初为河南廉州通判，后调任钦州。[2] 医学史家李鼎指出，施沛是"兼通医"的士人。[3] 从施沛的著作里，可以知道他与上海名医秦昌遇[4]、李中梓[5] 等交往[6]。目前没有充分证据证明施沛是一位持医谋生的医者。过去学者在讨论"儒医"的课题，已经注意到科考失败、仕进不顺的士人，转求医业以维持生计的现象。[7] 但也有科第簪缨，常在仕途，而精于医学，不以医为谋生之途的所谓"医者"类型。[8] 因此，与其说施沛是"儒医"，倒不如说他是兼通医学的"儒"者（士大夫、官僚）。施沛跟上述撰写《易简方》的胡源洁身份相似，皆有官禄，只不过前者著作更为丰富。

其次，施沛的著述在中土大多散佚。其中，《脉微》、《经穴指掌图书》、《祖剂》、《云起堂诊籍》四种，都是孤本，一般人罕见、流传不广。另外，施沛的其他著述如《素问逸篇》、《藏府指掌图书》、《脉微》、《医医》、《说疗》等，[9] 都见于日本国立公文书馆内阁文库，在中国失传已久。马继兴在他的《中

1　明代的"监生"或"太学生"都可以用银子买到。见余英时：《知识人与中国文化的价值》（台北：时报文化出版公司，2008），页244。

2　郑金生主编，《海外回归中医善本古籍丛书（第十二册）》（北京：人民卫生出版社，2003），页591。

3　李鼎，《藏府经穴指掌图、十四经合参评注》（上海：上海科学技术出版社，2007），页1。

4　李经纬主编，《中医人物词典》（上海：上海辞书出版社，1988），页482。

5　李经纬主编，《中医人物词典》，页220~221。

6　郑金生主编，《海外回归中医善本古籍丛书（第十二册）》，页591。

7　陈元朋：《两宋的"尚医士人"与"儒医"》，页162~175。

8　例如，周学海（1856~1906）著有大量医籍，其为进士出身、先使就任浙江候补知府、江南扬州府粮捕等多项官职。没有史料显示周学海专以医术谋生；虽然他有为僚友及平民看诊的相关记录。重要作品如《形色外诊简摩》。见郑洪新主编：《周学海医学全书》（北京：中国中医药出版社，1999）。我读周一良的自传，得知周学海是其祖父："他长期在扬州做候补道，但兴趣似不在仕宦，而把精力用于研究医学以及撰著和校刻医书上。"见周一良，《毕竟是书生》（北京：北京十月文艺出版社，1998），页4。另外，薛福辰、汪守正有官职、也精于医学。徐一士说："二人虽精于医，而经历政途，医事因非其本业，一生事迹亦不限于医"。见徐一士，《一士类稿》，收入《近代稗海》第二辑（成都：四川人民出版社，1985），页222。

9　这些书收入郑金生主编，《海外回归中医善本古籍丛书（第十二册）》。

医文献学》提及《藏府指掌图书》时，也说："此书已佚"。[1]

本章讨论这本新发现的 17 世纪中叶的脏腑图籍。作者如何获得人体内脏的知识？如何运用这些知识？以及"如何观看"书中的脏腑图像？透过《藏府指掌图书》，我们将指出，中国医学解剖相关知识有着持续内在化的倾向；而这种倾向与宋代以来若干专科技术如针灸、外科手术日趋保守、没落的发展史，是一致的。[2]

图像与经典的关系

《藏府指掌图书》（以下简称《指掌图》）的"藏府"又作"脏腑"，意指人体内的五脏、六腑等内脏。"指掌"者，犹指之于掌，意指使用这类简便的手册可以对内脏解剖、生理及病理等一览无遗。而"图书"是内脏的图谱；古人左图右书，书往往说明图义。如《隋书·经籍志》著录医药之书，有《明堂孔穴图》、《本草图》、《黄帝明堂偃人图》、《针灸图经》、《十二人图》、《黄帝十二经脉明堂五藏人图》、《治马经图》、《马经孔穴图》、《引气图》、《道引图》等。[3] 这些都是专门之学。

《指掌图·凡例》说明该书脏腑图的三个主要来源：

> 世传有《内照图》，谓为汉华元化所作，其"论理人形，列别藏府"，颇为简明。但相传既久，未免为后人所乱。余得宋时杨介所绘《存真图》原本及王海藏《大法》等书，互相参考，而一轨于《灵》、《素》，纂为是编，与他集迥别，览者辨之。[4]

1　马继兴：《中医文献学》（上海：上海科学技术出版社，1990），页 141。

2　参见 Angela K. Leung, "Medical Learning from the Song to the Ming", in Paul Jokov Smith and Richard von Glahn（eds.）*The Song-Yuan-Ming Transition in Chinese History*（Cambridge: Harvard University Asia Center, 2003）, pp. 374~398.

3　张舜徽：《爱晚庐随笔》（长沙：湖南教育出版社，1991），页 566~567。

4　郑金生主编，《海外回归中医善本古籍丛书（第十二册）》，页 598。

上述三书皆有图及文，施沛以《内经》(《灵枢》、《素问》）作为文字考证的最后依据。以下即介绍《内照图》等三书。

首先，《内照图》如上引文依托华佗所作。但该书在流传过程几经改易，早非华佗弟子及传人之旧。我们今天所读到的传本是《玄门脉诀内照图》这个系统。1095年沈铢根据1048年吴简绘制的《欧希范五脏图》改绘原书的图像。接着，1273年孙焕又根据1106年杨介的《存真图》再一次修正书中的脏腑图。这个传本保存着宋代杨介在图侧的注文。[1]

其次，是《存真图》"原本"。这是北宋崇宁年间泗州府杀人犯、太守李夷行遣医者及画工所绘、杨介加以校对附益所得。在《内照图》中，看到部分《存真图》的内容。但对施沛来说似乎并不完整，他所取得的《存真图》"原本"从何而来？

北宋《存真图》书成以后，未见刊行。一直到南宋晁公武《郡斋读书志》始载杨介《存真图》一卷，其余未见同时代任何书籍引用，[2]其传抄流传系谱不清楚。现在所见，对《存真图》的大量引述都是明清时代的医书；这是中医历代脏腑图谱最主要的一支。论者指出："明清诸多脏腑图与内景图均以《存真图》为蓝本，或原图引用，或衍化成新图，影响长达七百余年。"[3]

再次，王海藏《大法》。王海藏即元代名医王好古。他以进士官本州岛教授兼提举医学，其学说对"伤寒内感三阴经"（太阴、少阴、厥阴）的阴证有所发挥。[4]所谓的《大法》，或作《医家大法》，此书传本又名为《伊尹汤液仲景广为大法》。这本书在中土也已失传。盛增秀主编的《王好古医学全书》

1　马继兴，《〈华佗内视〉源流初探》，收入中国中医研究院编，《中国中医研究院三十年论文集》（北京：中医古籍出版社，1986），页447~451。高文柱认为，《内照图》"保留了华佗遗意还是可信的"。见高文柱：《跬步集：古医籍整理序例与研究》（北京：中华书局，2009），页419。

2　李鼎，《宋代解剖〈存真图〉的来龙去脉》，《上海中医药杂志》1998年9期，页38~39。孙猛说："《存真图》一卷，按是书已佚，然明施沛撰《藏府指掌图书》，尚得以参考。"见孙猛，《〈郡斋读书志〉校证》（上海：上海古籍出版社，1990），页718。

3　靳士英、靳朴，《〈存真图〉与〈存真环中图〉考》，《自然科学史研究》15卷3期（1996），页280。

4　王好古的生平、学术，见李大钧、吴以岭主编，《易水学派研究》（石家庄：河北科学技术出版社，1993），页116~176。

没有收录此书。[1] 王好古的这本附有脏腑图的著作，亦见于日本国立公文书馆内阁文库的皮藏。该书一共收录脏腑图 9 幅。[2]

从《指掌图·凡例》所提供的线索来看，北宋的《存真图》是日后所有脏腑专著的共同来源，包括《内照图》与《伊尹汤液仲景广为大法》二书在内。经学者比对，本章所讨论的《指掌图》更形近王好古的书；"《脏腑指掌图书》的图虽然与《医家大法》更接近，但文字上，也相去甚远。"[3] 施沛的书在图论部分大多抄录《内经》原文（详本章第三节）。

《指掌图》有二十二幅图示。按书中论述秩序如下：（1）《内景全图》、（2）《内景正面图》、（3）《内景背面图》、（4）《肺脏图说》、（5）《心脏图说》、（6）《心主图说》、（7）《脾脏图说》、（8）《肝脏图说》、（9）《肾脏图说》、（10）《胃腑图说》、（11）《小肠图说》、（12）《大肠图说》、（13）《胆腑图说》、（14）《膀胱图说》、（15）《三焦图说》、（16）《肺以下左侧图说》、（17）《肺以下右侧图说》、（18）《五脏系与心相通图说》、（19）《气海膈膜图说》、（20）《脾胃包络图说》、（21）《大小肠会为阑门图说》、（22）《命门图说》。其排列先后，是先五脏、后六腑。特别值得一提的是，《指掌图》的（16）、（17）两图，对照《内照图》在书中第三图，题"肺侧图"，只有一图（右侧），而《指掌图》有左侧、右侧两图。在《内照图》有一段图说：

> 肺以下，右侧可见心系，系于脊髓，下通于肾。其心之系有二，一则自心入于肺两大叶之间，曲折向后，并脊膂细络相连，贯通脊髓，而与肾系相通。其下则见于第四图。[4]

此段文字，也见于《指掌图》之中；学者认为是北宋时"杨介原文"。[5] 所谓

1　盛增秀主编，《王好古医学全书》（北京：中国中医药出版社，2005）。本书收入《汤液本草》、《阴证略例》、《此事难知》、《海藏癍论萃英》、《医垒元戎》。

2　王好古，《伊尹汤液仲景广为大法》，日本国立公文书馆内阁文库藏本。

3　郑金生主编，《海外回归中医善本古籍丛书（第十二册）》，页 631。

4　高文铸主编，《华佗遗书》（北京：华夏出版社，1995），页 184。

5　郑金生主编，《海外回归中医善本古籍丛书（第十二册）》，页 630。

的"第四图"应指"右侧"图在《存真图》原来的排列图号。在《指掌图》此图在第（17）图，而第（16）图《肺以下左侧图说》疑非原《存真图》所有，是后人增补的。不过整体来看，《指掌图》与《存真图》大部分的图像是相同的。

《指掌图》的一开头，就强调脏腑的"位次"（部位与次第）及人体有三大定点作为阅读这些图像的具体标示——膈膜、肚脐与背脊骨：

> 五脏者，心、肝、脾、肺、肾也。六腑者，小肠、大肠、胆、胃、膀胱、三焦也。肺最居上，为脏之华盖，"六叶两耳"，"主藏魄"。心在肺下，其体半垂，如未开莲华，上"有七孔三毛"，"主藏神"。心下为膈，膈下有胃，主藏水谷。胃傍有肝，"左三叶右四叶"，"主藏魂"。"胆在肝之短叶间"，有"精汁三合"。胃上有脾，主藏意，胃下为腹，小肠"左回迭积十六曲"，大肠"当脐，右四十六曲"，主传溲便。二肠之下为脐，脐下为膀胱，主藏溺。背脊骨下七节之傍有二肾，"左者为肾，右为命门"。[1]

按施沛在上文的提示，以"膈"、"脐"、"背脊骨"来看《指掌图》的《内景全图》就一目了然。以下的图示是以上述引文所绘制：

（上焦）	肺 心	膈膜
（中焦）	脾	
	胃	
	肝	
	胆	
	小肠	
	大肠	腹脐
（下焦）	膀胱	

1　郑金生主编，《海外回归中医善本古籍丛书（第十二册）》，页 601~602。

上述对人体三分的区隔，以"膈"、"脐"为界，亦见于"三焦"（上焦、中焦、下焦）这个系统脏器。[1] 而在《指掌图》中对五脏、六腑的标示，背脊骨更扮演重要角色：

（1）肺脏 附着于脊之第三椎。

（2）心脏 附着于脊之第五椎。

（3）脾脏 附着于脊之第十一椎。

（4）肝脏 其系上着于脊之第九椎。

（5）肾脏 在脊之十四椎。

（6）胃 在脊之第十二椎旁。

（7）小肠 在脊之第十八椎。

（8）大肠 在脊之第十六椎。

（9）胆 在脊之第十椎旁。

（10）膀胱 在脊之第十九椎下。

（11）三焦 在脊之第十三椎下。[2]

这些椎骨，都是由项骨往下计算。由此再看《指掌图》的《内景全图》，肾脏在脊之十四椎，若由肛门（或作魄门）倒数为第七节。脊骨一共有二十一椎。

以背脊骨为中轴线，上有"髓海"，下有二肾（左为肾、右为命门），这条中轴线是人体生命能量的核心区。《指掌图》书的最后以《命门图说》、《髓海说》、《血海说》三篇结尾有深意在其间。

《指掌图》留心古典医书《内经》等"四海"的学说。所谓海，是比喻人体中能量及物质汇集最多的几个核心区域。《灵枢·海论》："人有髓海，有

1　关于"三焦"的讨论多矣。见凌耀星，《凌耀星内经讲稿》（北京：人民卫生出版社，2008），页 156~162。

2　郑金生主编，《海外回归中谷善本古籍丛书（第十二册）》，页 607~618。

血海，有气海，有水谷之海"。[1] 髓液充满于脑，所以有髓海之称。奇经八脉的冲脉，是气血的源头所在。施沛的另一本书《经穴指掌图书》（与《藏府指掌图书》同年刊行）说："任、督、冲三脉，皆起中极之下，胞宫之所，而出于会阴，盖一源而分为三歧也。"[2] 冲脉与任、督二脉都是源于人体下焦、近于胞宫之处。而胸部的膻中是宗气积众之所，为气海。最后，胃的功能受纳食物，保水谷之海。以上是人体的四大中枢区。《指掌图》特别提到这些核心区域，[3] 如髓海以背脊为主，"脊骨中髓，上至于脑，下至于尾骶"。髓液上下流通，而且与其他内脏有联系。[4]

　　无论是叙述脏腑位次或人体"四海"，施沛都是选择医学古典及其对经文的理解，用他自己的话即是"一轨于《灵》、《素》"；相对来说，图像的变化不大。不同时代的脏腑专著《内照图》、《医家大法》及本章讨论的《指掌图》，都以北宋的《存真图》为主。不仅如此，作者对古典医书某些经文段落的选择及解释，有时候会改绘既有的脏腑图像。因此，医经还具有《指掌图·凡例》所说"正误"的功能。举例来说，施沛以为历来"膀胱无上口"之说，是错误的。[5] 他在书中所绘的膀胱图，是一个圆球形，左下连一管路，上下皆有口。这是中医脏腑学说一大公案——膀胱有无上口？由膀胱图的争议的具体例子，可以了解图像与经典之间的互动关系。

　　《内经》无膀胱解剖的具体描述。《难经·四十二难》首次提及膀胱的重量、外形及贮尿的功能："膀胱重九两二铢，纵广九寸，盛溺（同尿）九升九合。"[6] 至于尿液的生成及人体水液代谢的过程，《素问·灵兰秘典论》以"气化"来解释，这也是阅读经典的人各有体会的分歧之处："膀胱者，

1　河北医学院，《灵枢经校释》（北京：人民卫生出版社，2009），页 411。

2　郑金生主编，《海外回归中医善本古籍丛书（第十二册）》，页 677。

3　郑金生主编，《海外回归中医善本古籍丛书（第十二册）》，页 614、622、626–627。

4　郑金生主编，《海外回归中医善本古籍丛书（第十二册）》，页 626。

5　郑金生主编，《海外回归中医善本古籍丛书（第十二册）》，页 598。

6　高丹枫、王琳校注，《黄帝八十一难经》（北京：学苑出版社，2008），页 134。

州都之官，津液藏焉，气化则能出矣。"[1] 这里津液不只是"尿液"，通过气化的作用使津液有所转化、尿液方能排出。然"气化则能出"是否经由可见的管道？

与施沛交游的同时代名医李中梓在《医宗必读》绘有圆球形的膀胱图只有下口，图旁之文："溺之所出，下联前阴"。他说，膀胱"居肾之下，大肠之前，有下口，无上口，当脐上一寸水分穴处，为小肠下口，乃膀胱之际，水液由此别回肠，随气沁渗而下，其出其入，皆由气化，入气不化，则水归大肠而为泄泻；出气不化，则闭塞下窍而为癃肿。后世诸书，有言其有上口无下口，有言上下俱有口者，皆非。"[2] 李中梓的见解是，膀胱没上口，尿液从小肠的下口沁渗而出，主要藉由气化之作用。[3] 看《指掌图》的第（12）图《阑门水谷泌别图》中，也就是小肠之下口"阑门"之处，有"分水（一作水分）穴"，循下焦渗入膀胱。[4]

施沛对经典的理解与李中梓不同：

> 《灵枢经》："下焦者，别回肠，注于膀胱而渗入焉。故水谷者，常并居于胃中，成糟粕而俱下于大肠，而成下焦，渗而俱下，济泌别汁，循下焦而渗入膀胱焉。"《难经》曰："下焦者，当膀胱上口，主分别清浊。"[5]

第一条史料，出自《灵枢·营卫生会》。下焦将人体内水液经精细过滤，分别清浊，清者即渗入膀胱，浊者即归入大肠。[6] 第二条史料，典出《难

1　山东中医学院、河北医学院，《黄帝内经素问校释》（北京：人民卫生出版社，2009），页101。

2　李中梓，《医宗必读》（北京：人民卫生出版社，1998），页37~38。

3　张效霞，《脏腑真原》（北京：华夏出版社，2010），页163。

4　郑金生主编，《海外回归中医善本古籍丛书（第十二册）》，页624~625。

5　郑金生主编，《海外回归中医善本古籍丛书（第十二册）》，页617。

6　河北医学院，《灵枢经校释》，页292~293。

经·三十一难》，文中"当"字指"对着"的意思，也就是下焦对着膀胱的"上口"。[1]所以，施沛把膀胱图绘有上口。

不过，相同的经文，因人而异而有完全不同的解释。约生活于明代正德、嘉靖的医家何柬在战场上累积医学经验，曾亲自观察敌尸，"余先年精力时，以医随师征南，历剖贼腹，考验腑脏"。[2]他基本上相信医经所描述的脏腑记录；《难经》的"膀胱上口，上口非上有口，即上头地位，不可以辞害意。"[3]何柬理解古医典与施沛有异，主张膀胱无上口。

明代近三百年，文献所载的解剖活动屈指可数。[4]四明（宁波）人钱雷也为了膀胱有无上口之谜而从刽子手询问尸体的资讯。他在《脏腑证治图说人镜经》[5]撰有《膀胱图正讹》一文，涉及古代医者如何获取人体知识，相当值得细读：

经曰："膀胱者，州都之官，津液藏焉，气化则能出矣。"注曰："位当孤腑，故谓都官，居下内空，善受湿气，故藏津液。若得气海之气，施化则溲便注泄。气海之气不及，则隐闭不通，故曰气化则能出矣。"又《灵枢经》曰："肾上连肺，故将两脏。膀胱，孤腑也。"《营卫生会》篇曰："下焦者，别回肠，注于膀胱而渗入焉。故水谷者，常并居于胃中，成糟粕，而俱下于大肠，而成下焦。渗而俱下，济泌别汁，循下焦，而渗入膀胱焉，是为溺。"盖凡食饮之气，味入于胃，禀脾之

1　高丹枫、王琳校注，《黄帝八十一难经》，页102。

2　郑金生主编，《海外回归中医善本古籍丛书（第四册）》（北京：人民卫生出版社，2002），页405。

3　郑金生主编，《海外回归中医善本古籍丛书（第四册）》，页281。

4　侯宝璋说："明清之季，间有作者，惟仍不及宋代之多。且以整个解剖学言之，实极幼稚。"见侯宝璋，《中国解剖史之检讨》，《齐大国学季刊》新1卷新1期（1940），页16。又，陈垣，《中国解剖学史料》，收入氏著，《陈垣早年文集》（台北：中研院文哲所，1992），页365~367有关明清解剖活动之史料。陈垣以为中国之医学解剖为"群盲辨日"、"吾国解剖学之不振"。

5　李鼎，《〈扁鹊镜经〉与〈人镜经〉》，收入氏著：《中医针灸基础论丛》（北京：人民卫生出版社，2009），页637~639。

运化，而胥为湿气，若炊甑然，薰蒸布濩，充拓于郭廓之内。轻清者，上而为荣血，为清气，为津液。剽悍者，为卫气。浊中浊者，传入小肠、大肠，而为屎浊。浊中清者，渗入膀胱而为溺。未入之先，尚是湿气；既入始化，而成溺矣。稽古之图，有下口无上口，明渗入而非灌注也。实与小肠不相通。今王履曰："胞居膀胱之内，有上口无下口，津液既盛于胞，无由自出。必因气而后渐浸于胞外，积于胞下空处，遂为溺出前阴"讹也，其讹始于王冰之注，引胞移热于膀胱，更以胞痹之证，证之。故履因之，增绘一胞，遂谓上口，直受阑门之泌别，不思渗入之义。经言无上口，履言有上口，又改渗入为渗出。胞既出，溺乃由何道以出前阴，是又有下口也。然则上下皆有口乎？且胞本胞胎之胞，错认为尿脬之脬，却仍牵合而传会，（王）履以胞、膀胱联而为一，若有热何待于移？移者，由他脏移至之。谓是履与（王）冰语相矛盾矣。《灵枢》著脏腑纤悉靡遗，如果有胞居中，何乃遗此一腑也。孤腑可有二乎？违戾圣经疏甚！余前于嘉靖三十六年，适总宪梅林胡公戮倭于东教场，命刽子手取心治之，与众将士同食，时中军戴翔海居停余家，因得从刽子手逐一检视，以证畴昔之惑。果无上口，又无胞居，但有一管直达前阴而出溺。其精管，循腰脊，绕大肠之右，而合出于前阴，但精管在溺管之下尔，乃予所目击者，故敢绝群疑而证经旨，夫岂好辩哉！[1]

由上可知，膀胱有无上口约有三说："有下口无上口"、"有上口无下口"、"上下皆有口"。钱雷以"目击"尸体的经历而持膀胱"无上口"之说，"但有一管直达前阴而出溺"（即有下口）。钱雷质疑王冰、王履对医经的解释，如胞有胞胎、尿脬二义等。引文中提到的"古之图"，疑即是《存真图》？他引用的医学经典也与施沛相仿佛，但答案不同。在明清有关膀胱各种大同小异图像（上口、下口之有无）始终没有定论。

1　王宗泉原著，钱雷附录，《脏腑证治图说人镜经》（海口：海南出版社影印，2000），页79，《人镜经附录》。

膀胱上口有无有所争议、连其有无下口也成问题。生于 16 世纪上半叶的李梴《医学入门》认为膀胱"无出窍也，资气海以施化，府名津液；膀胱以虚受水，为津液之腑。有上窍而无下窍，得气海之气施化，则溲便注泻；气海之气不足，则秘隐不通。"[1] 膀胱有上口，即前述阑门渗出之处；而其无下口尿液如何排出？大概也是由气化渗泌而出。有些脏腑图像，如明代张世贤的《图注八十一难经》所绘的膀胱即不特别标示通道（上下口），主要即依据气化说来解释尿液生成出入。[2]

传统中医的人体水液吸收及尿液排泄过程的解释有其局限。这同时受限于当时解剖实验的困难及局限，靳士英说："五脏图对肾与膀胱间的联系、输尿管均未能发现绘出，而以小肠阑门分水渗于膀胱解释，可能因输尿管纤细并在腹膜后位有关。"[3] 因此，何柬、钱雷乘刑戮之际考视人体内脏立说，亦未能成为主流之一。[4]

总的来说，施沛《指掌图》的图像来源以北宋《存真图》为主；图像在其他各种脏腑专著变化不大。图像细微的改定，与医者选择医学经典不同的经文，同时以意去取，有着密切关系。[5]《指掌图·凡例》说的好："圣贤垂法，

---

1 李梴，《医学入门》（北京：中国中医药出版社，1999），页 69。

2 王树权，《图注八十一难经译》（北京：中国中医药出版社，2010），页 115。晚至民国，各家仍用气化解释人体之生理。秦伯未即说："凡人鼻吸入之天阳，循脊而下，入府下气海，以助命门真火，蒸发膀胱之水，化而为气。"（见《生理学讲义》）

3 靳士英，《五脏图考》，《中华医史杂志》24 卷 2 期（1994），页 75。

4 王清任的《亲见改正脏腑图》中，膀胱仍然是有下口无上口，"他以为水液的吸收和排泄过程，是水在胃中通过'津门'吸收，从'津管'下入水道（大网膜内），再从出水道，渗入膀胱而为尿。"王怀义，《医林改错发挥》（太原：山西科学技术出版社，1999），页 23。

5 例如，张介宾的《内景图》画出"子宫命门"（与肾有所分别），"精道"、"溺孔"、"魄门"不同孔道分别标示。这与他对道经（《黄庭经》）与医经的理解有关。他说："夫所谓子户者，即子宫也，即玉房之中也，俗名子肠。居直肠之前，膀胱之后，当关元气海之间，男精女血，皆存乎此，而子由是生。故子宫者，实又男女之通称也。道家以先天真一元藏乎此，为九还七返之基，故名之曰丹田。医家以冲任之脉盛于此，则月事以时下，故名之曰血室。"子宫是男女之通称。在女性，"子宫之下有一门，其在女者，可以手探而得，俗人名为产门。"命门与肾相关，有管络相连。张介宾受内丹经典启发，同时也发展理学的阴阳观（如《大宝论》、《真阴论》等）。参萧汉明，《张介宾医学哲学简论》，收入宋志昆主编，《明代思想与中国文化》（合肥：安徽人民出版社，1994），页 277~299。

本自显著，后人议论不一。"[1]

以下是《指掌图》图谱的想象的流传系谱：[2]

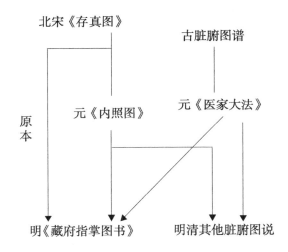

在上面的脏腑系谱可分三期，宋、元、明清，其中元代的《内照图》、《医家大法》是个关键点，也就是北宋出现的脏腑图谱的应用及解释从此以后有内倾的转向（详下）。如《内照图》大量引用道家内炼的典籍，如《内丹要诀》："至人漱炼，惟服此药。"[3]而《医家大法》类似，出现"还元至虚至静，道法自然，飞升而仙矣"[4]的调摄境界。到施沛《藏府指掌图书》一开始即强调："若能存神修养，克己励志，其道成矣，不止为医也。"[5]作者著书旨意已呼之欲出；这条主轴在本章的第四节将进一步有所阐释。

谢观指出，中国医学有三个独立又关系紧密的传统：器械、图谱、典籍："书虽但存其粗，图与器未尝不精，正因精者必求之于图与器，书遂不妨但举其大要也。"[6]事实上，中医"图"与"器"的传统显为粗略，而书的传统

1　郑金生主编，《海外回归中医善本古籍丛书（第十二册）》，页598。

2　詹苡萱，《以宋代解剖图〈欧希范五脏图〉、〈存真图〉看中国解剖学的发展》（新竹："国立"清华大学历史研究所硕士论文，2009），页90。

3　高文铸主编，《华佗遗书》，页171。

4　王好古，《伊尹汤液仲景广为大法》，卷一，页21。

5　郑金生主编，《海外回归中医善本古籍丛书（第十二册）》，页601。

6　谢观，《中国医学源流论》（福州：福建科学技术出版社，2003），页68。

相较而言则日益发达。中医脏腑知识生产的模式仿佛是同晶型的（isomorph），几部经典如《内经》等成为医家想象创作的源泉。我们解读中医图像的传统与意义离不开这个结晶体之上。

"藏象精神"：《指掌图》的脾脏与《云起堂诊籍》病案试析

《藏府指掌图书》论述人体脏腑的生理、病理等，其核心内容是"脏象"。脏腑包含五脏六腑的实体及其在人体表如面、毛、发、爪、唇等的变化所观察的生命表现。《素问·五脏生成篇》："五脏之象，可以类推"。[1]因此，五脏在治病临床所在意的是"象"。王冰（约710~805）解释说："象谓气象也，谓五脏虽隐不见，然其气象性用，犹可以物类推之。"换言之，人体内脏是不可见的，或观察解剖内脏也非必要，因为形见于外，有"象"可凭。[2]

脏腑的脏多作"藏"者，意思为何？巫鸿在讨论中国墓葬文化的"观看"有一段富有启发的说法："中国墓葬文化不可动摇的中心原则是'藏'，即古人反复强调的'葬者，藏也，欲人之不得见也'。这个'不得见'的原则和以'观看'为目的的美术传统截然不同，我们因此也就不能把现代美术史中的视觉心理学和一般性再现的理论直截了当地拿过来解释墓葬艺术。"[3]墓葬的"藏"与脏腑之为"藏"也有类似之处。施沛在《指掌图·凡例》说："藏府之在胸腹，犹匣匮之藏禁器。非经神圣论列，岂能洞见隔垣？"[4]中医脏腑知识的传统缺乏"眼见为凭"的强烈欲求。现代"再现"的理论同样不适合用来解释中医的内脏图像。

《指掌图》的脾脏便是了解中医"藏象"的具体例子。《指掌图·脾脏图说》说脾脏的"形似马蹄"、接着又说"一曰：形如刀镰。"[5]为什么同一个脏器会"形似"两种不同的东西？施沛《指掌图》的脾图，是为狭长形、上下

1　山东中医学院、河北医学院，《黄帝内经素问校释》，页128。

2　参见张灿玾，《〈内经〉脏腑学说概述》，收入氏著，《张灿玾医论医案纂要》（北京：科学出版社，2009），页148~150。

3　巫鸿，《美术史十议》（北京：三联书店，2008），页86。

4　郑金生主编，《海外回归中医善本古籍丛书（第十二册）》，页598。

5　郑金生主编，《海外回归中医善本古籍丛书（第十二册）》，页611。

圆形之状。无论如何，这幅脾图所示完全不像马蹄之形。如果我们比较，与施沛同时的李中梓《医宗必读》收录的脾图，也是长条形，上圆而下稍方正，而且文字说明只取一说：脾"形如刀镰"，[1]不并举马蹄说。可以推测绘成长条而头尾近圆形是"刀镰"之形。这就跟上一节膀胱有无上口的争议相同，脾脏形似何物也始终没有定论。

李梴的《医学入门》折中二说：脾脏"形扁似马蹄，又如刀镰。"[2]不像前述李中梓只取刀镰说，李梴二说皆取；而问题出在这个"又"字，也就是脾脏如何能够又似马蹄又似刀镰？这种协调二种旧说的"考证"方法，与解剖实测无关。周振武《人身通考》（1882）也采此途径：脾"形扁似马蹰（古蹄字），又如刀镰。"[3]李鼎解释《指掌图》的画法："'形似马蹄'；是指脾的扁圆形状；而'形如刀镰'，似指长而呈三棱形状的胰。""古人所画脾的形象都是呈狭长形而圆头圆尾，似反映这个混合概念。"[4]没有任何史料显示，施沛有解剖或相关的尸体观察的记录，他所绘制的脾脏图是调和文献二说而以非再现的方式来表达。历来脾脏图呈扁圆形、而非长条形，唐代9世纪女道士胡愔《黄庭内景五脏六腑图》的脾图稍早，很值得注意。[5]

传统中医的"脾"与现代医学的脾脏，没有可以彼此汇通之处。中医将脾视为消化器官，而现代医学的脾脏属于"循环系"，是淋巴器官，可以吞噬、消灭血液中之异物、病菌及衰亡的红细胞；解剖形态，"略呈扁楠图形"，[6]也就是与中医的脾图相去甚远。中医的脾的图像及功能反而比较接近现代医学的"胰"脏。按一般医学的常识可知："胰形态细长。"[7]

中医脾脏画法之谜，也是关系如何理解经典的微妙细微之处。黄龙祥以

1　李中梓，《医宗必读》，页33。

2　李梴，《医学入门》，页63。

3　周振武，《人身通考》（北京：人民卫生出版社，1994），页36。

4　李鼎，《藏府经大指掌因·十四经合参评注》，页32~33。

5　黄龙祥主编，《中国针灸史图鉴》（青岛：青岛出版社，2003），上卷，页166。

6　邱树华主编，《正常人体解剖学》（上海：上海科学技术出版社，2007），页166。

7　邱树华主编，《正常人体解剖学》，页86。

为中国古代医家其实同时了解脾与胰二种脏器；脾是二合一的脏器。他详细罗列历来中医典籍，及脾脏图；从早期《内经》有文无图，其论脾与胃以膜相连，助胃有消化之功，而病理表现有消化不良、消谷善饥、消渴，与西医胰脏的功能相似。在《难经·四十二难》描述"脾重二斤三两，扁广三寸，长五寸，有散膏半斤，主里血，温五脏"。[1]这里具体指出脾脏的形状为扁、长，比例为3∶5，接近马蹄形。因此，任何一位医家或画工，就算没有见过脾脏实体，根据《难经》的描述也不可能绘成明代医家杨继洲（1522~1620）《针灸大成》的脾图的比例，[2]即长似刀镰。而《难经》所载脾脏附近的"散膏"，现存所有的脾图也从未绘出过。连脾脏的功能，《难经》强调的主裹血也与《内经》主消化大不相同。早期医经在文字上舛驳不一，也反映在图像的分歧。我们将黄龙祥所收集的史料为一表，以便讨论问题真正所在：[3]

史料	判断原则	马蹄（脾）	刀镰（胰）
汉《内经》	位置、颜色、功能		○
汉《难经》	重量、形状、功能	○	
汉《明堂经》	功能		○
《黄帝内景玉经》	位置、形状		○
《黄帝内景五脏六腑补泻图》	位置、颜色、重量		○
《烟萝子内观经》	形状、功能		○
北宋《存真图》	形状、功能	○	
明《医贯》	形状、功能	○	○
清《医林改错》	将 spleen 作胰子，将胰仍称作"脾"	○	○

史料所见，脾形长似刀镰占主流。但关键是，北宋《存真图》的文字描述与《难经》更为接近，只采"马蹄"形之说。[4]与明清刀镰说不同。施沛在绘制脾脏图时，是从他所说的"《存真图》原本"作为依据，又无法完全将

1　高丹枫、王琳校注，《黄帝八十一难经》，页133。

2　张缙主编，《针灸大成校释》（北京：人民卫生出版社，2009），页620。

3　黄龙祥主编，《中国针灸史图鉴》上卷，页48~49。

4　高文铸主编，《华佗遗书》，页179。

"形如刀镰"这一系的图说置之不顾，所以只好画出的脾图似刀镰又像马蹄，近似一个长袋状的包容器。

施沛折中马蹄、刀镰二说所绘的脾图，与明清同时期独尊刀镰说的脾图主流大同"小异"；这些脾图画的如此虚空、缺乏任何内脏的细节，除非我们细读医学原典、才能了解脾脏的功能、作用。栗山茂久教授对中医脏腑图像饶富想象力的诠释："中国人体图解那种奇特的透明感反映出中国人对人体的理解是把人体视为一片空地，一种储藏器，但是一种容易丧失多于得到生命力的空地、储藏器。"[1] 中医五脏作为储藏器存在，是与"精神"活动及保存密不可分。

《指掌图·脾脏图说》抄录大量医学原典看似杂乱没有系统，表达的即是"藏象精神"的核心观念：

> 脾藏营，营舍意，《经》曰：脾藏意与智。心有所忆谓之意，意有所存谓之志，因志而存变谓之思，因思而远慕谓之虑，因虑而处物谓之智，脾愁忧不解则伤意，意伤则闷乱，四肢不举，中央黄色，人通于脾，开窍于口，口唇者，脾之官，口为成，唇舌为已。脾和则口能别五谷（穀）味矣，脾病者唇黄，脾主肉，久坐伤肉，甘走肉，肉病无多食甘，脾恶湿，湿伤脾，在气为噫，在液为涎，脾气虚则四肢不用，五脏不安，实则腹胀，泾溲不利。孙真人曰：脾神名俾俾，主藏营。[2]

上面引文没有清楚标示医书的原始出处。例如"心有所忆谓之意"以下一大段，出自《灵枢·本神》，[3] 也就是五脏以"神"为本；"神"分宅于其中。施沛在征引典籍时有一定的格套可循；除了脾脏以外，心、肝、肺、肾等亦

1　栗山茂久，《身体观与身体感——道教图解和中国医学的目光》，《古今论衡》，3 期（1999），页 154。

2　郑金生主编，《海外回归中医善本古籍丛书（第十二册）》，页 611。

3　河北医学院，《灵枢经校释》，页 138~148。

然，这些经文关心各个脏器的外在表现及精神活动，并与五行的学说相关：

1. 五脏	心	肝	脾	肺	肾
2. 主脏	神	魂	意	魄	精
3. 五行	火／南／红	木／东／青	土／中／黄	金／西／白	水／北／黑
4. 属官	君主之官	将军之官	仓廪之官	相傅之官	作强之官
5. 其官	舌	目	口唇	鼻	
6. 主	血	筋	肉	气	骨
7. 外邪	热	风	湿	寒	
8. 情志	忧惕思虑伤神 忧愁思虑伤心	悲哀动中 伤魂 恚怒气逆 伤肝	愁忧不解 伤意	喜乐无极 伤魄	盛怒未止 伤志
9. 在气	吞	语	噫	欬	欠
10. 在液	汗	泪	涎	涕	唾
11. 神名	呴呴	蓝蓝	俾俾	鸟鸿	灏灏

　　五脏"神"因人情志波动、过激而产生位移，也就是离开脏器；所谓的"疾病"有时是精神牵动人体气血的运作，而不是反之。《素问·举痛论》："惊则心无所倚，神无所归，虑无所定，故气乱矣。"[1] 而人之所以有种种梦境，与脏腑的神的不正常移动（"飞扬"）有关。《灵枢·淫邪发梦》："正邪从外袭内，而未有定舍，反淫于脏，不得定处，与营卫俱行，而与魂魄飞扬，使人卧不得安而喜梦。"[2] 人类对梦的体验，而且将梦发生的机制与体内的脏神如魂魄有所联系，应该早于战国的气一元论。[3] 亦即，脏器的"精神化"是中医藏象观的核心。

　　上表的第（11）项，施沛抄录五脏的神名，这些体内的"精神"有神

1　山东中医学院、河北医学院，《黄帝内经素问校释》，页 407。

2　河北医学院，《灵枢经校释》，页 464。

3　刘文英、曹田玉，《梦与中国文化》（北京：人民出版社，2003），页 270~277、435~441。讨论气论的论文多矣，最具系统的见杜正胜，《从眉寿到长生——医疗文化与中国古代生命观》（台北：三民书局，2005），特别是《形神篇》。

格化倾向；在中医咒禁疗法，掌握外界的鬼神精怪的名字是对其控制的法术。[1]《指掌图》的五脏神名出自唐孙思邈《备急千金要方》；以下摘录其中原文：

（1）（心脏）神名呴呴，主藏神，号五神居，随节应会。

（2）（肝脏）有六童子、三玉女守之，神名蓝蓝，主藏魂，号为魂脏，随节应合。

（3）（脾脏）神名俾俾，主藏营（一作意），秩禄号为意脏，随节应会。

（4）（肺脏）有十四童、七女子守之，神名鸟鸿，主藏魄，号为魄脏，随节应合。

（5）（肾脏）神名濶濶，主藏精，号为精脏，随节应会。[2]

五脏有童子、玉女诸神灵守护，而且随着季节有所变化，有着浓厚的宗教色彩。若从史料先后来看，五脏神名的出现或晚于《内经》、《难经》，但由其来源推溯则恰恰相反。施沛特别注意五脏"精神"及神名的文献，可能表达《指掌图》不只是为了一般性的医疗，而是有内养、修炼的目的？约生活在16至17世纪高濂的《遵生八笺》有《四时调摄笺》，养生家逐月修养，五脏与之相应，其中脾图"脾之状如神凤，主藏魂，象如覆盆，色如缟映黄。"[3]脾如覆盆、即倒置的盆，近似马蹄形；脾之神图像则绘成凤鸟（其他各脏之图

1　范家伟，《六朝隋唐医学之传承与整合》（沙田：中文大学出版社，2004），页74~75。又，江绍原，《呼山水诸精之名》，收入氏著，《民俗与迷信》（北京：北京出版社，2003），页26~27。

2　孙思邈，《备急千金要方》（太原：山西科学技术出版社，2010），页377~552。

3　高濂，《遵生八笺》（北京：人民卫生出版社，2007），页120。参见江润祥、关培生，《论高濂〈遵生八笺〉之养生思想与服食之修为》，收入《第二届中国饮食文化学术研讨会论文集》（台北：中国饮食文化基金会，1993），页23~37。

也作动物状）。[1]

中医（含养生）脏象图的绘制，重点并不在像不像（特别是执意拿来与近世西医解剖图对照比较），而是不同作者（医家等）为其不同的目的，如考证文献或个人养生重新改造，是表现而非"再现"。施沛收集、编辑历代脏腑文、图不是简单地复制，而是技巧的利用既有的材料"改写"成为一种个人文本。

《指掌图》说的非常清楚："五藏者，神明魂魄志意之所主。"又说："若能安其神，炼其形，摄生得气，归正背伪，出其恍惚，入其玄妙，辨补泻之理，诞延育之方，可升仙矣。"[2] 这是施沛著书之旨意。而附丽在五脏各式各样的理论、说法，落实到临床看病，以脾脏来说只有消化不良等病理的运用，与脾具体什么形状、叫何神名并不相干。施沛所遗医案《云起堂诊籍》录有万历末年的二十九则记录，其中关于"脾气"的病案，可作例证。

《云起堂诊籍》"脾气"案：

> 庠友岳闻思，就予诊，告曰："是脾气也。少年不宜有此，岂攻伐太过乎？"闻思曰："然。秋时就试白门，寓僧疗，病食后烦懑；僧教予以枣煨巴豆啖之，每食辄啖，共计不下二百许粒，归而胸腹瞋胀。医复投以三稜、蓬术（建民按："蓬术"又作"莪术"）等。即食不下而腹中作楚，故就子诊，幸为疗之。"余曰："巴豆大毒之药，其性生温础热，大伤脾胃，非年少元气强旺，无活理矣。"今脉一息再至，藏气损而寒甚，用理中汤数服，饮食始下；用前方随时加减，更间服河车八味丸，调理年余，始得安痊。[3]

1　张其成，《五脏六腑补泻图解说》，收入王淑民、罗维前主编，《形象中医——中医历史图像研究》（北京：人民卫生出版社，2007），页 175~181。

2　郑金生主编，《海外回归中医善本古籍丛书（第十二册）》，页 601~602。

3　施沛，《祖剂——附云起堂诊籍》（上海：上海古籍书店影印，1983），页 20~21。关于医案，参见 Charlotte Furth, "Producing Medical Knowledge through Cases: History, Evidence, and Action", in Charlotte Furth, Judith T. Zeitlin, and Ping-chen Hsiung (eds.) *Thinking with Cases: Specialist Knowledge in Chinese Cultural History* (Honolulu: University of Hawaii Press , 2007), pp.125~151.

这位患者饮食不良曰"脾气"，又加之以服药不当，病情转恶。其间又误食巴豆。金代名医李杲《兰室秘藏》（1276）批评脾胃之病有时不宜用热药之类："若内伤脾胃以热之物，酒肉之类，自觉不快，觅药于医，医者亦不问所伤，付之集香丸、小丁香丸、巴豆大热药之类下之。大便下则物去，遗留食之热性，重伤元气，则七神不炽。"[1]

医者又予患者岳氏三稜、莪术之药。明代李时珍《本草纲目》引王好古："三稜、莪术治积块疮硬者，乃坚者削之也。"清代冯北张《冯氏锦囊秘录》："蓬术破气中之血，三稜破血中之气，主治颇同，气血稍别。"[2]但此二药的药力没有发挥，患者甚至吃不下，主要原因是脾气已弱。明代董宿《奇效良方》（1449）："原夫宿食为病，由藏气虚弱，寒在脾胃之间，致谷食不能消化，停积于中也。且旧谷未消，新谷又入，脾气已弱，不复能克。"[3]因此，施沛改用温补之剂调理病人，经过年余，才慢慢康复。

淳于意留下的一则也名为"伤脾气"的病案，可与上案比较：

齐丞相舍人奴从朝入宫，臣意见之食闺门外，望其色有病气。臣意即告宦者平。平好为脉，学臣意所，臣意即示之舍人奴病，告之曰："此伤脾气也，当至春鬲塞不通，不能食饮，法至夏泄血死。"宦者平即往告相曰："君之舍人奴有病，病重，死期有日。"相君曰："卿何以知之？"曰："君朝时入宫，君之舍人奴尽食闺门外，平与仓公立，即示平曰，病如是者死。"相即召舍人而谓之曰："公奴有病不？"舍人曰："奴无病，身无痛者。"至春果病，至四月，泄血死。所以知奴病者，脾气周乘五藏，伤部而交，故伤脾之色也，望之杀然黄，察之如死青之兹。众医不知，以为大虫，不知伤脾。所以至春死病者，胃气黄，

1　李东垣，《东垣医集》（北京：人民卫生出版社，1995），页152。

2　吴昌国，《中医历代药论选》（北京：中国中医药出版社，2008），页60。

3　董宿，《奇效良方》（北京：中国中医药出版社，1998），页335。

黄者土气也，上不胜木，故至春死。所以至夏死者，脉法曰"病重而
脉顺清者曰内关"，内关之病，人不知其所痛，心急然无苦。若加以一
病，死中春，一愈顺，及一时。其所以四月死者，诊其人时愈顺。愈
顺者，人尚肥也。奴之病得之流汗数出，炙于火而以出见大风也。[1]

上则病案旨在表现淳于意的诊断及其预测能力。他见患者在宫门吃东西，望
其面色有病气，即断定这人"不能食饮"并且死期不远。患者之病是"脾气
周乘五藏，伤部而交"，意思是脾脏的病气已深传遍五脏，而交错出现在脸
面相应的区域。而脾病的面色发黄，这是中医脏象五行之说。至于"土不胜木，
故至春死"，原理简单：即五行关系"木克土"，肝属木并旺于春时，由于春
天肝气疏达，患者的脾（土）若耐受不住的话，就会死于春天。

　　换言之，脾气之病证与饮食有关；从早期文献及医籍，至明清时代临床
看病，脾的功能主要内容没有太大变化。清初医者陈修圆《医学实在易》摘
要古典菁华"脾为土脏，藏意与智，居心肺之下，故以卑。又脾者裨也，裨
助胃气，以化谷也。《经》云：'纳谷者昌'，其在此乎。其合肉也，其荣唇也，
开窍于口。"[2] 脾的功能最核心的还是司饮食；脾功能良好，肌肉丰腴，口唇红
润，纳食多，故曰合肉、荣唇、窍口。这跟施沛的《指掌图》大费周章广引
群书将脾及其他脏器的叙述，叙述到"神脏"的层面，迥然有别。

　　明末严振编辑的《循经考穴编》提及医学之图像："图者像似而已。不过
写夫规模大略，其经权玄妙，固难刻画拘也。惟能瘄寐斯道，而心明手熟，
庶不致毫厘千里耳。"[3] 以本节的脾图为例，其脾胰不分，像似马蹄或刀镰，虽
有差别但不至于影响临诊；看病靠的是长时间的心明而手熟。在《指掌图》
收集脾脏的史料，也与实际运用诊断、治疗，没有必然直接关系。那么，这

1　王利器主编，《史记注译（四）》（西安：三秦出版社，1988），页 2228~2229。

2　林郎晖校注，《医学实在易》（福州：福建科学技术出版社，1982），页 10~11。

3　严振，《循经考穴编》（上海：上海科学技术出版社，1961），页 202。

些只是图绘"大略"的脏腑图像即不一定与医疗有关，如何"观看"及使用《指掌图》的图像？我接着即回答本章所提出的第三个问题。

"心目"——《指掌图》与《素问逸篇》互参

不同的身体观是否蕴含不同观看身体的方式？近代中医张生甫以为中医的身体是气化的身体："盖爱克司光镜能照有形之迹象，不能见无形之气化。以视我国饮上池之水，具洞垣之鉴，能洞烛内体气体，毕露病情者，其神妙为何如耶。"[1] 西医日新月异的仪器看不见中医气化的身体？至于中医如何观看，他引用《史记》所载扁鹊的典故，这个"神话式的情节"[2] 是说扁鹊饮用一种未直接落地的露水（所谓的"上池之水"）而拥有透视人体的本领："扁鹊以其言饮药三十日，视见垣一方人以此视病，尽见五藏症结，特以诊脉为名耳。"[3] 扁鹊能隔墙看人，也能隔空观脏。

扁鹊的典故，广泛地被引用在中医观脏的脉络。明末清初的医家蒋示吉《望色启微》："三代以下，去圣人久远，医道渐晦，时有见垣内照者出，人争异焉，遂以为不可及。呜呼！其果有异人之目洞见脏腑者乎？"[4] 一般医家都没有透视脏腑的经验，却不能否认扁鹊异人而有异禀。李中梓则认为人体脏腑在圣贤经典明载，习医之人"广征医籍，博访先知，思维与问学交参，精气与《灵》、《素》相遇，将默通有熊氏于灵兰之室，伯高、少俞对扬问难，究极义理，以为开导，隔垣之视，不足云也。"[5] 读经典者的精神（气）可与古人相感通，自然而然能见到古贤曾体会到的义理。

观看《藏府指掌图书》的二十二幅图像的读者该拥有什么样"异人之目"？

《指掌图·黄庭内景秘要》明白指出人体内部的能量聚集、活动核心："子

1　张生甫，《张生甫医书合集》（天津：天津科学技术出版社，2009），页198。

2　李伯聪，《扁鹊和扁鹊学派研究》（西安：陕西科学技术出版社，1990），页99。

3　王利器主编，《史记注译（四）》，页2213。

4　蒋示吉，《望色启微》（北京：学苑出版社，2010），页13。

5　李中梓，《医宗必读》，页30。

龟镜焉，道在其中也。"[1]这里的"镜"字，有内"照"、观看的意思。求道者要注目的，在自己而不是他人"子龟"这儿的部位。"子龟"在哪里？从《指掌图·命门图说》，我们找到全书中可与之相呼应的文字：

> 藏各有一，肾独有两：左者为肾，属水；右者为命门，属火，亦犹北方之虫，则有龟有蛇。龟，阴物也；蛇征阳也。所谓阳生于子，火实藏之。[2]

因此，肾脏（水脏）有二，如"龟"与"蛇"合体（二者皆为水物），而水中有火；人体的阳气（"征阳"）萌生于此，是养生的核心所在。"子午"，在方位上是南北（中国数术之学的方位是上南下北）；阴阳之气则如《淮南子·天文》所说"阳生于子，阴生于午"，同时也用子午表述季节、时间的消长、变化。[3]所以，《指掌图》的"子龟"者，即人体北方部位的"命门"。

施沛用"黄庭内景秘要"来指引读者如何观看脏象图。"黄庭"系《黄庭经》，成书约魏晋之际，为道教上清派典籍。《黄庭经》有"内景"、"外景"二系，前者略早。此书为"内丹"作品，梁丘子《黄庭经注》、董德宁《黄庭经发微》、陈撄宁《黄庭经讲义》皆有共识。[4]

"黄庭"在人体何处？众说不一。北宋张君房《云笈七签》务成子注："脾为黄庭命门。明堂中部，老君居之，所以云'黄庭内人服锦衣也'。自脐后

1　郑金生主编，《海外回归中医善本古籍丛书（第十二册）》，页602。

2　郑金生主编，《海外回归中医善本古籍丛书（第十二册）》，页625。

3　李建民，《旅行者的史学——中国医学史的旅行》，页369~372。

4　戈国龙，《道教内丹学溯源》（北京：宗教文化出版社，2004），页90~94。陈撄宁、常（遵）先等人在上海所提倡的"仙学"，及内外丹活动，见刘迅，《修炼与救国：民初上海道教内丹、城市信众的修行、印刷文化与团体》，收入巫仁恕等主编，《从城市看中国的现代性》（台北："中央"研究院近代史研究所，2010），页221~246。

三寸，皆号黄庭命门。"[1] 其中，"黄庭内人服锦衣"，出自《黄庭内景经·黄庭章》。意思是以拟人说法，指体内的胎仙汇聚了脏腑的精气。《黄庭经》的人体器官，总称为八景、二十四真，均奉为神，各有名号。[2]

"脐后三寸"者，在《难经·六十六难》中作"脐下肾间"。唐初前歙州歙县尉杨玄操注解《难经》有关此问，就曾以"神龟"呼吸来理解这个核心区：

> 丹田者，人之根本也，精神之所藏，五气之根元，太子之府也。男子以藏精，女子主月水，以生养子息，合和阴阳之门户也。在脐下三寸，方圆四寸，附着脊脉两肾之根。其中央黄，左青，右白，上赤，下黑。三寸法三才，四寸法四时，五色法五行。两肾之间大海，一名溺水，中有神龟，呼吸元气，流行则为风雨，通气四肢，无所不至也。[3]

引文的"丹田"，应作"下丹田"。与施沛《指掌图》强调"子龟"是生命中枢几乎意思相同的，见于建立中医史上第一个民间医学团体"一体堂宅仁医会"的徐春甫《养生余录》："盖此身与造化同流，左为肾属水，右为命门属火。阳生于子，火实藏子，犹北方之有龟蛇也。"[4] 毫无疑问，"子龟"就是"北方之有龟蛇"。徐氏这一段文字，与《指掌图》几乎一模一样的。而徐春甫在《养生余录》又说："摄生者观于肾之神理，则夭寿之消息亦思过半矣。"[5]

1　张君房，《云笈七签》（北京：华夏出版社，1996），页56。本书辑录汉魏六朝至北宋初期的道书，尤以上清派特多。在修炼法虽兼采众家，但已偏向内丹术，例如服气也从"外气论"转向"内气论"，见中嶋隆藏，《〈服气精义论〉从〈幻真先生服内元气诀法〉、〈太无先生服气法〉へ》，收入氏著，《云笈七签の基础の研究》（东京：研文出版社，2004），页295~313。

2　陈立明等，《中国古代养生四书》（济南：山东友谊出版社，2001），页542。

3　牛兵占主编，《难经译注》（北京：中医古籍出版社，2004），页295。

4　徐春甫，《养生余录》（北京：中国中医药出版社，2009），页133。

5　徐春甫，《养生余录》，页184。

明清时代"命门"的学说及图像，相较本章前二节讨论的膀胱、脾之图，其多种分歧有过之无不及。[1] 举例来说，活动于明嘉靖、万历年间的孙一奎，以"太极"论述命门。他说命门位置在两肾之间（不是右肾命门）、也非水非火，而只是一种"动气"或"原气"。其来源自先天，由父母之精所化生。孙一奎以豆子果实为喻，命门像豆瓣中之根蒂，由此植物生根发芽，生生不息。他说："命门之义，盖本于此，犹儒之太极，道之玄牝也。"[2] 用前面施沛的话，就是"道在其中"。而孙一奎《医旨绪余·命门图说》的图像，不仅一点不写实，而且还相当抽象费解；这幅图正中画一个白圆圈，两旁像豆子果实（两肾），像我们常见的太极图，并有文字说明："此中间动气，即太极也。"[3]

稍后于孙一奎的赵献可，他也认为命门仿佛人体内的"太极"。与孙氏不同，赵献可立意命门为先天水火。他用"真火"、"君火"形容命门的功能及主导性，用"相火"来阐明命门之火的性质。赵献可《医贯》的命门图像，正中也是一个大圆，内书"命门"，左右两肾，左黑右白。图下有文字解说："命门左边小黑圈是直水之穴，命门右边小白圈是相火之穴。此一水一火俱无形，日夜潜行不息。两肾在人身中合成一太极。"[4] 换言之，命门图像并非肾脏的本像。其实，命门图更接近太极图的变形。赵献可说："夫人受天地之中以生，亦具有太极之形，在人身之中。"[5] 这一水一火之脏，如上说本是气化"无形"的。图像形容不足以规约人体肾命功用之运化。这个"脏器"不是客观可观察、研究的对象，却是养生者内在可体验的实体。

李中梓《删补颐生微论》，施沛曾参与这本书初刊（1618）的校对工作；

1　关于"命门"的讨论很多，一个较全面的介绍见蔡友敬，《命门学说之理论与临床运用》（北京：中医古籍出版社，2005）。收集历史"命门"原始史料最齐全的，见杨扶国、齐南主编，《中医藏象与临床》（北京：中医古籍出版社，2009），页670~681。而"命门"的现代研究，见鲁兆麟主编，《中医各家学说专论》（北京：人民卫生出版社，2009），特别是第六章，页94~105。

2　孙一奎，《医旨绪余》（北京：中国中医药出版社，2009），页6。

3　孙一奎，《医旨绪余》，页5。

4　赵献可，《医贯》（北京：人民卫生出版社，2005），页7。

5　赵献可，《医贯》，页6。

李氏以为命门是人体内北方的一点纯阳之气："《仙经》曰：'两个一般无二样，中间一点是真精。'又曰：'两肾中间一点明。'夫真精也，明也，即命门相火也。命门乃穴名，而其穴在两肾中间。盖一阳生于二阴之间，所以成乎坎而象天之北。经曰：'少火生气。'人无此火，生化之源或几乎息矣。"[1] 古典医书如《难经》的命门之说，被理学化、内丹化的重新塑造。

命门的"生化之源"像是体内药物，内"火"需要经由呼吸来调节使药产生变化。施沛在《指掌图》竟以三篇之多来谈司呼吸的脏器《鼻口通喉咽说》、《喉咽分脏腑说》、《喉咙通五脏说》[2]。简言之，施沛提到鼻、口之功用："鼻为天门，口为地户"，[3] 即以鼻主呼吸，通于天气；口主津液，通于地气。这段文字一模一样见于《云笈七签·调气法》："鼻为天门，口为地户，则鼻纳之，口宜吐之，不得有误。"[4]

然人呼吸是服外气或内气？

《云笈七签》所收各种修炼法，在《胎息精微论》论服食外气，有五行、八方、四时、日月、星辰等气，"虽古经所载，然为之者少见成遂"，[5] 反之，"凡饵内气者，用力寡而见功多。"[6] 在同书中《胎息根旨要诀》也主张服人体内根源的气，"所谓根本者，正对脐第十九椎，两脊相夹脊中空处，膀胱下近脊是也，名曰命蒂，亦曰命门，亦曰命根，亦曰精室，男子以藏精，女子以月水，此则长生气之根本也。"[7]

1　李中梓，《删补颐生微论》（北京：中国中医药出版社，1998），页193。这本书有"内丹化"倾向。书首《三奇论》："三奇者，仙经所谓人有三奇，精气神也。圣人治未病，则修炼尚矣。"书中《辨妄论》及论八味地黄丸等处涉及命门之说，可参。
2　郑金生主编，《海外回归中医善本古籍丛书（第十二册）》，页604~607。
3　郑金生主编，《海外回归中医善本古籍丛书（第十二册）》，页604。
4　张君房，《云笈七签》，页363。
5　张君房，《云笈七签》，页344。
6　张君房，《云笈七签》，页344。
7　张君房，《云笈七签》，页345。

人服食内气，使命门的能量与体内其他脏器之气相互交流、反复进行。施沛《指掌图》的具体修炼方法：

> 黄帝敬受灵诀，专精行之，未逾一纪，而神犹先鉴，行气使心，精步逾玄，含灵契理，入水不溺，入火不焚，气运于内，神应于外，岂非至真哉！[1]

这里的"精"、"气"、"神"（心）等，如果放在"在内丹学中，'精气神'中的'气'是'炼精化气'的'气'，'气'乃为比'精'更高一层者，'气'是'精'与'神'的中介。"[2]

"精"指的是与命门有关的精华物质、性能量或"生殖之精"（"男子以藏精，女子以月水"）。《指掌图》说，人若"荣华百骸及其欲念一起，心火炽然，翕撮三焦精气，入命门之府输泻而去。"[3] 因此在修炼的不同阶段，"精"与"神"之间有一转化、升华的过程。[4]

司命门之精气交流最密切的是任、督二脉。施沛《经穴指掌图书》：任、督、冲三脉都起源于人体"胞宫之所"：

> 夫人身犹天地也，不知一脉三歧之说，盖以水经观之：一脉如黄河，一脉如江汉，此任督也；百川贯河而发源于诸山之涯者，冲脉也。然皆本于星宿海。人身之巅顶即昆仑也；命门，即星宿海也。[5]

1　郑金生主编，《海外回归中医善本古籍丛书（第十二册）》，页 602。

2　戈国龙，《道教内丹学溯源》，页 83。

3　郑金生主编，《海外回归中医善本古籍丛书（第十二册）》，页 619。施沛这段文字，抄自北宋苏辙的《龙川略志》，内容完全一样。苏辙，《龙川略志》（北京：中华书局，1997），页 7。

4　沈曾植论内丹修炼，有云："所谓炼精化气者，止是守静；所谓炼炁化神者，止是致虚。"见沈曾植，《海日楼札丛》（台北：河洛图书出版社，1975），页 261。

5　郑金生主编，《海外回归中医善本古籍丛书（第十二册）》，页 677。

对修炼家来说，人体内的"巅顶"（髓海）与"命门"是两大能量核心区，而任督二脉则是促使能量交流的管路。"星宿海"，据明人齐召南撰的《水道提纲》（1761）以为："黄河源出星宿海。"[1] 张志聪《侣山堂类辨·辨督脉》："命门乃督脉所入之门。"[2] 因此，呼吸—任督—命门即是施沛《指掌图》主要的脏象活动图示。李中梓《删补颐生微论·任督二脉导引秘旨》即详列当时流行各式各样的养生法都与任督二脉有关，所谓"种种旁门，岂离任、督。"[3] 而大约出生于1558年前后的胡文焕在其明代养生学集大成的作品《寿养丛书全集》（1592）中，所收的脏腑图与施沛《指掌图》来源相同，主要之一是《内照图》。胡文焕收集的经脉图像又以《妊脉为阴海图》、《督脉为阳海图》为核心；两图的说明："任督为一身阴阳之海；至人当漱炼上升玉液，为延年之药。"[4]

中医经脉体系有二：一是十二经脉，一是奇经八脉。前者见于我的《发现古脉》[5] 的讨论。后者成为明清时代医家、修炼家共同关注的焦点。出生年代约比《指掌图》略早的医家陈士铎的《外经微言》，其体例模仿《黄帝内经》君臣答问，而内容已有学者留心到受内丹修炼影响。[6] 通读全书，其中《阴阳颠倒篇》、《命门真火篇》为其主轴。《外经微言》："任督脉通于肾，伤任督未有不伤肾者。交接时纵欲泄精，精伤，任督之脉亦伤矣。"[7] 又说："命门居于肾，通于任督，更与神室相接，存神于丹田，所以温命门也。守气于神室，所以

1　齐召南，《水道提纲》，王云五主编四库全书珍本十一集，卷五，页1。

2　张志聪，《侣山堂类辨》（北京：人民卫生出版社，1983），页6。

3　李中梓，《删补颐生微论》，页94。

4　胡文焕，《寿养丛书全集》（北京：中国中医药出版社，1997），页527。研究明代养生文化，胡文焕的作品不可忽视。《寿养丛书全集》共68卷，包括《灵枢心得》、《素问心得》；胡文焕按养生原则，重新选编《黄帝内经》。该丛书也收有《医学便览》、《应急良方》等，对考查明代中晚期医学"养生化"、"通俗化"是重要之史料。

5　李建民，《发现古脉——中国古典医学与数术身体观》（北京：社会科学文献出版社，2007）。

6　陈士铎的《外经微言》可说是内丹术的"医学版"，非常值得注意。见张岫峰、刘淑华，《〈黄帝外经〉与内丹修炼理论》，收入张岫峰等主编，《黄帝外经浅释》（上海：第二军医大学出版社，2006），页307~311。

7　张岫峰等主编，《黄帝外经浅释》，页20。

养命门也。修仙之道，无非温养命门耳。"[1]

因此，我们阅读施沛《指掌图》的二十二幅图像，首先找到人体生殖之精的"星宿海"，由命门（子龟）沿任督，并任督中轴观看相关的藏象。俞正燮《癸巳存稿·积精篇》抄录道家书，以为内丹修炼："内灶烧丹，施化求益，道教中已有论甘忌辛、是丹非素之论。"[2]

"内灶烧丹"（内丹）与存思想术的修炼，对"图"的重视、运用稍不同。存思相对来说，依赖图像在修炼过程的重要性。如《云笈七签·老君存思图十八篇》叙图之功用："见妙如图，识解超进，神气坚明，业行无倦，兼济可期。"[3]故图像为存思之中介。但内丹存神与存思相似而不同，陈撄宁的个人体验梗概：

> 存想者，如《大洞经》"存想百神之衣裳、冠带、形容、动作。"又如《龙虎九仙经》"存想黄云撞项。"《中黄经》："存想五方、五色之气，出于身中"等法皆是。若夫存神，则无所想。不过将神凝聚于一点，不使散漏之谓也。[4]

存神既无所想，图像在修炼的地位亦不占重要地位。石田秀实曾经复原内丹修炼一系列的程序；他从《道藏》收集的内丹图像，其中的五脏，都不绘出脏器的任何细节、形状，而仅以圆圈（五脏即五个圆圈）及简化的线条表示之。若与《存真图》、《内照图》的实体化五脏图相较，所有内丹的五脏图倾向会意、象征。石田指出，内丹修炼的最后阶段，不去看或听"内

---

1 张岫峰等主编，《黄帝外经浅释》，页 150。

2 俞正燮，《癸巳存稿》（沈阳：辽宁教育出版社，2003），页 517。俞正燮作《积精篇》言房中术，引征文献百余种，包含内丹道书。从技术看，内丹技术的核心是早期房中术的改造。李零认为，宋明以来"新的房中书有各种派别，恐怕要从道教的内在思路去研究"。见李零，《放虎归山》（沈阳：辽宁教育出版社，1996），页 150。中国医学的理论及技术有着"道家比例"，主要有三阶段：战国秦汉的"黄老化"、唐代"金丹化"（如孙思邈的著作《烧炼秘诀》、《太清真人炼云母诀》等），以及宋代以降"内丹化"。

3 张君房，《云笈七签》，页 246。

4 陈撄宁，《黄庭经讲义》（北京：中国医药科技出版社，1989），页 15。

观幻景。"[1] 从存思至内丹[2] 的技术转变交替，也是"视觉转向"的关键。

《内经图》可用来说明五脏图变化的实例。这幅图像被认为"内丹修炼"之作品。图文相佐，内容出自《黄庭内景经》《吕祖全书·指玄诗》、《吕祖志》、《钟吕二仙传·金丹诗诀》等内丹典籍。[3] 画中之诗多为不同的修炼者内证所得之抒怀，有整套暗码术语；蔡秋白《内经图释解》一书已尝试为初步的考证。[4]

《内经图》的图像初看会被其中的山水自然所吸引，不过最值得注意的是画境之中的表达搬运、积存气、液等能量的各种"器械"。例如，象征人体最底部位于下丹田绘有一男一女（阴阳二气）在踏车使水往上流。水车上旁有一鼎炉。画中另外两种器械是耕田的犁具、织布机，也各由一男一女在操作。后者，蔡秋白认为："气功修炼的法则是以气按小周天运行的轨道在人体内循环运行，犹如织女织布，须在心神定舒，思想专注之下，运用重复再重复，按部就班的过程方能将棉纱织成布。"[5] 再如，《内经图》将修炼内气在督脉运行的难度以"羊车"、"鹿车"、"牛车"等车具来比喻。[6] 简言之，在《内经图》表述人体的脏器的功能都以当时常见的器械、工具取代之。

医家、修炼家二者在运用图像有畸轻畸重之别。元末明初的医家滑寿《十四经发挥》说其著书目的之一为了"考图以穷其源"。[7] 图像在此有不可或缺的重要性。而清末民初席裕康《内外功图说辑要》收有《任督二脉天河周流图》，形式甚为简单，只标出脑髓与命门，并以图圈示意之。在上下这二

1　石田秀实，《气·流れる身体》（东京：平河出版社，1992），页235~236。

2　万进铭，《从外丹到内丹——两种形上学的转移》，《清华学报》新36卷第1期（2006），页31~71。

3　李颖峰，《〈内经图〉与天人相应实践》，《中医药文化》2006年5期，页22~24。

4　蔡秋白，《内经图释解》（香港：法住出版社，2006）。

5　蔡秋白，《内经图释解》，页88。

6　蔡秋白，《内经图释解》，页115。

7　茹古香、薛凤奎、李德新，《十四经发挥校注》（上海：上海科学技术出版社，1986），页2，《自序》。

处，绘有一前一后的任督二脉，以及主呼吸、津液的"咽"、"喉"。其他的脏器完全阙如。席裕康说："盖此图与前二图（建民按，任督二脉图）原是一也。其内景图另一功用，俾初得道者内视之参考也。"[1] 这里特别提到"内视"，是修炼者的想象力目光。医家、修炼家对图像表达形式的要求不同，后者观看图像的方式如果用施沛自己的术语即是"心目"——不是用肉眼。

在《指掌图》里，施沛专立《内景题辞》一篇，论述"如何"观看。这篇是解读《指掌图》的钥匙。他写作的策略是采用"骈文"的体裁；这种文体不仅对现代人有着阅读的隔阂，对施沛同时代的人恐怕较难通读。一如前述《内经图》的诗文，其所诉求的不是一般对医书有兴趣的读者，而是同道。施沛表达观看图像所具备的身心状态：

> 绝利一源，命曰专致，使寸灵一瞖，即描写历历，畴像仪而彻奥；其"机在目"，命曰"神光"，使眼彩四散，即画图了了，畴睹表而测里。[2]

他又说：

> 爰仪图之，着在心目，目本外而内治，烛火蕴于温犀；心本内而外符，照百脉于秦镜。[3]

人所看到的往往是表象。只有人专心致志，才可洞见事物的真相。假使眼光（"寸灵"）蒙蔽，画像就算描绘很仔细，一个人也无法了解其所表达的奥妙。而观看的关键在于称之为具备"神光"的眼睛，这种眼神能看透画像的表象而深入内层。施沛认为这即是"心目"的功用——眼本来是看外的却可以看到人体内部；心本来是向内体悟的，但其功用却与人的外部表现互相呼应，就像秦宫的镜子照见体内的脏器。

1　席裕康，《内外功图说辑要》（台北：自由出版社影印，1998），页412。
2　郑金生主编，《海外回归中医善本古籍丛书（第十二册）》，页597。
3　郑金生主编，《海外回归中医善本古籍丛书（第十二册）》，页597。

施沛总结养生之道："人有五藏，见之者生。"[1] 这个 "见" 字，不是肉眼眼见，而是修炼者的 "心目" 所看到的。陈撄宁说："久视者，非谓眼向外看，乃神向内视。内视，又名返观。人能常用返观、内照之功，自然灾害不侵。"[2] 修炼者是内观自己的身体、不是病人或其他人（死尸）的五脏。

施沛的 "心目" 之说，亦见于他的另一种著作《素问逸篇》。《素问》的成书过程颇为复杂。[3] 这本古典是否有 "逸篇" 流传？赵简王《补刊素问遗篇》一卷，内容为王冰注本补入《刺法论》、《本病论》二篇。又，宋代刘温舒《黄帝内经素问遗篇》一卷，为刘氏个人著作。[4] 而施沛的《逸篇》来源据其书《跋》：

> 一日独坐静寄轩下，有羽士顾予，而问所读何书。答以《素问》，乃备晰疑义。因出逸篇二以授予，曰："此长生诀，神现方也。"随谢去。后访之，不可跨迹，始知异人也。[5]

这是假托古代秘密传授 "禁方" 的故事，讲述自己的医理。《素问逸篇》的二篇，有《注源篇》、《木征篇》。前者谈的是道家 "咽津" 术，后者描述 "内照"，也就是《指掌图》的 "心目" 之说。

《素问逸篇·木征篇》的 "木"，在中医五行关联思维与人体的 "肝" 及 "目" 对应；全篇论说返照之道：

> 人根于脐，而发光于目。人心卷之一寸，放之六合，无目不觉。试以目返照内府，而内若可见，外观而种种皆灵。[6]

1　郑金生主编，《海外回归中医善本古籍丛书（第十二册）》，页 597。

2　陈撄宁，《黄庭经讲义》，页 12。

3　廖育群，《岐黄医道》（沈阳：辽宁教育出版社，1992），页 51~76。

4　龙伯坚，《黄帝内经考》，收入龙伯坚、龙式昭，《黄帝内经集解·素问》（天津：天津科学技术出版社，2004），页 1163~1164。

5　郑金生主编，《海外回归中医善本古籍丛书（第十二册）》，页 590。

6　郑金生主编，《海外回归中医善本古籍丛书（第十二册）》，页 587。

又说:

> 鼻为人身之嵩峰,两目如日月并行,方是望。两目角锁着鼻梁,提周身之神,而聚天地万物之炁。可以上蒸泥丸而雨露时;下涧河海而潮汐时;灌注百骸而呼吸时。[1]

又说:

> 看内目不见,见之分心。心为目使唤,外看心不见,见之者目。目为心奴仆,内看不可妄想,须想五脏之形体颜色,从此养定得力,目见五彩,乃金丹之花,五脏之神光。[2]

这里的"内目",其实是"心目",即修炼者长期胎息所获得的身心经验。《素问逸篇》只是借《素问》之名的"长生诀",可说是经典个人化再制。

施沛《指掌图》的脏腑图,其观看的方式有别于医家。徐春甫也说:"脏腑内景,各有区别。达以行术,养生之要。"[3]

"内景"图像的形成史是深层的文化模塑。我们在阅读这些图像时需要经过层层"转译"。恽铁樵在研究奇经八脉时,便提示一种心知其意、不泥形象的方法:"奇经八脉,医者类都以为难治。若从形能上着想,求其神理不求其迹象,则心与神会,古说皆可通。若从阳路、阴路、横行、直行,从解剖上求其起讫,则杳不可得。盖本无其物,自难晓也。"[4]脏腑图像所示"本无其物",观之以"心目"密盻,不亦宜乎?

中国医学持续的内在转向

施沛《藏府指掌图书》在中土早已亡佚。传世唯一的版本只有作者个人

1　郑金生主编,《海外回归中医善本古籍丛书(第十二册)》,页588。

2　郑金生主编,《海外回归中医善本古籍丛书(第十二册)》,页589。

3　徐春甫,《养生余录》,页182。

4　恽铁樵,《恽铁樵医书四种》(福州:福建科学技术出版社,2008),页240~241。

的"家塾本";[1] 我们有理由相信这本书流传不广、建树有限。[2]

曾编辑医书的明代士人张岱,在自著《陶庵肘后方序》提及当时好用"熟地"的医者吴竹庭。[3] 熟地一味主补肾。[4] 与竹庭同时之名医张景岳,人呼为"张熟地",其治病亦一例温补。李时珍《本草纲目》引古说:"韩子治用地黄苗喂五十岁老马,生三驹。又一百三十岁乃死也。"[5] 这是夸大地黄养生的功效。章次公指出南方人大量服食熟地,"其风殆起于明中叶以后。"[6] 同时在成化年间、也就是十五世纪以降,皇室贵胄流行"红铅"(女子月经加工品)、"蟠桃酒"(人乳)、"秋石"(人尿制品)、"紫河车"(胎盘)等养生秘药。[7] 与熟地相类,这些"人部药"是为追求长生纵欲之用。而陈继儒的《养生肤语》论历来"养生有内外",也就是外丹与内丹;但明代以"内丹"为主流;而且"内丹未成,内无交之,则服外丹多死"。[8]

在明代中晚期"医疗养生化"的时尚,[9] 李时珍也完成《奇经八脉考》一书;这是研究"奇经"之术所达到未有的一个高峰。此书强调"八脉散在群书者,

1　郑金生主编,《海外回归中医善本古籍丛书(第十二册)》,页628。

2　明中期以后开始建造大型藏书楼。官学藏书楼的藏书以儒家经典、法律行政礼仪、劝谕文献、嘉靖议礼、地理、历史文献为主。学校藏书楼的收藏很类似,包含了少量佛、道文献。关于明代书籍文化,参见 Timothy Brook,《明代的社会与国家》(合肥:黄山书社,2009),页149~203。在私人藏书楼或个人收藏,医书是非常普通的,见赵用贤,《赵定宇书目》(上海:上海古籍出版社,2005),页37~41、67~68。骆兆平,《新编天一阁书目》(北京:中华书局,1996),页103~107。

3　张岱,《琅嬛文集》(长沙:岳麓书社,1985),页30~32。

4　陈士铎,《本草新编》(北京:中国中医药出版社,2008),页44~49;郭汝聪,《本草三家合注》(太原:山西科学技术出版社,2010),页19~21。又,李卫民、邓中甲,《至阴之品——地黄说》(北京:人民卫生出版社,2010),页44~55。

5　朱盛山、辛年香、钟瑞建编,《本草纲目用药实例传记》(北京:学苑出版社,1997),页5。

6　朱世增主编,《章次公论外感病》(上海:上海中医药大学出版社,2009),页105。

7　郑金生,《药林外史》(桂林:广西师范大学出版社,2007),页138~146。

8　本书收进明·胡文焕《养生导引秘籍》。见周德生、陈新宇主编,《养生导引秘籍释义》(太原:山西科学技术出版社,2010),页364。

9　明末士人生活骄奢淫佚,包括各种"养生"风尚,参见吴晗,《晚明士大夫阶级的生活》,《新动向半月刊》2卷1期(1939),页418~421。又,罗宗强,《明代后期士人心态研究》(天津:南开大学出版社,2006),特别是第六章。

略而不悉。医不知此，罔探病机；仙不知此，难安炉鼎。"[1] 又说："紫阳《八脉经》所载经脉，稍与医家之说不同。然内景隧道，惟返观者能照察之，其言必不谬也。"[2] "紫阳"指的是南宋内丹家张伯端。李时珍所说"炉鼎"、"返观"之术，与本章讨论的《指掌图》的成书氛围是相同的。而《指掌图》成书的前一年（1638），儒者方以智著《医学会通》，内容讨论左肾右命门等最热门的课题。[3]

有学者推测，上述时期的中国曾经历一个短暂革命性突破："晚明时期的科技时代也是中国科学史上的一个革命飞越。"[4] 我的想法恰恰相反。至少中国医学宋元以来持续的在内在化过程之中。《指掌图》的时代，有关解剖活动虽有之，但整体而言有关人体的知识未见明显长进。施沛的"考证"工作，并非经典复古主义；[5] 与其说他诉诸经典的"外证"权威，倒不如说更重视个人的"内证"体验。相较同时代西医，解剖学与外科手术的精进，[6] 的确有据，中医手术[7] 以及相关的"外治法"[8] 都日趋保守。例如傅仁宇《审视瑶函》即指出针灸的式微："今人去古已远，一闻针灸，心怀怯惧，是以医心懈怠，鲜工

1 王罗珍，《奇经八脉考校注》（上海：上海科学技术出版社，1990），页1。相关研究参见高希言，《对奇经八脉的认识》，收入《奇经八脉考》（上海：第二军医大学出版社，2005），页116~276；孙永显，《奇经八脉与膀胱、肾经关系考辨》，收入孙朝宗、孙松生主编，《古今奇经验案选编》（北京：人民卫生出版社，2010），页496~499。

2 王罗珍，《奇经八脉考校注》，页30。

3 刘时觉编，《宋元明清医籍年表》（北京：人民卫生出版社，2005），页94。

4 张春树、骆雪伦，《明清时代之社会经济巨变与新文化——李渔时代的社会与文化及其"现代性"》（上海：上海古籍出版社，2008），页244。

5 明代中叶的学术环境，及复古运动，见林庆彰，《明代考据学研究》（台北：台湾学生书局，1983），页21~27。

6 Christopher Lawrence, "Democratic, divine and heroic: the history and historiography of surgery", in Christopher Lawrence (ed.) Medical Theory, Surgical Practice: Studies in the History of Surgery (London and New York: Rouledge, 1992), pp.1~47.

7 李经纬，《论明代外科学理论与技术之发展》，收入氏著，《中国医学之辉煌——李经纬文集》（北京：中国中医药出版社，1998），页302~305。李建民，《华佗隐藏的手术——外科的中国医学史》（台北：东大图书），第三章。

8 李竞主编，《疮疡外治法》（北京：中国医药科技出版社，1998），页14~20。

于此耳。"[1] 而在治疗上"*汤液*"治疗日益全面化。

《内照法》以为观看五脏图像应超越表象："以图之于象，合物会之，刻心思惟，察深理于皮骨之内，露五脏焉。"[2] 脏腑图像不追求形似；而修炼家"心目"所看到的更应该在皮骨以外？

《藏府指掌图书》反映明代中晚期养生的身体，以及观看人体内脏图像"视觉"的内在转向，这无疑是中国医学文化史非常值得注意的动向。

12　明清抵抗火炮的法术身体[3]

不是"秘本"

江绍原先生在其开创性著作《发须爪：关于它们的迷信》说："死亡、疾病、生产、性交，在我国和在世界旁处许多地方一样，是被看作污秽'殗殜'的。"[4] 在本章所涉及的不祥秽物，其派生的法术用来破解火器的威胁。

破解火器的法术称为"阴门阵"。[5] 在介绍、讨此论题的各类文章中，以

1　傅仁宇、傅维藩，《审视瑶函》（北京：人民卫生出版社，1981），页23。

2　彭静山点评，《内照法》（沈阳：辽宁人民出版社，1981），页25。本书为1891年周学海《周氏医学丛书》本。

3　李孝悌先生多次用"吉尔兹的意义诠释"来描述文化史的研究。见李孝悌，《社会史与文化史：西方视野与中国观点》，《中国学术》第28辑（2011），页344~357。

4　江绍原，《发须爪：关于它们的迷信》（上海：开明书店，1928），页169~170。关于"法术"—"秽物"—"阵法"，也见于江绍原对于"迷信"的分类，见氏著，《中国礼俗迷信》，页54。

5　"阴门阵"的"阴"，不只是指的女阴；"阴"，男女生殖器都可通用。《释名疏证补》引《说文》："也，女阴也，象形也，阴亦一声之转，但许止训女，此则兼用男女言之。"见王先谦，《释名疏证补》（北京：中华书局，2008），页73。詹石窗说，中国古代土地崇拜，也与女阴崇拜有关。他说："因为'地'字从'也'，本是女阴的扩大化。"见氏著，《道教与女性》（上海：上海古籍出版社，1991），页8。目前发现男、女阴的考古文物，以男性生殖器较多。李零说："从考古资料看，女神像流行的时代，并没有相应的男神像；而在性器模拟物中，女阴崇拜也并不突出。有学者认为，严格地讲，后者主要属于男根崇拜。男根崇拜应是生殖崇拜中更发达的形态。"他又说，男根崇拜的功能不外乎"破身仪式"、"求子巫术"或者"驱避邪恶"三种。见李零，《中国方术考》（北京：东方出版社，2000），页437、447。

蒋竹山先生《女体与战争》一文最详尽可靠。[1] 蒋文除了承继历来讨论"污秽"的学界业绩外，也指出"阴门阵"的出现，或可视为是女性禁忌的范围从私领域扩大至公领域。[2] 但"私领域"如何界说？事实上，性法术的公／私领域的界定是变动不居的，例如皇室成员的性行为（私领域）会感应及公共事务。[3]

1　蒋竹山，《女体与战争——明清厌炮之术"阴门阵"再探》，《新史学》10 卷 3 期（1999），页 159~185。我也有一文涉及此议题，见李建民，《"阴门阵"考》，《大陆杂志》85 卷 5 期（1992），页 4~7。我分三方面解释这一类法术的原理"与戎事不近女器，女性的性器官或排泄物有伤害力，以及女阴／火炮之间或许存有某种感应等"详细讨论（页 6）。

2　蒋竹山，《女体与战争》，页 184。

3　性或"房中"，在方术的脉络不只是"私"生活。这些活动有时会感应公共事务，如影响农业生产等。汉代出土的若干图像，如山东平阴孟庄汉墓石柱的"秘戏图"，刘敦愿认为与"孕育仪式"有关。又，《后汉书·荀爽传》："臣窃闻后宫采女五六千人，⋯⋯百姓穷困于外，阴阳隔塞于内。故感动和气，灾异屡臻"。《抱朴子》也说各种"房中之事"，有"移灾解罪，转祸为福"的功能。我讨论"媚道"一文，重点是利用新出土文献，讨论"媚道"在汉代方技知识的版图所占的位置。笔者认为，房中术有四方面的内容，性技术、性技巧只不过其中一方面。而从性别来看，房中术又可分两系："养阴"与"养阳"。媚道为养阴一支。见拙作《妇人媚道》，收入氏著《旅行者的史学》（台北：允晨文化，2011 年新版）。"媚道"这个课题，清代学者沈家本《汉律撼遗》即有《媚道》一条及史料。法术如巫蛊等，涉及犯罪见瞿同祖，《中国法律与中国社会》（香港：龙门书店，1967），页 208~213，《巫蛊》条下。钱钟书曾解释了"媚道"一词，定义其实与胡三省注《资治通鉴》雷同："蛊诅他人，求己亲媚。"换言之，媚道性质近乎"蛊"、"诅"等方术。泽田瑞穗《中国の呪法》（1984），有《汉官の巫蛊と媚道》一节，早于林富士、李教之文。而两人却都不提泽田文。比较特殊的是，泽田是在咒诅的范畴下，讨论"巫蛊"与"媚道"，与林文一模一样。史料也完全相同。而如上所言，媚道之术见于新出土之史料；大陆学者刘乐贤在反省相关"媚道"文献说："马王堆《杂禁方》出土后，学者们利用《杂禁方》等媚道文献，对媚道做了较为详细和深入的研究，并提出了一些新的意见。尤其是李建民先生，更撰有讨论妇人媚道的专文，对史书中的妇人媚道案例及《杂禁方》、《相爱方》两种文献做了全面的分析和研究，并提出了一些新的看法。"见刘乐贤，《敦煌写本中的媚道文献及相关问题》，《敦煌吐鲁番研究》6 卷（2002），页 101~113。在我之前的研究，只涉及史书上的案例，如林富士、李教，两人篇幅长短、案例一模一样。李教用了五则汉代案例，非常奇怪跳跃的补充唐代、清代各一条史料。其实，从汉到唐之间还有其他媚道史料，如高国藩，《敦煌古俗与民俗流变——中国民俗探微》（南京：河海大学出版社，1989），页 216~225，早于李教文。除了新出土文献，我讨论的汉代媚道案例（案例很少，任何人读《史记》、《汉书》，结果一样），其实与李教引用不完全一致，如窦皇后与宋贵人争宠事，我引用《后汉书·皇后纪》及同书《章帝八王传》；而李教只引了后者。以上见林富士，《汉代的巫者》（台北县：稻乡出版社，1999 新版），页 77~80；李教，《中国迷信新研》（台北县：李教出版社，2002），页 181~183。林、李两人讨论的方式，例一、例二⋯⋯雷同。其实，这方面的史料极其稀少，贾丽英的博士论文《秦汉家族犯罪研究》即有所谓《媚道》一节（页 172~177），案例也完全相同。她没有引用钱钟书、泽田瑞穗、林富士、李教等任何一位学者"媚道"的论著。贾的博士论文已经注意到台湾学者的作品。见贾丽英，《秦汉家族犯罪研究》（北京：人民出版社，2010）。

在蒋文之前，日本学者早在 1984 年有涉及男女性爱的《红咒术》一文，翻译阴门阵有关笔记史料如《梵天庐丛录》等四种，可惜只用半页三行不到的篇幅讨论。[1]

这一类怪诞不经的女性污秽法术，大约起于明末战争。1935 年曹聚仁就提到："有神秘之讳忌乃有神秘之效用。葡萄牙人所输入的红衣炮，明崇祯间已实际在战事上应用。破红衣炮的唯一妙物，就是女人的月经布；满城高挂，炮弹不飞，炮身自裂，相传效用如神。"[2] 这种战术乃公开展演女性月水布，也有更直接利用女性裸体。汉学家 R.H. van Gulik 在 1960 年代的《中国古代房内考》的《裸体》一小节，论及身体的禁忌法力："17 世纪早期，残暴的军阀张献忠，作为当时四川省的主要军事统治者，'曾将被屠杀的裸体女尸暴露于被围攻的城外，想用它产生魔力，防止守城者的炮火。'而且在清代，男女体性交的图画还被广泛地用做护身符。"[3] 换言之，男女龄行及女性裸体在战争

1　泽田瑞穗《中国の呪法》最早的版本是 1984 年。我引用的是他稍晚的再版本，《中国の呪法》（东京：平河出版社，1992），页 402~404。泽田瑞穗（生于 1912 年），时代与江绍原（生于 1898 年）相当，俩人同属于民俗（迷信）史研究的"第一代人"。与泽田氏同时，大约是柳田国男的研究。周作人介绍过柳田的《远野物语》，体例与江绍原的小品相当。泽田的专书很多，特色是使用笔记小说研究下层文化史。这在当时已为佳作，即在今日可与竞爽者亦殊不多。他的另外一本书，《中国の民间信仰》（东京：工作舍，1982），书中引用《梵天庐丛录》二次、《清稗类钞》九次。一个人何妨在研究之前，翻检泽田氏、江氏的书，就不至说那一本书是"秘本"（页 63），而故意误导读者。

2　曹聚仁的书版本甚多。我只引用手边便利所得的。曹聚仁，《曹聚仁杂文集》（北京：三联书店，1994），页 57。另外，在他 1937 年出版的杂文，提及用小儿灵魂镇压的法术："捉小孩子的灵魂去捧那铁桥的桥脚"。（上引书，页 257~258）曹聚仁的作品引用野史稗乘为特色，不少是在香港出版的，见陈子善，《曹聚仁港版著作举隅》，氏著，《边缘识小》（上海：上海书店，2009），页 149~153。

3　高罗佩著，李零、郭晓惠译，《中国古代房内考——中国古代的性与社会》（台北：杜冠图书公司，1991），页 241。高罗佩很早就提到了"阴门阵"，感兴趣的人不难循线索找到更多的史料，进行初步讨论。高罗佩的《中国古代房内考》与《秘戏图考》等书引起学者在 1980 年代注意，主要是长沙马王堆出土房中书的关系，详见，李零，《高罗佩与马王堆房中书》，氏著，《放虎归山》（沈阳：辽宁教育出版社，1996），页 132~143；江晓原，《高罗佩〈秘戏图考〉与〈房内考〉之得失及有关问题》，收入氏著，《性张力下的中国人》（上海：上海人民出版社，1995），页 302~323。江氏在 1980 年代末已出版几本中国传统"性学"的书，可参。高罗佩的汉学成就，集中在文学、性学与琴学三方面。见张萍，《高罗佩：沟通中西文化的使者》（北京：中华书局，2010）。

亦可作为护佑之用途。[1]

　　女性的禁忌所产生的法力，在房中术、秘戏图的相关脉络，主要是隐秘的、私人的场域。但张献忠民变及破红衣炮的女性法术，则是公开的战争领域。这两者对女性污染的运用，前后的历史变化，是本章讨论的核心。

　　中国的火器（炮）史，例如冯家升、有马成甫等的研究或可上溯至宋代。[2]但明清为一关键；明代火炮与西方技术差距犹不甚大，至清代情况则完

1　江晓原说："古人又普遍相信春宫图有驱邪、避祸的作用，因此常将春宫作为特殊的护符。至今民间尚有流传的'护书'（谓保佑家宅平安）、'嫁妆画'（寓祈子、歌颂性爱之意）、'避火图'，皆为技法质朴简陋的春宫图。春宫图可以避火是民间广泛流传的观念，例如清末叶德辉藏书甚多，相传他就在书中夹着春宫图，谓火神系女性，见春宫图则羞而却步，故可防火。"另外，有所谓"压箱底"的对象，皆作男女交媾状，常藏在新娘嫁妆的箱底得名，有性教育、求子及避邪多重功用的。见江晓原、王一方，《准谈风月》（上海：上海书局，2008），页82。春宫图、压箱底的流传大都是隐秘的、不公开的。"厌炮"不只是避火炮、同时也攻击火炮。江晓原所说的"压箱底"，大概是"有类秘本的"；我们那个时代又称为"小本的"。

2　冯家升，《火药的发明和西传》（上海：上海人民出版社，1962）；有马成甫，《火炮の起原とその传流》（东京：吉川弘文馆，1962）。冯家升指出，元代末年火炮已有"将军"的称谓。1332年，有位名为克㕧景充甫的千夫长，在鸣皋山下立了"炮神庙"。冯氏称之"火器的崇拜"（页43）。而且，不仅中国人曾将火炮视为"邪术"，1241年蒙军攻入波兰时，波兰人将蒙古军的火器认为是"妖术"（页63、78）。再者，冯家升应该是第一个有系统的将炼丹术与火药（炮）的发明联系起来的学者。详见，《冯家升论著辑粹》（北京：中华书局，1987），页513。李约瑟《从炼丹术发展起来的火药和火器的史诗》与冯氏的题目、论点一模一样。甚至史料也雷同，例如冯氏特别强调的"伏火"法及孙思邈的著作，李约瑟也提及，但故意举了孙思邈另外的作品。值得注意的是，冯氏提了《真元妙道要略》一书，作为火药最早记载的方书（详页15）。而恰好李约瑟刚也说："我想谈谈一部有趣的书《真元妙道要略》……它在世界上最早提到由硫黄、硝石和炭源组成的起火或爆炸混合物，即原始火药"（页399~400），其口吻好像是李氏首次发现了这本丹书。李约瑟这篇长文没有任何"研究回顾"，只在文后关于火药作为娱乐用途时，提了一下冯家升（页418）。但没有摘录其论点，并说"迄今还没有写出一部准确的中国烟火史"，仿佛他正是提出"从炼丹术到火器发明"的第一人。见潘吉星主编，《李约瑟集》（天津：天津人民出版社，1998），页395~423。李约瑟文发表于1980年代，晚于冯氏相关论著很多。李氏只是把冯氏的内文论点转换成为论文题目，而且加入"史诗"之名。关于火炮的讨论，如清·吴子光《炮制杂考》（《一月坡集》卷15）、清·福格《炮考》（《听雨丛谈》卷5）。两人之文都用"考"字，并没有自称作此题第一人之意。近人之研究如李洵，《明代火器的发展与封建制度的关系》，《史学集刊》1989年3期；李映发，《明代对佛郎机炮的引进与发展》，《四川大学学报》1990年2期；黄一农，《红夷大炮与明清战争》，《清华学报》新26卷1期（1996），等等。中国使用火器历史久远，但一直到曾国藩"还时仍告诫部属，不可专恃火器。"见高拜石，《新编古春风楼琐记》（二十四）（台北：正中书局，2003），页111。目前发现的最早火炮是西夏时期的铜炮，见《台湾新生报》1989.9.17，15版报导。

全改观；而以女性身体对抗火炮史料清代又尤胜于明季。明初中国本土已自己生产火器，但外来技术的输入是为一变。邓之诚《骨董琐记》："明成祖平交趾，始得火炮。"[1] 其时新式火炮的操作并不成熟，因此法术有与之周旋的余地。在魔女的战争里，她们的身体一次又一次打败神秘的火器。徐一士《火器》一文指出当时人视火器为"神秘"，然在19世纪海禁大开之前，鲜用在

1　邓之诚，《骨董琐记》（北京：中国书店，1991），页226。邓之诚关于火器的说法，虽有"见《野获编》"，但只是全篇改写、并无增益任何一条新史料与个人观点。如邓原文："明成祖平交趾，始得火炮，……其炮称大将军、蒺藜炮。"在沈德符《野获编》卷十七："本朝以火器御房，为古今第一战具，然其器之轻妙，实于文皇帝平交址，始得之，……亦相传所称大将军，蒺藜炮其国，即古三佛齐"。又，邓原文："视昔时曹操霹雳车用石者，称为神技。"沈德符也说："大火炮等物，不过曹操霹雳车之属而已。"又，邓原文："宏治以后，始得佛郎机炮于粤中，转运神捷，超旧制数倍。"沈德符也说："粤中因获通番海艘，没入其货，始并炮收入，则转运神捷，又超旧制数倍"。又，邓原文："嘉靖十二年，广东巡检何儒，得蜈蚣船铳献之，万历壬寅，红毛入寇，又得红夷炮。"这一段是改写自沈德符书的前后两段："数年来因红毛夷入寇，又得其所施故者，……至嘉靖十二年，广东巡检何儒招降佛郎机国，又得其蜈蚣船铳法"。又，邓原文："戚继光复创用火鸦、火鼠、地雷等器。"沈德符则说："至今上初年，戚继光帅蓟门，又用火鸦火鼠地雷等物。"换言之，邓之诚、沈德符所举事例一模一样；差别在于，沈氏是说"本朝"事，而邓之诚则改写成了"过去式"。《野获编》并不是"秘本"图书，如此不加引号改写，也算是"个人著作"？（在古代史书体例，个人意见以"君子曰"、"太史公曰"来表达）谢国桢《明代社会经济史料选编》（中），也抄了这条火炮材料，但是全文抄录；谢氏若干个人意见，以"按"语与原始史料有所区隔。谢国桢这套史料书（共三册），选录的笔记野乘，包括《梵天庐丛录》、《清稗类钞》等，都是常见之书。与邓之诚"引书"体类似的，有钱穆《先秦诸子系年》之例。据翟清福的研究，《系年》如在《列御寇考》一节，对《困学纪闻》只字未提，而抄王应麟所引过所有文献并淹去作者。又，钱书讨论《漆雕子》篇数有二说，十二篇与十三篇，而持十二篇说的只有梁启超，钱先生说同，这不可能只是巧合了。翟清福指出，钱穆抄袭梁启超等的论点而不注明出处（不只是史料问题）。详见翟清福，《〈十批判书〉真的抄袭了〈先秦诸子系年〉？》，《史学集刊》1996年4期，页4~10。余英时先生批判《十批判书》的时间点，及其写作动机，翟清福有讨论。由于邓之诚如上所述只是改写沈德符之书，因此"明成祖平交址，始得火炮"的观点，非邓氏所发明。吴晗说："明代最早的火器是从安南传来的，叫作神机枪、炮。"论点与邓之诚相同，但无引用出处。见氏著，《灯下集》（北京：三联书店，2007），页54。按李斌的研究，在明征交趾前火炮技术已相当成熟，而交趾火炮的输入在技术上有所改进。永乐朝同时用安南相国黎澄及相关工匠，为明廷监造火器，后并有祭祀活动，奉黎氏为"火器之神"。详见：李斌，《永乐朝与安南的火器技术交流》，收入钟少异主编，《中国古代火药火器史研究》（北京：中国社会科学出版社，1995），页147~158；王兆春，《中国古代军事工程技术史（宋元明清）》（太原：山西教育出版社，2007），页263~271。

战争:"火器之利于作战,何尝不久已知之。然海禁大开以前,向不轻用于战事。……偶以不得已而用炮以制胜,则以神秘视之,封以大将军名号。虽以迷信,实以示不敢轻用。故用毕或锢藏而任其锈敝,或瘗埋而灭其踪迹,盖不祥之物,屏之惟恐不远。"[1] 火炮乃不祥之物,因此以不祥秽物破解之,女体及其相关事物即其一。

女性在明清时代的秘密宗教及民变战争,担任重要角色,在郑灿的《中国邪教祸源考》与于凌波的《中国历史上的白莲教》之类作品,早就介绍。[2] 1980 年代初,王尔敏先生回顾中国近代史研究的主流之一是"革命史"研究最先开辟,其中"中国秘密社会史"研究成果尤值得注留的。他主张秘密社会史中,"秘密宗教"与"秘密会社"是两个不同的范畴;以性别来说,前者参加者多有妇女,而后者分子"纯为成年男性"[3]。

方以智最早提出"裙衩之厌"之说

最早论及役用女体对付火器之法术,是明末方以智的《物理小识·神鬼

---

1 徐一士,《亦佳庐小品》(北京:中华书局,2009),页 320~321。徐一士与瞿兑之、黄秋岳、高伯雨等是"民国"时期的几位文史掌故大家。他们的文章,大都在非专业的报刊发表,而且经常引用彼此的作品。这其中的核心人物则是瞿兑之。瞿辑有《中国社会史料丛钞·甲集》(长沙商务印书馆,1937 年;台北 1965 年有影印本),我的硕士论文《中国古代游艺史》(页 14)即有提及。瞿兑之为徐一士等人的作品作序、出版都出过力。例如,瞿兑之为徐一士的《一士类稿》撰写的长序,讨论"掌故学",至今还是有参考价值。郑逸梅说:"瞿兑之,兑应作锐,读本音者非。《汉书·天文志》:'兑作锐,谓星形尖锐也。'且兑之名宣颖,颖有锐意。"见氏著,《艺林散叶续编》(北京:中华书局,2005),页 197。又,徐一士的作品有不同版本,如沈云龙主编《近代中国史料丛刊第一辑》(文海出版社影印本)等,不是秘本。另参见张明芳,《民国笔记的压卷之作》,《北京大学学报》1999 年 2 期,页 153~155。

2 郑灿,《中国邪教祸源考》(台北:中国孔学会,1980),如王伦造反见页 14~15。郑灿作品另有《八阵图与奇门遁甲》、《无极太极八卦图说》。又,于凌波,《中国历史上的白莲教》(台北:佛教慈济文化志业中心,1989),书中所述民变的妇女都善战,见页 116、页 135 等。于凌波著述极多,如《向知识分子介绍佛教》等。

3 王尔敏,《秘密宗教与秘密会社之生态环境及社会功能》,《近代史研究集刊》10 期(1981),页 33~59。其中,《清稗类钞》是研究中国秘密社会史的基本书籍(页 57),同时也是研究民俗史常用之书,见王文宝,《中国民俗学史》(成都:巴蜀社,1996),页 155~162。

方术类》有《厌法》一条：

> 李霖寰大司马征播，杨应龙败逃囤上。李公以大炮攻之，杨裸诸
> 妇向炮，炮竟不燃。此受厌也。崇祯乙亥，流贼围桐，城上架炮，贼
> 亦逼人裸阴向城，时乃泼狗血、烧羊角烟以解之，炮竟发矣。故铸剑、
> 铸钟、合至丹药，皆忌裙钗之厌。[1]

方以智举出二则事例，及其对事例的个人解释。其一，崇祯乙亥（1635年，
清太宗天聪九年）张献忠围桐城之战，[2] 见文前曹聚仁的杂文。另一则，是万
历年间李化龙平定西南夷播州杨应龙之叛，事见《平播全书》。鲁迅《小说
旧闻钞》：

> 明万历间，播州宣慰使杨应龙叛，郭子章巡抚贵州，与李化龙同
> 讨平之。化龙时巡抚四川，进总督四川湖广贵州军务；事平，化龙有
> 《平播全书》之作。[3]

方以智将这一种厌炮法术称为"裙钗之厌"，也就是妇人之厌胜术。这是这

1　方以智，《物理小识》（台北：商务印书馆，1978），页290。这本书除了厌炮术，同书卷12另
载有多种厌胜术。如《互厌法》："妖人之能循形者，厌以犬豕血不复遁。"《厌胜》："南甘土司
中金蚕蛊，夫妇裸体以祀之。"又，《破木工械法》："梓人造屋，必为魇填。"即所谓木工厌胜法。
方以智提到了炼丹及铸剑。古代炼丹，炉上须植刀剑，陈国符说："唐宋时由于外丹黄白术盛行，
需要刀、剑与镜较多，故当时铸剑、铸镜手工业，必有所发展。"见《陈国符道藏研究论文集》
（上海：上海古籍出版社，2004），页49。关于《物理小识》，见蒋国保，《物理小识著作考》，《江
淮论坛》1982年1期，页47~49；周瀚光、贺圣迪，《我国十七世纪的一部百科全书》，《中国科
技史料》7卷6期（1986），页41~47。方以智书中涉及医药知识，多为赵学敏《本草纲目拾遗》
引用。
2　郑天挺主编，《明清史资料》上册（天津：天津人民出版社，1980），页385~386。
3　鲁迅，《小说旧闻钞》（北京：北新书局，1926），页121。姚香勤，《李化龙与播州之役》，《平
原大学学报》21卷1期（2004），页76~77；陈可，《明代平播战争研究》（重庆：西南大学硕士学
位论文，2009），页32~47。又，久芳崇，《十六世纪末、日本式铁炮的明朝への传播——万历朝
鲜の役から播州杨应龙の乱へ——》，《东洋学报》81卷1号（2002），页33~54；Sun Laichen，《东
部アジアにおける火器の时代：1390~1683》，《东洋史论集》（九州岛大学）34（2006），页1~10。

种不经的法术首次被命名。方以智对此法术首次命名、举二则事例，也第一次提出个人的解释。相对于用男女裸体性交图像作为私人护身符，铸剑、炼丹、御炮等操作高科技则属于公领域的应用。其实，上述炼丹的妇人禁忌与避炮的法术原理类似，只是应用的场合不同。

民俗史家黄石（华节）早在1930年代的论文提到："最奇怪的风俗，是拿生殖器去侮蔑他人；这不消说也是由生殖器具有神能的迷信而来。我曾经见过本省（广东）的无知妇女，尤其是蛋妇，彼此相骂时用手撩起上衣的下幅去咒骂她们的仇人，但没有露出生殖器。但她们相信被人家的生殖器'向过'（虽然还隔着一重裤子），便是'不吉'的兆头。"[1] 这种相信女性生殖器足以伤害对手的法术，江绍原认为与历史上的"阴户厌敌"[2] 的法术事例是一样的。就如法术作用的咒愿，同时也具备仇恨、污辱他人的功能。

黄石所提到的广东性的禁忌风俗，在霭理士（Havelock Ellis）的《性心理学》说："我们要记得暴露臀部原是古代的一个辟邪的方法，到了后世，则退化而成为表示鄙薄与不屑的一种姿态，在女人用得特别多。"[3] 这一类女性禁

1　黄石，《关于性的迷信与风俗》，收入高洪兴等编，《妇女风俗考》（上海：上海文艺出版社，1991），页406。黄石（华节），重要著作有《妇女风俗史话》（1933）、《中国古今民间百戏》（1967）、《端年礼俗史》（1963）等。黄石曾在民族学者吴文藻手下工作过。他对"性"迷信的关注，约与前述江绍原同时。

2　江绍原最初发表于《贡献》（1928）。《贡献》由孙伏园、孙福熙主办的，是国民党改组派刊物。参见周作人，《知堂集外文·〈亦报〉随笔》（长沙：岳麓书社，1988），页82~83。读些周作人在报刊的随笔，看他引述的野乘、笔记，就不会轻易说那些书是"秘本"。如黄秋岳《花随人圣庵摭忆》（周作人书，页423），我们下面还会提到这本书，也介绍（但没有讨论）了"阴门阵"史料。

3　霭理士，《性心理学》（北京：三联书店，1987），页229。这本书由潘光旦翻译，出版于1940年代，其特色是译者的书后批注。潘注一共五百七十余条，多是译者由野史、笔记等传统文献中摘出的，"意在与原文相互发明，或彼此印证"。《性心理学》全书三十四万言，潘光旦的注文则占了十万言。他还写了《中国文献中同性恋举例》一文，作为附录，是为开风气之作。1980年代前后，台湾有关中国"性学"的研究，引征史料不出潘光旦所找到的传统史料，有些事例及解释甚至原文照抄。另文讨论。这条注文颇长，被删了。

忌兼具法术与轻视的双重功能。

在记载阴门阵极有限的笔记史料里，方以智《物理小识》这一条证据价值高。因为他不仅列举事例，同时提出了"裙钗之厌"的说法，这是概括性的论点。严耕望先生即将证据的性质分为二类："概括叙述性证据"与"例证性证据"。前者"价值高，但慎防夸张"；后者是一个个例子，"价值较低，但若有极多同样例子，他的价值就增高。"[1]换言之，不同史料的价值，并不是都是同等的。再者，阴门阵的史料，皆见于近人随笔、杂记，而他们不一定是亲历这些事件的人。

严先生也说"转引史料必须检查原书"，"若原书已佚，或自己找不到"的情况才需注明出处。[2]而孤本或稀见史料仍当注明最先引用者。然有人将随笔、笔记之类经常引用的史料视为"秘本"，无疑有犯意、误导他人之嫌。[3]我们再一次确认阴门阵相关"理据"时，对"转引"（"引用"的方式之一）史料的证据力必须有所反思。

这种阴门阵自明末以降成为群盗、民变习用的阵法之一。17世纪的文人董含在他的《三冈识略》说：

> 先是，流寇围汴梁，城中固守，力攻三次，俱不能克，贼计穷，

1　严耕望，《怎样学历史》（沈阳：辽宁教育出版社，2006），页27。

2　严耕望，《怎样学历史》，页47。

3　牛顿的学术研究，一生遭受多次抄袭的指控。Rob Iliffe的《牛顿新传》指出，胡克多次指牛顿，"从他的《显微术》中拿走了大批的材料和理论"（页71）。1698年，有人再次指控牛顿利用别人的研究成果，"1698年，弗拉姆斯蒂德威胁要通过印刷物揭露：是他正在给牛顿提供观测数据，而借助这些数据牛顿就有可能改进他的月球理论。"（页116）莱布尼茨也说牛顿的创见，是利用他已有的研究而改头换面。"莱布尼茨反过来撰写匿名文章，评论牛顿1704年的《求积术》以及《分析法》，在其中含沙射影地说牛顿的流数法其实就是他的微分学，只不过使用了一套不同的符号而已。"（页126）以上，见Rob Iliffe著，万兆元译，《牛顿新传》（南京：译林出版社，2009）。牛顿面对指控只有学术响应；而"在其生命的最后几个月中，牛顿显然努力想过一种理想的生活，一种他清楚说过的好基督徒应该过的生活。"（页136）

搜妇人数百，悉露下体，倒植于地，向城嫚骂，号曰"阴门阵"，城
上炮皆不能发。陈将军永福急取僧人，数略相当，令赤身立垛口对之，
谓之"阳门阵"，贼炮亦退后不发。详见李光壁《汴围日录》，后群盗
屡用之，往往有验。当考黄帝、风后以来，从无此法。[1]

火器的时代，两军交战或用壕堑战，炮弹飞过来也只能躲，而"搜妇人数百，
悉露下体"，虚掷她人生命岂是良策？这里又有仿"阴门阵"的做法，取僧
人阴（下文也有取尼裤为法术用物）、裸体的"阳门阵"，我们下文将会再一
次提到。

董含以为生殖器战法"群盗"常用，到了鸦片战争、庚子之变，则成为
正规军的战法之一。

18 世纪，山东临清爆发了王伦为首的清水教造反。在清代众多民间宗教
的领袖，王伦有代表性。王尔敏先生说："教会领袖声誉之隆者，当以云南张
保太，山东王伦为最著名。"[2] 关于这次起义的本末，邓之诚《骨董琐记》称王
伦为白莲教徒：

白莲教徒王伦，寿张人，于乾隆三十九年八月二十八日，乘岁饥突率
其党自张四孤庄，分攻寿张、堂邑、阳谷三县，杀寿张知县沈齐义、堂邑
知县陈枚、训导吴璟、把总杨兆相、阳谷县丞刘希焘、典史方光祀、莘县
把总杨兆立。九月初七日，进据临清以窥东昌，巡抚徐绩率兵与战于小邓

1　董含，《三冈识略》（沈阳：辽宁教育出版社，2000），页 15。董含是明代画家董其昌的后人。
《识略》内容有些因果报应的怪论，是"迷信史"的好材料。参见来新夏，《结网集》（天津：南
开大学出版社，1984），页 246~251。
2　王尔敏，前引文，页 39。路遥说："早在 1774 年（乾隆三十九年），即八卦教传教家族遭到
官府首次打击的后两年，这支教门系统内以山东阳谷县清水教头目王伦为首的起义势力就迅速
崛起。"王伦造反的临清，在清代是刀会、拳会流行之地。见路遥、程啸，《义和团运动史》（济南：
齐鲁书社，1988），页 187、197。

家庄，几为所擒，兖州镇唯一、德州城守尉宗室格图肯、皆败绩。

> （王）伦势甚盛，聚众数千人，乃命大学士舒赫德、额驸拉旺多尔
> 济、都御史阿思哈，率京兵往，斩唯一、格图肯以徇，旋舒赫德会直
> 隶周元理，何南河煚之兵，屡挫其锋，进围临清克之。其党总兵杨垒、
> 和尚梵伟、元帅孟璨、朴刀元帅杨五、无生圣母、伦弟朴、王圣如、
> 阎吉仁、王峻爱、王经隆、王四等，皆先后被执，唯伦终不获。见《东
> 华录》。[1]

王伦命侪啸侣一开始锐不可当，直到了大学士舒赫德征伐才有转变。除了上述《东华录》记载此事，另有俞蛟的《临清寇略》也录有相关事迹。

　　早在1954年，陈湛若发表《义和团的前史》一文，就特别以王伦造反案与义和团事件比对，指出这两起民变的战事里的法术运用的相似性，[2] 同时介绍了《临清寇略》这本常用之书。[3] 王伦之乱，在周作人《知堂乙酉文编》就有提到，应是常识。[4] 1981年，美国学者韩书瑞以这次只有一个半月的变乱事件撰写一本专书，隔一年即有中文相关介绍，其中论及这次事件最核

1　邓之诚，前引书，页94~95。书中说王伦"终不获"，其实是登楼自焚而亡。见钱基博修订，《清鉴》(台北：启明书局，1959) 上册，页446。

2　陈湛若，《义和团的前史》，《文史哲》1954年3期，页23。作者比对了"王伦起义"与"义和团"在法术运用的相似之处。

3　陈湛若论文，引用《临清寇略》(页25)，比李敫早三十年。而且李敫引用这本书，连错二次，都作《临清"纪"略》，见李敫，《中国迷信新研》，页170、212。事实上，确有《临清纪略》这本书，不过并不是私人著作，而是康熙时代的官书，见谢国桢，《明清笔记谈丛》(北京：中华书局，1962)，页170。另外，谢国桢直接引述俞蛟《临清寇略》的相关记载 (页97)，并且也说王伦事件见于另一本清代笔记《野语》(页96)。这大概又会被认为是"某"第一次发现的"有类秘本"了。谢书页84，再次提到王伦起义。谢国桢在他的一本针对大学生、研究生撰写的《史料学概论》，特别介绍几部最基本的农民起义史料，《临清寇略》为其一 (页127)。见谢国桢，《史料学概论》(福州：福建人民出版社，1985)。谢书篇幅极短，欲读从速。

4　周作人，《知堂乙酉文编》(香港：三育图书公司，1962)，页40。王伦的农民起义，是较广为人知的战争之一。见戴逸主编，《18世纪的中国与世界·导言卷》(沈阳：辽海出版社，1998)，页65。

心的文献：

> 俞蛟叙述的材料的巨大价值不仅仅在于他的观察入微的细节，而且在于他在看待叛乱的超自然的神奇力量时所具有的独到见解。与造反者一样（但与大部分儒家官员不同），俞蛟对这些"不可能碰到"的事件和"迷信"处之泰然。俞蛟的记载有助于使我们一个活生生的世界，在那里咒语的威力大于炮火，而且魔法巫术成了一种被大胆妄为的人所尊敬、惧怕和使用的力量。[1]

俞蛟所亲见的不可思议"超自然"力量，即是阴门阵等法术。关于俞蛟的著作，活跃于 20 世纪五六十年代的历史掌故大家高伯雨的杂文即引用过。[2] 1962 年谢国桢《明清笔记谈丛》也直接引述了俞蛟的书。[3]

俞蛟叙述的王伦之乱过程里的法术、是否有夸大失实之嫌？特别是书中的妇人法术的情节。他的其他作品，对男、女阴的法术用途，颇感兴趣。俞蛟的知识趣味，在以儒家价值为主流的社会说来是有些鹘突的。例如，用男阴做的外科药，"相传明季献贼（建民案，疑指张献忠所领之大西军）营中，有老神仙者，恒取处子阴油（按精液也），熬炼成膏，以治断胫剖腹"。又说一妖僧奸究，喜在男女新婚之夜，以法术盗取夫妻两人之生殖器，"僧以手探

1　韩书瑞，《〈一七七四年山东王伦起义〉导言》，《中国史研究动态》1982 年 12 期，页 23。韩书瑞是史语所宋光宇先生美国博士论文的导师。

2　高伯雨的"听雨楼"系列随笔的版本很多，我引用手边方便的本子。高伯雨，《听雨楼随笔》（沈阳：辽宁教育出版社，1998），页 343。他介绍俞蛟这个人"字青源，浙江山阴人，生在乾隆末年，曾到广州、潮州当过小差事……"。俞蛟到山东临清亲见王伦之乱，并记下阴门阵等法术，这一年他只有二十二岁。高伯雨的作品，都是掌故之类。他与写《中国社会史料丛钞》的瞿兑之是朋友。高氏的作品以清末民初的史事与人物掌故为主，也有历史文物制度的考证，如《中国历史文物趣谈》一书。

3　谢国桢，《明清笔记谈丛》，页 97。

郎、妇下体，如攫物。"[1] 在正统医学外，人阴在法术上的应用想象，值得留意。根据《临清寇略》，王伦是兼通法术的一位外科（疡科）医生：

> 伦，阳谷人。貌魁岸，性狡谲，多力，有拳勇。尝为县役，因事责斥，无以为生，遂抄撮方书，为人治痛疡，颇验。择受病男、妇之精悍者，不受值，均感其惠，愿为义儿、义女以报德。[2]

所以，王伦集团的主力之一即是受其恩惠的外科疾病患者。他的义女之一乌三娘，也是因外伤得愈后，加入造反行列的。《临清寇略》说：

> 乌三娘，宛州人，年二十许，娟媚多姿，而有膂力，工技击。其夫某，能为角抵戏，俗所称走马卖械者也。尝与三娘挟技走楚、豫间以餬口。而三娘技实过其夫。尝患疡，遇王伦治之而愈，不受值，且助以财。三娘感其惠，愿为义女。夫卒，遂依其家。王伦破寿张诸邑，三娘皆从，而更招致其当日同卖械者十余人。王伦皆呼为女，而实与同卧起如妻妾。王师困王伦于汪氏室，三娘率诸女巷战，短兵相接，诸女次第死。三娘独挥两刀，能捍蔽锋镝。忽于马上跃升屋。自屋而楼，即汪氏之三层楼也，高十余仞。官军围三匝，矢炮拟之若的，三娘扬袖作舞状，终莫能伤。日将夕矣，一军皇骇，盖不虑其不死，虑其遁走而莫可致也。有老弁就贼尸，割其势，置炮上，一发而三娘堕地。诸军呼声雷动，锋刃齐下，立成肉糜。[3]

1　俞蛟，《梦厂杂著》(北京：北京古籍出版社，2001)，页83、176。
2　俞蛟，《临清寇略》(台北：广文书局影印本，1968)，页3。他在书末特别强调，王伦之乱是其"躬临壁垒，目击情形"所记 (页16~17)。
3　俞蛟，《临清寇略》，页14~15。在民变中，类似乌三娘的女性领袖，有"红灯照"的林黑儿。林黑儿也出身杂耍艺人、四处流浪。她自称"黄莲圣母"，在八国联军进入天津时，供应团民军械粮米、为民疗枪伤。见陈贵宗，《义和团的组织和宗旨》(长春：吉林大学出版社，1987)，页76~77。

三娘武功高，自马背跃上三层楼。官军重重包围，也只能看她长袖善舞之姿。官兵最后取三娘之命，用了绝技"阳门阵"。上引文中的"势"者即指男阴。[1]乌三娘是出身跑江湖、杂耍的艺人，下阶层者之流。其实，王伦集团组成分子即以这些人为主流。陈湛若说，民间宗教多"号召贫民们入教"。[2]谢国桢《史料学概论》，一本为大学生撰写的入门书（"概论"）也指出类似观点，"梁清远《雕邱杂录》十八卷，记白莲教的事情，可参考。他提到白莲教的教规是任何人均可加入，只有绅衿不得入教，可见其阶级界线是很清楚的，阶级意识也很强烈。"[3]这是常识。参与战事者多是善武艺兼通法术杂技如乌三娘及"当日同卖械者"流，疑与新文化史"不在场缺席"的攀缘无关。以下"邪术驱兵"的口供档案史料可为佐证。

庄吉发引述这次叛变相关教犯等的口供：

> 王伦以邪术驱兵作战，官兵亦以邪制邪，捐纳吏目杜安邦具禀指出，"贼人常时前后混喊破不过火，及攻临清之日，贼人跑回乱喊说此处出了能人了，远见城上有穿红的女人了，城墙抹了黑狗血，破了法，枪炮竟过火了。"军机大臣将黑狗血一节讯问教犯后，据教犯李旺供称，"这是头一次攻临清西门的事，这一次王贵在前，攻城时，城上施放枪炮，王贵被打瞎，跑转回来，说是城上有女人破了法了。那时我也远远望见城上有两个披着头发的女人，一个骑在城垛上溺尿，这一次我们的人被枪打死的很多。"孟灿亦供称，"攻临清时，听见王伦说，

1　"势"或作"势峰"。男阴古有八种称法。清人梁绍壬《两般秋雨盦随笔》："男子下体曰阳具，曰人道，夫人知之也。亦曰马藏，见《三昧经》。亦曰烛营，见《淮南子·精神训》。亦曰余窍，见《列子·仲尼篇》。亦曰秽穴，见《列子·仲尼篇注》。亦曰势峰，见《瑜珈师地论》。亦曰睪丸，见《素问》经。"见氏著，《两般秋雨盦随笔》下册（台北：商务印书馆影印，1976），卷5，页9。

2　陈湛若，前引文，页18。

3　谢国桢，《史料学概论》，页103。关于《雕邱杂录》，又见《明清笔记谈丛》，页51~52。

城上有穿红的女人，光着下身，抹着血溺尿，把我们的法破了。"枪炮
不过火，就是相信枪炮不伤人，不怕刀枪。[1]

这些"穿红的女人"[2]在战场上令人怵心刿目。"红"有"月经"的象征（详下）。
她们除了散发、赤裸下身，同时也以"血、溺尿"等秽物勇敢抗敌。李义山
《义山杂纂·不详》："妇人对日、月大小便、散发。"[3]这种不祥应带有法术意
味的。请看，整个战场乱嗙四起，由上引不缺席的"在场"人员各种口述，
充满了魔法色腥。

当时的火炮击中目标不精确。19世纪梁章巨《炮说》一文，以为火炮不
准，"数百炮仅得一炮之力"；其最大的功能其实是造成惊吓敌人的效果，"恃
以攻敌则不足，用以惊敌则有余。"[4]一般从事战事的男性畏惧火炮，不难想象
那些在战场上因此奔逃、惊骇惶遽的妇人。虽然当时人把火炮的失误、全部
归功给她们伟大的"法力"！事实上，这些妇人只是充炮灰。

如前董含所说，这一类法术"后群盗屡用之，往往有验"。我们在比较
罕见的地方性文献，发现因这种战术的牺牲者。清·颜寿芝主编，江西《同

1　庄吉发，《真空家乡——清代民间秘密宗教史研究》（台北：文史哲出版社，2002），页160。
庄先生研究秘密宗教史甚早。如他在1983年的论文提到："乾隆三十九年（1774）八月，山东寿
张县人王伦率白莲教徒众起事，王伦传授咒语，若遇对敌打仗时，口诵'千手挡万手遮，青龙
白虎来护身，求天天助，求地地灵，枪炮不过火，何人敢当'等句，就不怕枪炮刀箭。"见庄吉
发，《从院藏档案谈清代秘密宗教盛行的原因》，《故宫学术季刊》1卷1期（1983），页100。王
伦之变，讨论者多，都比李敖早且详细，马西沙等，《中国民间宗教史》（北京：中国社会科学出
版社，2004），"俗言黑狗血可以破邪，又闻女人是阴人，亦可以破邪，是用女人在垛口向他"。
本书有更早的版本。将女性视为"阴人"、并有法术方面的威胁力，戴玄之论红枪会"练习排刀
时，外边派人守卫，严禁妇女偷看，据说如有阴人（女性）窥视，法身即不附体。"见戴玄之，
《红枪会（1916~1949）》（台北：食货出版社，1973），页110。
2　宋人袁文《瓮牖闲评》："古者戎服，上下一律，皆重赤，殆欲与殷轮、蚌鼓等色相乱，战阵
之间，不遽见伤残，以沮士气"。也就是说战场着红衣，是与血色等同。见袁文，《瓮牖闲评》（上
海：上海古籍出版社，1985），页60。
3　曲彦斌校注，《杂纂七种》（上海：上海古籍出版社，1988），页35。
4　梁章巨，《归田琐记》（北京：中华书局，2006），页22。

治雩都县志》卷十五《艺文志》收有洪祖皓《义塚行》一诗说阴门阵攻城事：

　　　咸丰之间发逆来，匝地烽烟漫朝雾；从此官民日戒严，百千义士
　　齐应募。……贼施阴门阵陷城，屠戮生灵以万数；尸横狼藉枕街衢，
　　白日无光天昏暮。[1]

"发逆"是太平天国军。清朝薙发易服，太平天国主张中国古来的蓄发传统。太平军阵法很多，是其特色，[2]包括"阴门阵"在内。

　　1841年，鸦片之战期间，杨芳奉命防剿广州的英国军队。据杨天石的叙述：

　　　他进入广州之后，却突发奇论，说是：我在实地，夷在海上，风波
　　摇荡，然而夷炮却能经常打中我，我炮却不能打中夷，肯定夷人有邪
　　术。于是传令保甲大量收集妇女使用的马桶，载在木筏上，派一副将率
　　领，自己带兵埋伏在岸上。约定当侵略军来犯时，一声炮响，所有木筏
　　一字排开，马桶口一齐指向敌人，他自己则从旁抄出夹击。[3]

　　这种"马桶阵"（女性马桶）是阴门阵的派生产物。跟上述王伦造反事件中利用女性所排出秽物"溺尿"一样，"马桶口一齐指向敌人"，其下场不难想象。当时火炮操作背后，被认为有"邪术"运作；"夷人有邪术"也。杨芳出身行伍，参与鸦片之战时年事已大；他是林则徐手下爱将，武功高强。杨芳用了女性马桶战是突发奇想，还是以为法术才是战争成败的关键？杨芳的奇招，跟接下来底下另一位清廷大臣徐桐可说是难兄难弟。中国此时已是圊溷秽气，无计可施？

<hr>

1　清·颜寿芝，《同治雩都县志》，收入《中国地方志集成·江西府县志辑（76）》（南京：江苏古籍出版社影印，1996），页464。
2　陈邦贤，《自勉斋随笔》（上海：上海书店出版社，1997），页7，《太平军的阵法》条。
3　杨天石，《晚清史事》（北京：中国人民大学出版社，2007），页1。

妇人污秽法术的"公开化"

火炮的发展日新月异，中国人以"阴门"法术不变应万变。1959 年，阿英编的《庚子事变文学集》是一本材料书，收辑了有关义和团事件的各体文学作品。其中高树《金銮琐记》内又有阴门阵的记载。[1] 这本小书作者是清政府军机章京的身份。书中的掌故，在刘成禺的《洪宪纪事诗本事簿注》被引用。[2] 前举徐一士的笔记《一士谭荟》也有征引过此书，不是秘本。[3]

高树《金銮琐记》有一段提及避火炮的个人法术，从未被学者仔细讨论过：

　　瞎叟豫师言樊教主以妇女猩红染额，炮不能中，徐相信之。[4]

上述的徐氏疑是"徐桐"。在曹聚仁通俗作品《中国近百年史话》即特别介绍这位凄婉的理学家："以汉军翰林至大学士的理学家徐桐，听到拳团到了京师，大喜道：'中国自此强矣'！"而对付洋大人之道，"洋人的炮火是利害的，可是最怕月经带、马桶刷之类，这些话，并非是海外奇谈，而是见之于清廷

1　见阿英编，《庚子事变文学集》（北京：中华书局，1959），页 141~142。这是一本文学史料集。阿英，原名钱德富，文学史家。见《阿英文集》（香港：三联书店，1979）。

2　刘成禺等，《洪宪纪事诗三种》（上海：上海古籍出版社，1983），页 66~67，引用了《金銮琐记》。关于刘成禺（刘麻哥），见高伯雨《听雨楼杂笔》（香港：创垦出版社，1956），页 74~77。

3　徐一士，《一士谭荟》，收入沈云龙主编《近代中国史料丛刊》第一辑（文海出版社影印）。我用的是北京中华书局 2007 年本。徐一士这篇引用《金銮琐记》的掌故，其中涉及掌火器的神机营（页 187~210）。

4　高树，《金銮琐记》，收入荣孟源、章伯锋主编，《近代稗海·第一辑》（成都：四川人民出版社，1985），页 49。对于高树这本书的介绍，还有黄秋岳《花随人圣庵摭忆》（1965 年香港龙门书店影印）。高树之书，有诗，有作者自注文，"诗皆不佳，而所注今日假成史料，故甄录之。"黄秋岳抄录《金銮琐记》即有阴门阵之史料（页 21），但没有任何解释。我引用《金銮琐记》是诗、注文皆引，而李敖只引了部分注文，并不相同。黄秋岳书封面有瞿兑之题签。齐如山《梅兰芳游美记》封面有黄秋岳的题字（1933 年）。黄秋岳的死因成谜，见曹聚仁，《天一阁人物谭》（上海：上海人民出版社，2000），页 68~69。关于《花随人圣庵摭忆》作者及书介绍，又见郑逸梅，《逸梅杂札》（济南：齐鲁书社，1985），页 142~143。

大员的奏牍，并且见之于行动的。"[1]女阴及其象征的崇拜论述，在此化装为一种对敌人仇恨的"中国一定强"政治议论。借妇女神力排洋，是徐桐及某些清廷官员（如前杨芳）的共识。我们合理怀疑，类似杨芳、徐桐等这一类受儒家思想官员的思想底层，仍是一派怪力乱神？

而用以染额的"妇女猩红"为何物？高树并无解说。柴小梵《梵天庐丛录》的考证则提供了线索。《梵天庐丛录》是研究民俗掌故常用之书。谢国桢《史料学概论》为一般学生列举明清常用之民俗典籍六种："记明清两代地理社会风俗及一般政治弊端的，则有明代田艺蘅《留青日札》、明代王士性《广志绎》、明代顾炎武《日知录》和《肇域志》、之江抱阳生《甲申朝事小纪》、清末民初人柴萼《梵天庐丛录》等书。"[2]《梵天庐丛录》与《日知录》是并列之书，不是"秘本"图书，而是大学、研究生的入门书。

柴小梵《梵天庐丛录·猩红》说：

> 猩红为词人滥用之词，谓红如猩面耳，而不知腥红乃母猩月水，
> 荒山邃谷，群猩聚处，拨草寻觅，常有小块紫血。手拈之，红如胭脂，
> 即此是也。[3]

所以，"猩红"或作"腥红"。"妇女猩红"其实即是妇人之月水。以妇人月水

---

1 曹聚仁，《中国近百年史话》（新加坡：南洋商报社，1953），页82、84。他排斥所有外来事物，以传统儒术经常为规。见徐实曾，《徐桐二三事》，《南京史志》1997年6期，页48；苑书义，《论徐桐的自强观》，《河北师范大学学报》31卷3期（2008），页131~137。
2 谢国桢，《史料学概论》，页216。
3 我最早使用《梵天庐丛录》的版本，是台北禹甸文化公司1976年影印史语所的藏书，在版权页上印有"'中央'研究院历史语言研究所藏书"，封面并有屈万里先生的题签。也就是说，《梵天庐丛录》的流传，在1970年代与史语所是有关的，但有人认为李敖是将此书引进台湾史学界之第一人。早在许地山、杨荫深研究宗教史、民俗史的作品中，就引用《梵天庐丛录》。就我记忆所及，江绍原在《中国礼俗迷信》一书中也反复引用《梵天庐丛录》（见页71~72、78、129等）。柴小梵，《梵天庐丛录》（太原：山西古籍出版社、山西教育出版社，1999），页1400。

染额头可避炮火的个人法术，原理与阴门阵一致。清代医家赵学敏《本草纲目拾遗》有用"猴经"入药，"经"即"母猴月水干血也"，可"治干血劳"。[1]这种治痨病的药物具有法术色彩。[2]

月水染额避炮术[3]的"逻辑"，从江绍原讨论中国人"血观"的身体方术史脉络，以为以兽血或人血涂人身或器物等"含有被除或抵御不祥之意"。[4]火炮乃不祥之器，与其他军器被视为有"神"依存其间，受到血祭或衅礼的待遇。《明史·礼志》载洪武九年"祭旗头大将、六纛大将、五方旗神、主宰战船正神、金鼓角铳炮之神、弓弩飞枪飞石之神、阵前阵后神祇五猖等众，凡七位，共一坛"。火炮的命中与否，在相信军器本身有神存在的年代，认为法术（邪术）的因素左右其间。江绍原《中国礼俗迷信》也抄录在人额上书、涂、用以避邪的相关法术："清代赵学敏《串雅》外编卷一：避祟，小儿额上八十字，此乃旃檀王押字，鬼祟见则远避。《通俗》：端午日以雄黄酒涂小儿额。"[5]雄黄一味可涂额避邪。这跟用月水避炮被除灾厄的意味应该是一样的。

妇女厌胜术在庚子期间达到了一个高峰。天津人华学澜，1886年进士、授编修；1990年八国联军入北京时，他人正好在京城。他跟前述的俞蛟一样，观察到义和团运动的种种。根据他留下的《庚子日记》，北京及其附近四郊多垒、是谣诼与方术统治的天下。华学澜笔下的日常琐碎里，布满了亡国的忧心如焚。华氏在日记载："晚仍挂红灯，并用红布写'义和团之神位'张之

1　赵学敏，《本草纲目拾遗》（北京：中国中医药出版社，1998），页393。有关猴经在本草书记载不多，例如清人陆以湉《冷庐杂识》云："药物中有猴经，乃牝猴天癸。治妇女经闭神效。李心衡《金川琐记》云：独松汛之正地沟，山高菁密，岩洞中猿猴充仞。土人攀悬而上，寻取所谓猴经者，赴肆贸易。多至百觔。此可补诸家本草之缺。"（卷六）

2　月经是危险的，同时也是"神圣"的。见吉田祯吾著，王子今、周苏平译，《宗教人类学》（西安：陕西人民出版社，1991），页197~198、215~216。

3　这在兵法中，属"兵阴阳"。《汉志》有《辟兵威胜方》七十篇。李零说：这书"讲刀枪不入的方子。"威是威喜，一种琥珀类矿物。胜是胡麻，一名巨胜。见李零，《兰台万卷：读汉书·艺文志》（北京：三联书店，2011），页169~172。

4　王文宝、江小蕙编，《江绍原民俗学论集》（上海：上海文艺出版社，1998），页146。

5　江绍原，《中国礼俗迷信》，页184。

门者，皆坛上所传，不敢不遵也。"而且不时有"坛令"下达，都是义和团各坛教导人民避祸之方法，"七月七日，家家不许动火，方能免灾"。洋人为了对付拳民之法术，也在西什库以法术对抗。《日记》1900 年 6 月 27 日条下：

> 洋人所抢皆极富户及各当铺，其次皆未扰及。东街源昌当亦未动。余家陋巷，可谓极贫，约可无虑矣。惟回回则无论贫富皆不扰，以彼教人无入义和团者也。西方居人颇有自称"回回"以求免者。见人身有红色者必杀（白旗不能全与须以食物易之），（天）津中妇女向好着红，冤死者不知几许矣。……晚饭后，伯萧来，傅梦岩来，谈及本日为拳民荡平西什库之期，摆金网阵，惟洋人有万女旌一具，以女人阴毛编成，在楼上执以指麾，则义和团神皆远避不能附体，是以不能取胜。[1]

洋人滥杀身着"红"的女人，可能是"红"在法术上的作用。前面也提到"挂红灯"、以红布张之门者，意思雷同。而洋人、拳民对阵，洋人破拳民的方法是用"万女旌"，女人阴毛与女用马桶一样，具有法术的想象污染力。这也可能是拳民不敌的一种借口罢。前述撰《金銮琐记》的高树之弟高枬，在他庚子年的《日记》也简短地说："团民实能避炮，畏见妇女。夜攻西什库。"[2] 这里刚刚好也提到义和团攻打西什库之事。民间传说拳民是有"避炮"的法术能力，但洋人用妇女相关的法术就失灵了。火炮再一次与"畏见妇女"取得联系。

"万女旌"的"旌"，大概是一种军旗。洋人在楼上执以指挥，可能不是一面小旗？旗名曰"万女"，意味聚污秽之甚，以至团民所奉之神（樊梨花、穆桂英等之类）纷纷远避。

高枬的说法，似出自耳闻、传说。他的私人记忆带有社会性，并有着权

---

1 中国社会科学院近代史研究所近代史数据编辑室，《庚子记事》（北京：中华书局，1978），页 109。
2 中国社会科学院近代史研究所近代史数据编辑室，《庚子记事》，页 148。

谋的特质。洋人也用了法术？是否是"真"并不是重点，而是"它到底想说些什么"——攻西什库一役没有成功？拳民不能附体的理由？总之，文本不一定是客观讯息的传达，也是散播谣言者本身情绪及主观"故意"。[1]谤铄也多少夹杂事实成分。

综合上述几则战例，所谓阴门阵荒诞不经的相关法术，有女阴，也有男阴，但前者使用较多。而官、民双方都摆置这一类阵法，但民变运用稍多。华人、洋人也都施用阴门阵，但中国人使用之例稍多。可见这是两军对抗时，以法术对付优势火炮的一种战术。为了要驱卒杀敌，有时必须假借法术等各种手段鼓舞军心。前引俞蛟《临清寇略》即提到王伦集团，

> 掠财物，掳妇女，四乡要路均守之，无一人得窜逸者。遂逐户编名，以老弱执役，少壮者每人给药一丸，令吞之。又给黑布一幅，里额上，刀一口，俾相随攻杀，不从则杀之。相传食其药，即心迷，能杀人。[2]

这里的"药"不为治病之用，而是有惑人"心迷"的法术效果。我们合理怀疑，站在第一线从事"阴门阵"的妇女，有些大概即是被掳获充军的，她们被喂食药丸，穿红衣、散发裸露下体，不避枪炮扰敌。

李敖先生认为"厌炮思想，也其来久矣"，并推测说：

> 为什么女人阴部可以厌炮？《清稗类钞·迷信》有《炮之赏罚》一则。说八旗各军出征前夕，在帐前配炮成列，"陈牲酹酒，军主亲诣三揖以衅之。"第二天如果打胜仗，"则披红鼓吹迎之归"，并"拜折奏请"赏给各炮某某大将军封号；如果打了败仗，则"牵之以回营，每炮棍责一百或八十，多至八百一千"。由此可见，中国人把炮看成了有生命的战士。

1　王明珂，《文本与情境》，收入《茶马古道研究集刊》1辑（2010），页17~34。

2　俞蛟，《临清寇略》，页7。

正因为它有生命，所以以裸体女人对付它，它就打炮不成了。[1]

李敖的解释，发挥了《清稗类钞》之说。这套丛书在谢国桢《明代社会经

---

1 李敖，《中国迷信新研》，页 171。李敖这本书的重点，是书的最后一篇《上限教条、下限迷信》，有其用世之心。关于《迷信新研》的史源，是很有意思的。如《割股考》，除了桑原隲藏之外，内山完造也有《食人肉的习俗》（《文友》1944 年）一文。而上举崇小梵《梵天庐丛录》（点校本，页 1365~1371）更有《食人》之长文，引用中国历史上食人传统有几种模式嗜好的、仇杀的……并说他写此文："食人之事，予尝亲历之"。（页 1371）而食人肉的形式之一— "割股"，陈邦贤《自勉斋随笔·孝女割肝》："……割肝、割股等，都是一种愚孝。自从唐代的陈藏器《本草拾遗》里面说是人肉可以疗病，便有千余年的人类受他的影响。有病不用科学的方法去医治，反用一种愚蠢的方法来祈求，这是多么的荒谬！"陈邦贤举了他知道一件孝女事例后，"当时有邑绅陈某，是一位专提倡旧礼教的，便拿出钱来替她医治，并且送她匾额，称她做孝女，还请官厅褒奖她。其实这是一种愚孝……"（页 118~119）所谓"愚孝"就是不孝之孝。陈邦贤提到唐代陈藏器的书提倡人肉可以疗病之说等几个重点，包括是否表扬"愚孝"与否等，"全让邱仲麟给师法，却暗杠起来不对外明说。"（卢建荣主编《社会 / 文化史集刊（5）：抄袭的知识社会学：民国以来史学界最大的集体舞弊疑云》页 20）陈邦贤撰写现代第一本《中国医学史》，而其学术随笔《自勉斋随笔》1947 年世界书局出版。其次，李敖引用的《清稗类钞》，是常见之书。《清稗类钞》的作者徐珂，任职于商务印书馆，也是该印书馆出版《辞源》编者之一。他的著作《天足考略》、《五刑考略》等都是大家所听闻的。见郑逸梅，《〈清稗类钞〉作者徐珂》，收入氏著，《近代名人丛话》（北京：中华书局，2005），页 238~249。徐珂字仲可，在周作人的杂文里经常出现。周作人说："徐仲可是我佩服的老新党之一，他是蔡孑民的乡试同年，有几分相像，而多写笔记，虽似琐碎，却诚实可喜"。周的另一篇杂文，介绍了徐的著作："徐仲可的《大受堂札记》里只说得小孩们喜欢听讲故事"云云。这本《大受堂札记》内容涉及许多中医药史，见杨元吉《中医奇症汇编》（台北：五洲出版社影印，1984）多有钞录，是常见之书。参见，周作人，《知堂集外文·〈亦报〉随笔》，页 618~619、320。其实，《清稗类钞》一书体例，也是属于"抹杀原作出处的所谓史料汇编"。见朱维铮《重读近代史》（上海：上海文艺、中西书局，2010），页 91。这正符合某对"抄袭"之定义，即引用而不注明出处。我劝学生多读寻常杂文作消遣、长些常识，心中就不会有太多"秘本"了。陈婆虽然长了麻子，也不必怀疑其所烧豆腐的滋味了。李敖在《中国迷信新研》的题目，三次用"考"字。按"考"是基础研究的意思。刘咸炘《治史绪论》说史学的几个层次："一曰考证事实，是为史考。二是论断是非，是为史论。三曰明史书之义例，是为史法。四曰观史迹之风势，是为史识。前二者，为他学者亦从事焉；后二者，则所谓史学专门之长也。"史考者，非历史学者也可以从事。李敖有《行李考》一文，是考证事实，非谓我是研究此题目之第一人也。宋人袁文《瓮牖闲评》即有论行李一条。李敖引用《左传》、《国语》史料与袁文相同；两人引用李济翁书也相同。重点是，李敖认为李济翁说可信，判断也与袁文相同。或曰，李敖之说，出自《能改斋漫录》；事实上，连宋人姚宽《西溪丛话》等，都以为"行李"是负联络命令之小官之意。又，清人俞樾有《评行李》一文，也认为李济翁说可信。行李的讨论，早在宋人笔记多有讨论，并没有"信息闭塞"的情形。顾炎武《日知录》有《行李》一条（不用"考"字）。见李敖，《历史与人像》（台北：文星书局，1964），页 73~76。

济史料选编》经常出现。谢书是原始材料集，出版于三十多年前；书中所列《梵天庐丛录》、《清稗类钞》等，都是一般研究生应该知道的民俗史、社会史参考书。[1]

阴门阵利用的不只是"裸体女人"，也包括月水（或布）、女性马桶等秽物。而这些"物"在中医系统作为药物治疗外科战伤，例如，《本草纲目》引用《千金方》："箭镞入腹，或肉中有聚血，以妇人月经衣（布）烧灰，酒服方寸匕。"[2] 箭伤如此；火炮之害，亦可破之。《本草纲目》又说："《博物志》云：扶南国有奇木，能令刀斫不入，惟以月水涂刀便死，此是秽液坏人神气。"[3] 因此，月水是"秽液"可以改变兵器原有之效力，同理亦足以破除火炮之"邪术"。

为什么，女性阴部及其接触过的相关事物具有如此的污染力？我们应该细心检查火炮操作的一些细节，其中原因是火炮技术的不确定性增加了方术想象力出入的空间。十七世纪茅元仪《武备志·军资乘》有《试验》一节，提到"恐其骤打而炸"的危险：

> 凡久不打之铳炮，恐其骤打而炸也。挖地窖丈余，先用火烧坑，其铳使砂石打洗内外净。入坑中，内以泥涂覆薪烧炼，俟其冷取出，复用桃、艾汤洗，以牛或羊、猪血涂内外，仍出坑炼之。[4]

这里对"久不打"之火炮洗净的步骤，火炼后使用了"桃"、"艾"等具有被

1　谢国桢，《明代社会经济史料选编》（福州：福建人民出版社，1980~1981）。而清人笔记野乘的介绍，见张舜徽，《清人笔记条辨》（北京：中华书局，1986）。张氏从自己读过三百余种清人笔记中，挑出若干重要者。如《蠡勺编》等（页182~188）。有人心中"秘本"图书很多，见《社会／文化史集刊（6）：批判的历史学：体制不公与微弱的反抗声音》（台北：新高地文化事业有限公司，2010），页277。研究民俗史，娄子匡自1970年代起编辑刊出三套丛书：（1）《中山大学民俗丛书》；（2）《"国立"北京大学、中国民俗学会民俗丛书》；（3）《影印期刊五十种》等。稍认真的人，在指控别人前应花些时间检书。见王文宝，《中国民俗学史》，页441~444。

2　李时珍，《本草纲目》（北京：人民卫生出版社，1991），页2954。

3　李时珍，《本草纲目》，页2953。

4　茅元仪，《武备志》（海口：海南出版社影印本，2001），第三册，页423。

除不祥的植物，而牛、羊等兽血涂在炮身内外，更无疑有仪式洁净的意涵，目的在防止火炮意外"炸"炮。也可见，当时火炮不可预期的爆炸，是难以控制的? 而为了火药在临阵之际有效的发挥其威力，另有各种禁忌预防。而女性污秽的法术最为重要。前述撰《本草纲目拾遗》的医家赵学敏，别有讨论火药的著作《火戏略》一书论及"药变"：

> 火戏本无禁忌，以其性猛烈而生光，若日之照临，诸邪不得近也。然尼裈、经布卒可掩炮，铁砂、慈石皆能制黄。物性有然，人为更甚。修合不得于孝服之家、凶室，殡宫尤忌，必有火侠为灾。市药之家，倘过重服，必不得已用红袖一方悬于合药室中，则借此可解。合药忌油手，家中不得烧蚕沙，竹叶能损硝气；又捻药之时，得金鼓以助其威，则火花愈明。若修合之时，忌闻金鼓声，闻则药多炸裂之患。用炭须去炭上灰。若炭黏灰，入药多性滞。盖灰者炭之鬼也，炭固畏之。忌妇人装药。若妇人装药，炮则成花，花多变。[1]

火药的"修合"禁忌有几方面：(1) 忌"孝服之家"、"凶室"及"殡宫"；(2) 忌闻金鼓声；(3) 女性之物，"经布"即月经布，如前所述。另一特指"尼裈"（音昆，有裆的裤）即女尼之裤。[2] 周作人在《忌讳尼姑的习惯》一文，即说起讳尼姑之

1　赵学敏，《火戏略》，收入《昭代丛书别集》（世楷堂藏版本），卷57，页22。

2　周作人写有《论女裤》一文，讨论性禁忌。周作人的作品，发掘性的方术、风俗，不只是一种学术趣味，而是进行一种"道德革命"。见钱理群，《周作人论》（上海：上海人民出版社，1991），页119~146。周作人、江绍原是这方面的同志，共同发表《女裤心理之研究》。他们讨论民俗学的交往信件，见张挺、江小蕙，《周作人早年佚简笺注》（成都：四川文艺出版社，1992）。女人内裤可入药，见《伤寒论》。《伤寒论》："妇人中裈，近隐处，取烧作灰。"李心机云："中裈，内裤。烧裈散，当是仲景时代民间习用之方"。见李心机，《伤寒论通释》（北京：人民卫生出版社，2003），页407~408。唐代医家陈藏器更进一步说，"童女裤益佳"。见尚志钧，《本草拾遗辑释》（合肥：安徽科学技术出版社，2003），页192。可见，女裤是具有法力的! 明人田艺蘅《留青日札》：裈，"亵衣也。"又说："《汉·外戚传》穷绔注：今之缢裆绔，有前裆，不得交通。周仁溺袴注：尿袴也，为小袴以藉尿。……今吴中妇人，尚有穿大脚开裆裤者。独浦城妇人皆不穿袴，此尤淫风薄俗。"见氏著，《留青日札》（上海：上海古籍出版社，1992），页421。清人黄元御《长沙药解》："裈裆受前阴之熏染，同类相招，善引阴邪"。见氏著，《长沙药解》（北京：学苑出版社，2011），页204。同类相招，也是法术原理。

风俗，"不知道为什么，大家说路上遇见尼姑有晦气，特别是在早晨，看见时必须吐一口唾沫。"[1] 尼姑是有晦气的；她们穿过的裤子，秽气回荡，法力四散。

更重要的是，赵学敏又提到"忌妇人装药"一项，也就是说妇女对火炮的威胁不只是她们接触过的物品而已，而是禁止她们直接操作"装药"等技术。火炮被她们一接触就失灵。换言之，这种不净观暗示，由生殖器（女阴）禁忌进而成为女性本身就是污染来源。[2] 火炮之事，女人一体敬避，不得犯讳。我在旧作《"阴门阵"考》一文引用了陈槃先生"妇女不祥"之说，应该还适用[3] 来解释军中的女性禁讳。阴门阵的法术不净观的演变有三阶段，可能先由房中禁忌经由炼丹（炼药），至火炮战争一变而应用益广。这一点方以智所说的"裙钗之厌"，也以为制作"丹药"（外丹）与厌炮在方术上禁忌有相通之处。

上述三阶段，前二阶段是隐秘、不公开的，无论是在房中或炼药的方术操作场合，而阴门阵的女性污染则是在公开、可见的战事。隐秘阶段的性禁忌，主要参与者是回避、消极预防。而相关的女性禁讳经由公开化，便成为具有主动、攻击性的一种法术。[4] 阴门阵是一场展演的驱邪仪式，带着强烈的

1　周作人，《知堂集外文·〈亦报〉随笔》，页 684。宋人高承说："僧衣多黑，而出师决胜之辰，多所避忌，北齐始也。今行军出师之日，忌见僧尼者，始自北齐之所忌黑云尔。"见高承，《事物纪原》（北京：中华书局，1989），页 512。尼姑是传统"三姑六婆"之一。关于"三姑六婆"的研究，见郭立诚，《三姑六婆的由来》，收入氏著，《中国妇女生活史话》（台北：汉光文化，1983）。

2　参见李贞德关于"合药忌见妇人"有意思的研究。她说："传统医方看待女体的禁忌与功效，其实是全称式而非部分式地思考。"见李贞德，《女人的中国医疗史——汉唐之间的健康照顾与性别》（台北：三民书局，2008），页 283~304。

3　李建民，《"阴门阵"考》，页 5。

4　弗雷泽在其《金枝》中将"禁忌"定义为"消极巫术"。而我以为，在"阴门阵"的个案，女性的禁忌在由"公开化"后，转化为"积极巫术"。弗雷泽将禁忌分为行为禁忌、人的禁忌、物的禁忌、语言禁忌等四类。其中，人的禁忌里，有"战士的禁忌"。他发现，在许多民族的数据显示，"在战斗胜利前后都把战士们安置在人神和其他危险人物所在的同样隔绝状态中"。在关于作战的禁忌中，"不得接近女人"的迷信是很重要的一项。因此，阴门阵是把战士回避的女人禁忌，主动地让他们在战场上遭遇到。弗雷泽说，作战"要彻底同异性隔绝"。弗雷泽的著作在中国的影响，启发了江绍原的《发须爪》与郑振铎的《汤祷篇》。周作人在为江绍原编译的《现代英国民俗与民俗学》写的序文："据英国蒲来则博士说，现代文明国的民俗大都是古代蛮风之遗留"。1987 年北京中国民间文艺出版社（上下两册）有比较完整的弗雷泽书中文译本，我最早也是读这个译本的。我曾经引述尚秉和《历代社会风俗事物考》之说，"军中尤忌有妇人"，意思是一样的。何来"有系统抄袭李敖著作"？见卢建荣主编，《社会／文化史集刊（8）：亡国之祸尽在司法》（台北：新高地文化事业有限公司，2011），页 93。

仇外意味的；洋人是"鬼"也。

中国的生殖器法术，男阴、女阴都曾出现于"阴门阵"，但女阴法术压倒性的取得优势；阴盛阳衰，"裙钗之厌"的时代上场。

谢国桢先生特别留意明清笔记里的民变史料，指出了"妇女参加军事行动"[1]逾于前代。而于凌波的通俗之作，《中国历史上的白莲教》述及前面的王伦之乱，即有"黄衣老妇坐在车上上阵，那些老太婆们在车上装腔作势，口中念念有词念着真空家乡……"；又说战场之上，忽然出现"马戏班中的绳伎，打扮成仙女模样，在阵前翻腾跳跃，说是仙女助阵。"[2]这些不同形式的妇人阵法（仙女阵等）带有法术色彩。换言之，本章所论的"阴门阵"，只不过是众多妇女以各种形式参战的风景之一。女性的世界是法术的，她们使无变有；在她无所不能。周作人在1930年代写了一篇长文《无生老母的信息》以为，明清民间宗教的共同信仰中心——"母神崇拜。"[3]从这个脉络，妇女在战争中扮演前所未有的角色，可说是"女性"法术相关信仰崇拜进入一个新时代。

1　谢国桢，《明清笔记谈丛》，页123。

2　于凌波，《中国历史上的白莲教》，页116。

3　周作人，《知堂乙酉文编》，页28~41。"无生老母"的信仰，进一步讨论见宋光宇，《试论"无生老母"宗教信仰的一些特质》，《史语所集刊》52本3分（1981），页559~590。无生老母又有"瑶池王母"、"瑶池金母"等名号。但"老母"是否是女"性"？宋光宇认为"母即是祖"，强调的是生命"起源"。就此课题，我曾向宋先生当面请教，他刚好有一篇"老母"新作。他说无生老母可能"无性别"可言；但是从明末到现代全都是"放声悲哭"下凡寻找沉沦儿女的"母"性形象。见宋光宇，《生命起源与无生老母信仰的形成》，《亚洲研究》58（2009），页95~122。感谢宋先生惠赐大作。关于神明"性别"的讨论，饶宗颐认为中国"初祀女神为女性"，后有东母、西母、王母之分化；至战国为之一变，"战国乃称东皇、西皇，寻且以东西分别阳与阴，因而有东王公，用来配西王母。"换言之，女神可转化为阴、阳二性，同时也有二性合而为一之例（如唐代祀"大地婆父"者）。详见饶宗颐，《谈古代神明的性别》，收入氏著，《中国宗教思想史研页》（北京：北京大学出版社，2000），页109~114。性别史的研究，也应该注要"神"的性别，他们不男不女，亦男亦女。

与明末出现的"阴门阵"相关的史料及题目，见于瞿兑之、黄秋岳、徐一士、高伯雨等现代历史掌故大家的杂文、随笔。而江绍原提出的女性身体污秽观，是本章解释阴门阵事例的法术"逻辑"取径。这种阵法出现在民间妇女大量参与战争的新时代，今人除了以后见之明责备阴门阵"昏庸与愚昧"以外，是对于女性"污秽"及方术不洁观的另外一面——其神圣的"强大神力"（非人格的力量，不只是个别牺牲的妇女）在发挥前所未有的污染力，以对抗强势火器的想象力，及其所起的保卫家国的撼人故事，予以应有的关注。

最后，相对本章一开始所说蒋竹山的妇女禁忌"扩大说"，我则认为女性污染力的意义在阴门阵的这个个案，由炼丹等隐秘的场合，进一步"公开化"转变为积极巫术，更与近代若干重大事件紧密联系，如罗伯特·达恩顿形容的 18 世纪法国对催眠法术的热情：

> 这一事业让他们对超自然的痴迷、与邪恶斗争的本性以及对特权的憎恶统统得到了宣泄。对那些已对旧体制失去信仰的人来说，催眠术提供了一个新的信仰。[1]

这一"新的信仰"暗示，一个帝国的崩解，一个新的政治革命时代的来临，以及对"性"的相关法术的彻底质疑及批判（如江绍原、周作人、曹聚仁所做的）。一个新女性时代的诞生。

1　罗伯特·达恩顿著，周小进译，《催眠术与法国启蒙运动的终结》（上海：华东师范大学出版社，2010），页 165。

纯粹手术

13 3世纪华佗故事的新解释及启示

> 饶卿言，有马医子病癖，脊间有块碍手，病日甚，百药不效，死矣。其父恨之，取刀刮其脊，有物如筋状，韧甚，取出，刀斧不能割断。其物既出，而子之鼻间栩栩然，抚其胸前微温，遂缝刀割处，置之于地，久之渐苏。经一昼夜能言，索汤水，竟生矣，调理久之而愈。此事虽怪诞，然有至理，华佗之方，皆从此入想，惜其学不传耳。聪明而能深思者，当于此别开一路。
>
> ——刘献廷《广阳杂记》[1]

华佗不是外国人

医学史上往往出现一些看似不太可能的奇迹案例。如上引文兽医之子罹患癖（瘕）病即结块在身躯者，[2] 经手术竟然死而复生。清代学者刘献廷闻其说并信有其事，并以为与汉末华佗失传之学相仿佛。但现代学者固有质疑华佗之技术者。

陈寅恪先生的名文《三国志曹冲华佗传与佛教故事》以为华佗断肠破腹的

---

1 刘献廷，《广阳杂记》（北京：中华书局，1985），页87。

2 癖，或作瘕，即积聚症瘕之类，如肿胀、赘瘤、脓疡等诸病之一候。详余岩，《古代疾病名候疏义》（台北：自由出版社，1972），页220~222。

医术比附佛教耆域之故事；[1] 此说深入人心，几成中国医学史之常识，[2] 甚至视为理所当然。但该文引征似嫌单薄；本章拟就华佗三传的传承、曹操的方术政策及其疾病、华佗外科手术的虚实等三方面初步地讨论华佗故事的历史文化脉络。

　　医家的传记向来简略，与华佗大约同时的张仲景、王叔和等正史无传；[3] 而华佗事迹见于《三国志》、《后汉书》及裴松之、李贤等引《华佗别传》等，竟有三种之多。其中，《华佗别传》只存佚文，[4] 有云"吴普从佗学，微得其方。魏明帝呼之，使为禽戏，普以年老，手足不能相及，粗以其法语诸医。普今年将九十，耳不聋，目不冥，牙齿完坚，饮食无损。"[5]《别传》称"普今年将九十"，似撰者即为吴普同时之人；此句《三国志》改为"年九十余"，删省"今年"，[6] 可见其取舍《别传》而成书稍晚。《别传》又载："人有在青龙中见山阳太守广陵刘景宗，景宗说中平日数见华佗，其治病手脉之候，其验若神。"[7] 青龙系魏明帝年号，联系上文魏明帝召吴普事，撰者或为明帝时代人。《别传》引述刘景宗亲见华佗佚闻；中平为汉灵帝之年号。陈寿《三国志》华佗故事多采《别传》文，而范晔《后汉书·华佗传》与《三国志》大半相同，承袭钞录的线索甚为明显，并删去其中病案九例。[8] 晋·干宝《搜

1　陈寅恪，《三国志曹冲华佗传与佛教故事》，《寒柳堂集》（北京：三联书店，2001），页177~181。另有人以为扁鹊也是来自印度，见卫聚贤，《扁鹊的医术来自印度》，《古史研究》第二集（上海：商务印书馆，1934，下册），页713~732。廖育群则说："华佗的手术专家形象，乃是源于后人各种心理需求的构建。"参廖育群，《华冈青洲生平业绩评说》，《自然科学史研究》24卷2期（2005）：187。

2　季羡林，《季羡林文集第四卷：中印文化关系》（南昌：江西教育出版社，1996），页456~458。万绳楠，《魏晋南北朝文化史》（台北：云龙出版社，2002），页325~327。

3　张仲景、王叔和的生平，见刘盼遂，《补后汉书·张仲景传》，收入氏著，《刘盼遂文集》（北京：北京师范大学出版社，2002），页156~157；章太炎，《王叔和考》，收入氏著，《章太炎全集（八）》（上海：上海人民出版社，1994），页147。

4　《华佗别传》目前有两种辑本，见高文铸主编，《华佗遗书》（北京：华夏出版社，1995），页678~680；尚启东，《华佗考》（合肥：安徽科学技术出版社，2005），页171~174。关于"别传"在魏晋时代的意义，参见逯耀东，《魏晋别传的时代性格》，《魏晋史学的思想与社会基础》（台北：东大图书公司，2000），页101~138。

5　高文铸主编，《华佗遗书》，页679~680。

6　陈寿，《三国志》（台北：鼎文书局，1980），页804。

7　高文铸主编，《华佗遗书》，页678。

8　尚启东，《华佗考》，页130~140。

神记》卷三有关华佗本事亦见《华佗别传》。[1]可见《别传》可能是华佗其他各传的祖本。

华佗的年代

《华佗别传》今残不全。从佚文可知，当时关于华佗的传说事迹极多，病案丰富，相较同时代医家生平无疑是相当特殊的现象。唯一可以与华佗大量病案相较的是前汉仓公淳于意的"诊籍"。不过，仓公医案的出现，是因为文帝十三年淳于意不为人治病，病家多怨之而受到弹纠，被解送至长安治罪。之后免处肉刑，皇帝诏问而提出二十五个医案。华佗的病案涌现，处境与仓公不同，主要是与曹操的方术管理政策有关。

历来统治者对方术之士的羁縻不绝，在秦汉特别是秦皇、汉武身边围绕种种拥有技术的异能者。将方术规范在政治统治的秩序之内，"就意味着术数行为本身固有一种违反统治秩序或超出统治秩序界限的性质。这也暗示出通过统治机构吸取民间科学和技术的中国科学的特点。"[2]曹操在收编黄巾势力后，对方术之士可能导致群众崇奉的现象深具戒惧。[3]曹植《辨道论》：

> 世有方士，吾王悉所招致。甘陵有甘始，庐江有左慈，阳城有郄俭。始能行气导引，慈晓房中之术，俭善辟谷，悉号数百岁。本所以集之于魏国者，诚恐此人之徒，接姦诡以欺众，行妖恶以惑民，故聚而禁之也。[4]

方术之士的行迹近乎隐者；曹操招致方士集中管理，收编方术资源，其巩固

1　干宝，《搜神记》（台北：里仁书局），1980，页41~42。

2　坂出祥伸，《方术传的立传及其性质》，《日本学者论中国哲学史》（板桥：骆驼出版社，1987），页205。

3　参见吕思勉，《三国史话》（台北：台湾开明书店，1984），页18~25。曹操收黄巾精锐，号青州兵；魏武之强自此始。相关讨论，见高敏，《汉魏之际的几支特殊世兵》，收入氏著，《魏晋南北朝兵制研究》（郑州：大象出版社，2000），页1~16。田余庆，《汉魏之际的青徐豪霸》，收入氏著，《秦汉魏晋史探微》（北京：中华书局，2004），页97~128。

4　赵幼文，《曹植集校注》（北京：人民文学出版社，1998），页187~188。

政权的意图不言而喻。又基于方术之士不愿尽售其技能，甚至欺骗的行径，统治者往往穷其所能测验其技术。曹丕《典论论方术》即说："刘向惑于《鸿宝》之说，君游眩于子政之言，古今愚谬，岂惟一人哉？"[1]这里即引征汉宣帝兴神仙方术，刘向遗《枕中鸿宝苑秘书》的历史为借鉴。曹操即多方试探方术虚实，如《与皇甫隆令》云："间卿年出百岁，而体力不衰，耳目聪明，颜色和悦，此盛事也。所服食施行导引，可得闻乎？若有可传，想可密示封内。"[2]葛洪《神仙传》亦云："魏武帝时亦善招求方术道士，皆虚心待之，但诸得道者莫肯告之以要言耳。"[3]

曹操通医术，撰有《魏武四时食制》。《魏志·武纪》注引《傅子》曰："太祖又好养性法，亦解方药。招引方术之士，左慈、华佗、甘始、郤俭等，无不毕至。又习啖野葛至一尺，亦得少多饮鸩酒。"[4]晋代张华《博物志》亦述曹操引四方之术士："魏武帝好养性法，亦解方药，招引四方之术士如左元放、华佗之徒无不毕至。"[5]张华罗列魏武麾下方士十六人，以华佗、左慈为首。

曹操患有头风痼疾，疑似一种长时间反复发作性的头痛。操在建安二十五年《遗令》："吾夜半觉小不佳，至明日饮粥汗出，服当归汤。"又云："吾有头病，自先着帻，吾死之后，持大服如存时，勿遗。"[6]曹操长年戴头巾，似乎还有失眠的习惯；而服当归汤是为了止痛，嵇康《答难养生论》："至当归止痛，用之不已"，[7]《博物志》引《神农经》亦云："下药治病，谓大黄除实，当归止痛。夫命之所以延，性之所以利，痛之所以止，当其药应以痛也。"[8]

1 曹丕，《魏文帝集》，收入《丛书集成三编·第36册》（台北：新文丰出版公司影印），页452。

2 《曹操集》（北京：中华书局，1974），页57。

3 周启成，《新译神仙传》（台北：三民书局，2004），页191。本译本以《四库全书》本与《汉魏丛书》本为主。关于《神仙传》之研究，见李剑国，《唐前志怪小说史》（天津：天津教育出版社，2006），页329~340。

4 《曹操集》，页217。

5 范宁，《博物志校证》（北京：中华书局，1980），页61。

6 《曹操集》，页57~58。参见王仲荦，《曹操》（上海：上海人民出版社，1956），页118；张作红，《曹操传》（北京：人民出版社，2000），页401~402。

7 戴明扬，《嵇康集校注》（台北：河洛图书出版社，1978），页181。当归汤治头风，见李原青，《加味当归补血汤治疗头风病24例》，《黑龙江中医药》2004年3期，页5~6。

8 范宁，《博物志校证》，页48。

除戴头巾、饮当归汤以外，曹操又常以铜枕浸头疗疾，他在《内诫令》有云："孤有逆气病，常储水卧头。以铜器盛，臭恶。"[1] 足见这种病缠绵辄发。

华佗随侍在曹操旁，《三国志·华佗传》云：

> 后太祖亲理，得病笃重，使（华）佗专视。佗曰："此近难济，恒事攻治，可延岁月。"佗久远思归，因曰："当得家书，方欲暂还耳。"到家，辞以妻病，数乞期不反。太祖累书呼，又敕郡县发遣。佗恃能厌食事，犹不上道。太祖大怒，使人往检。若妻信病，赐小豆四十斛，宽假限日；若其虚诈，便收送之。于是传付许狱，考验首服。荀彧请曰："华术实工，人命所县，宜含宥之。"太祖曰："不忧，天下当无此鼠辈耶？"遂考竟佗。佗临死，出一卷书与狱吏，曰："此可以活人。"吏畏法不受，佗亦不强，索火烧之。佗死后，太祖头风未除。太祖曰："佗能愈此。小人养吾病，欲以自重，然吾不杀此子，亦终当不为我断此根原耳。"及后爱子仓舒病困，太祖叹曰："吾悔杀华佗，令此儿强死也。"[2]

首先，关于华佗的卒年。荀彧曾为华佗乞命，而彧死于建安十七年，则佗卒当在这之前。又，曹冲（仓舒）十三岁死，曹操因之后悔杀佗，则华佗至少在建安十二年或以前被杀。

其次，魏武杀佗，陈寅恪以为附会印度故事："元化为魏武疗疾致死，耆域亦以医暴君病，几为所杀，赖佛成神，仅而得免。则其遭际符合，尤不能令人无因袭之疑。"又云："敦煌本勾道兴《搜神记》记载华佗事有：'汉末开肠，洗五藏，劈脑出虫，乃为魏武所杀'之语，与《㮈女耆域因缘经》所记尤相似。"[3] 按曹操嗜杀，荀彧、孔融、杨修、崔琰、毛玠、许攸等，皆死其虐政之下，不独华佗一人横罹屠戮而已。又，敦煌本《搜神记》目前写本多为唐人所录，作者勾道兴亦为唐人。[4] 该书述华佗事附于俞附奇技之后：

1　《曹操集》，页 53。

2　陈寿，《三国志》，页 802～803。

3　陈寅恪，《三国志曹冲华佗传与佛教故事》，页 180。

4　王国良，《敦煌本搜神记考辨》，《汉学研究》4 卷 2 期（1986），页 379～387。项楚，《敦煌本勾道兴〈搜神记〉本事考》，《敦煌学辑刊》1990 年 2 期，页 43～59。

> 昔皇（黄）帝时，有榆（俞）附者，善好良医，能回丧车，起死人。榆附死后，更有良医。至六国之时，更有扁鹊。汉末，开肠胰，洗五藏，劈脑出虫，乃为魏武帝所杀。[1]

榆附之术亦能断肠破腹（详下），华佗异能固有华夏根源，不必然比附印度神医故事。而刳剔肠胃之技，西域向来有"幻人"之传统。汉安帝时，天竺献伎能自断手足、刳剖肠胃，自是历代有之。[2]《魏书·西域传》悦般国条下，"真君九年，遣使朝献。并送幻人，称能割人喉脉令断，击人头令骨陷，皆血出或数升或盈斗，以草药内其口中，令嚼咽之，须臾血止，养疮一月复常，又无痕瘢。世祖疑其虚，乃取死罪囚试之，皆验。云中国诸名山皆有此草，乃使人受其术而厚遇之。"[3] 足证此术非诈惑人眼目的幻术而已。又，《新唐书·西域下》拂菻国（古大秦国）条下："多幻人，能发火于颜，手为江湖，口幡眊举，足堕珠玉。有善医能开脑出虫以愈目眚。"[4] 这种开脑之术，与唐人勾道兴《搜神记》所载相似，而距华佗本事时代稍远。

华佗手术的虚实

陈寅恪以为"揆以学术进化之史迹，当时恐难臻至。"他进一步推测，华佗神技抄自"后汉安世高译《女耆域因缘经》所载神医耆域诸奇术"。[5] 以下，

1 王重民、周一良等编，《敦煌变文集》下集（北京：人民文学出版社，1957），页867。

2 李建民，《中国古代游艺史》（台北：东大图书公司，1993），页154~156；加纳喜光，《中国医学の诞生》（东京：东京大学出版会，1994），页82~91。

3 魏收，《魏书》（台北：鼎文书局，1980），页2269。

4 欧阳修、宋祈，《新唐书》（台北：鼎文书局，1981），页6261。

5 陈寅恪，《三国志曹冲华佗传与佛教故事》，页179。陈寅恪又说："若慧皎《高僧传》之耆域，则于晋惠帝之末年，经扶南交广襄阳至于洛阳，复取道流沙而返天竺（见《高僧传》九）。然据橐女耆域因缘等佛典，则耆域为佛同时人，若其来游中土，亦当在春秋之世，而非典午之时，斯盖直取外国神话之人物，不经比附事实或变易名字之程序，而竟以为本国历史之人物，则较《华佗传》所记，更有不同矣。"（页180）但《高僧传》之"耆域"并不是佛陀时代的神医。详见林伯谦，《陈寅恪先生〈三国志曹冲华佗传与佛教故事〉商榷》，收入氏著，《中国佛教文史探微》（台北：秀威资讯科技公司，2005），页28~31。耆域（或译作耆婆）为小儿医，其相关故事涉及外科等医学，见陈明，《敦煌出土胡语医典〈耆婆书〉研究》（台北：新文丰出版公司，2005），页57~171。

我们先看《三国志·华佗传》相关原文：

> 若病结积在内，针药所不能及，当须刳割者，便饮其麻沸散，须臾如醉死无所知，因破取。病若在肠中，使断肠湔洗，缝腹膏摩，四五日差，不痛，人亦不自寤，一月之间，即平复矣。[1]

稍晚《后汉书》的《华佗传》相关段落略有改动：

> 若疾发结于内，针药所不能及者，乃令先以酒服麻沸散，既醉无所觉，因刳破腹背，抽割积聚。若在肠胃，则断截湔洗，除去疾秽，既而缝合，傅以神膏，四五日创愈，一月之间皆平复。[2]

除了正常睡眠以外，人基于不同目的必须偶尔处于昏迷的状态。而人进入昏迷状态，在现代以前仅能借由药物或催眠方能奏效。外科手术的首要条件是麻醉，如上所说，主要目的是为了止痛；而疼痛的问题同时也发生于手术后。正史提到华佗手术使用"麻沸散"与"神膏"等药物。

《后汉书》在麻沸散前加上以酒服用，则麻醉效果如"醉死无所知"、"醉无所觉"，部分药效可能来自于酒。酒作为麻醉止痛之用，早见于《五十二病方》。[3]其中，

> 令金伤毋痛方：取鼢鼠，乾而冶；取鲮鱼，燔而冶；□□，辛夷、甘草，各与鼢鼠等，皆合挠，取三指撮一，入温酒一杯中而饮之。不可，裁益药，至不痛而止。[4]

1　陈寿，《三国志》，页799。

2　范晔，《后汉书》（台北：鼎文书局，1981）页2736。

3　李经纬，《华佗》，《中国医学之辉煌》（北京：中国中医药出版社，1998），页231。

4　马继兴，《马王堆古医书考释》（长沙：湖南科学技术出版社，1992），页349。

酒可以抑制创痛；而按上方所说，设服药效果不彰，可裁益药量直到不痛为止。又，《五十二病方》云：

令金伤毋病：取荠熟干实，熬令焦黑，冶一；术根去皮，冶二，凡二物并和，取三指撮到节一，醇酒盈一中杯，入药中，挠饮。不者，酒半杯。已饮，有顷不痛。复痛，饮药如数。不痛，毋饮药。[1]

上方所示，治金疮止痛取荠菜籽炭与术末合酒服用；平素不会饮酒的患者，只用半杯酒。再者，《三国志》说华佗外科手术的过程"缝腹膏摩"，《葛氏方》若肠已断者方："以桑皮细线缝合，鸡热血涂之，乃令人。"[2] 另，葛洪《肘后方》录有"华佗虎骨膏"，治"诸疮毒风肿及马鞍疮等"外科疮伤。[3] 换言之，华佗外科术在中国医学发展似有其内在理路可寻，并非向壁虚构甚至比附印度之故事。

至于华佗麻沸散的组方不明。《伤寒论》有同名之"麻沸汤"，[4] 但与外科手术无关。论者推测乌头、附子、椒之类的药物有麻药的效果，但没有直接证据显示这些药物曾用于外科手术。[5] 又有人推测麻沸散由押不芦制成。元·陶宗仪《南村辍耕录》云："漠北有名押不芦，食其汁立死，然以它药解之即苏。华佗洗肠胃攻疾，疑先服此也。"[6] 另，宋·周去非《岭外代答》："广西曼陀罗花，遍生原野，大叶白花，结实如茄子，而遍生小刺，乃药人草也。盗贼采干而末之，以置人饮食，使之醉闷，则挈箧而趋，南人或用为小儿食药，去

1　马继兴，《马王堆古医书考释》，页351。

2　转引自丹波康赖，《医心方》（北京：华夏出版社，1993），页295。

3　尚志钧，《补辑肘后方》（合肥：安徽科学技术出版社，1996），页421。另参见季远等，《膏摩初探》，《按摩与导引》15卷3期（1999），页5~7。

4　郭霭春、张海玲编著，《伤寒论校注语译》（天津：天津科学技术出版社，1996），页110。

5　王纪潮，《中国古代萨满昏迷中的药物问题》，《自然科学史研究》24卷1期（2005），页23。

6　陶宗仪，《南村辍耕录》（四部丛刊本），卷九，页3。

积甚峻。"[1] 有人主张麻沸散的主要成分即是曼陀罗，[2] 但上述药物距华佗时代稍远，只能当做一种意见看待。此外，依托之书《华佗神医秘传》竟有"华佗麻沸散神方"：

> 专治病人腹中症结或成龟蛇鸟兽之类，各药不效，必须割破小腹，将前物取出。或脑内生虫，必须劈开头脑，将虫取出，则头风自去。

1 杨武泉，《岭外代答校注》（北京：中华书局，1999），页334~335。

2 缪钺主编：《三国志选注》（北京：中华书局，1996），页568。按，明·方以智云："莨菪子、云实、防葵、赤商陆、曼陀罗花皆令人狂惑见鬼。安禄山以莨菪酒醉奚契丹坑之。嘉靖中妖僧如香，至昌黎张柱家，以红散入饭，举家昏迷，任其奸污。盖是横方。周密言押不庐可作百日丹，即仁宝言曼陀罗花酒，饮之醉如死。魏二韩御史治一贼，供称威灵仙天茄花黏剌豆，人饮则迷；蓝汁可解，青衣可嚼。杨循吉吴中故语，言许道师惑人，午日取即且蛇蝎等置瓮互唼，余者以其血和药，今求法者洗眼，则妄见眩乱。以曼陀罗酿煮鸭，日食则痴。"见氏著，《物理小识》（台北：商务印书馆，1978），页287。关于传统麻醉药之讨论见：王春瑜，《关公刮骨疗毒，不用麻醉药？》，收入氏著，《老牛堂札记》（广州：广东人民出版社，2000），页250~252。有人以为麻沸散系麻贲散之误，如李治淮等，《麻黄的麻醉作用研究》，《山东中医药大学学报》22卷2期（1998），页139。袁桂婷等，《麻黄的麻醉作用研究》，《时珍国药研究》9卷3期（1998），页222。曼陀罗花与坐拿草也是传统麻药的主要用药，见叶国荣、蒋永海，《〈本草纲目〉曼陀罗花与坐拿草考》，《中药材》19卷4期（1996），页203~207；孙启明，《试论坐拿草即曼陀茄》，《医古文知识》2002年1期，页22、23。再者，有所谓"蒙汗药"，明·郎瑛《七修类稿》卷四十五《蒙汗药》条下："小说家尝言，蒙汗药人食之昏腾麻死，后复有药解活，予则以为妄也。昨读周草窗《癸辛杂志》云，回回国有药名押不庐者，土人采之，每以少许磨酒饮人，则通身麻痹而死，至三日少以别药投之即活。御院中亦储之，以备不虞。又《齐东野语》亦载，草乌末同一草食之即死，三日后亦活也。又《桂海虞衡志》载：曼陀罗花，盗采花为末，置人饮食中，即皆醉也。据是，则蒙汗药非妄。"见氏著，《七修类稿》（上海：中华书局，1961），页655~656。陆澹安说："蒙汗药，迷药。'蒙'是'蒙昧'，即'昏迷'的意思。汗是'汉'的简字。'蒙汗药'就是'能使汉子昏迷的药物。'"见氏著，《小说词语汇释》（台北：中华书局，1968），页697；另，何心，《水浒研究》（上海：上海文艺出版社，1955），页365~366，说同。相关研究，见村愚，《"蒙汗药"之谜》，《学林漫录》初集（北京：中华书局，1980），页200~203；陈良端，《"蒙汗药"续谈》，《学林漫录》9集（1984），页262~267。马幼垣，《小说里的蒙汗药和英雄形象》，收入氏著，《中国小说史集稿》（台北：时报文化出版公司，1987），页279~283。郭正谊，《中国古代的蒙汗药》，收入陶世龙编，《牌坊·藏医·蒙汗药及其它》（武昌：华中理工大学出版社，1993），页15~19；郭松义，《清代刑案中记录的蒙汗药》，收入朱诚如主编，《清史论集——庆贺王锺翰教授九十华诞》（北京：紫禁城出版社，2003），页144~148；比较全面性的研究，见郑金生，《药林外史》（台北：东大图书公司，2005），页319~336。

服此能令人麻醉，忽忽不知人事，任人劈破，不知痛痒。方如下：羊
踯躅三钱、茉莉花根一钱、当归一两、菖蒲三分，水煎服一碗。[1]

又"华佗外敷麻药神方"：

　　本剂专为施割症时，外部调敷之用。能令人知觉麻木，任割不痛。
川乌尖、草乌尖、生南星、生半夏各五钱、胡椒一两、蟾酥四钱、华
拨五钱、细辛四钱，右研成细末，用烧酒调敷。[2]

上文，麻沸散用于脑内生虫的手术，云可治头风病，这无疑是指曹操之类的
病而言。很遗憾《华佗神医秘传》抄车晚出，多数学者认为是清代之伪作。[3]

重新想象华佗

　　华佗的刳割术或有中国医学自身的来源，未必直接抄袭印度神医故事。
《史记·扁鹊传》云"上古之时，医有俞跗，治病不以汤液醴酒，镵石桥引，
案杌毒熨，一拨见病之应，因五藏之输，乃割皮解肌，诀脉结筋，搦髓脑，揲
荒爪幕，湔浣肠胃，漱涤五藏，练精易形。"[4] 此真神乎其技！《韩诗外传》、《说
苑》亦载有俞跗事。[5] 而《华佗别传》记录华佗外科多则，与耆域奇术未必直接
相类：

　　有人若头眩，头不得举，目不能视，积年。佗使悉解衣，倒悬，
今头去地一二寸，濡布拭身体，令周币，候视诸脉，尽出五色。佗令

1　高文铸主编，《华佗遗书》，页381。

2　高文铸主编，《华佗遗书》，页382。

3　高文铸主编，《华佗遗书》，页16。另，参见彭静山点校，《华佗神医秘传》（沈阳：辽宁科学
技术出版社，1984），点校前言，页1~9。

4　司马迁，《史记》（台北：鼎文书局，1984），页2788。

5　赵善诒，《说苑疏证》（台北：文史哲出版社，1986），页552~555。

　　弟子数人以铍刀决脉，五色血尽，视赤血乃下，以膏摩，被覆，汗自
出周币饮以亭历犬血散。立愈。[1]

又云：

　　有人病腹中半切痛，十余日中须眉堕落。佗曰："是脾半腐，可剖
腹养治也。使饮药令卧，破腹就视，脾果半腐坏，以刀断之，刮去恶
肉，以膏傅疮，饮之以药，百日平复。"[2]

铍刀决脉放血，令人联想到针灸的九针之中的铍针主要也是用来做小型外科
手术。[3] 在全身麻醉技术成熟之前，[4] 侵入性的外科手术偶有成功的个案，[5] 但时
间花费长，或讲究精确的手术以当时的医疗条件不太可能进行。一般认为传
统中医外科偏好以内治，[6] 或以内科见长，[7] 这应是后来的发展；魏晋南北朝的
外科手术个案相较这之前的确有突然增多的趋势。

　　例如，《三国志·胡嫭传》引《汉晋春秋》有云："是时景王新割目瘤，创
甚"；[8] 同书《关羽传》载关羽为流矢所中，医云：箭镞有毒，可以刮骨治疗。[9]
再者有补兔唇之外科技术，见《晋书·魏咏之传》：

1　高文铸主编，《华佗遗书》，页 679。

2　高文铸主编，《华佗遗书》，页 679。

3　李建民，《死生之域——周秦汉脉学之源流》（台北："中央"研究院历史语言研究所，2000），
页 232~233。

4　许尔文·努兰，《蛇仗的传人：西方名医列传》（台北：时报文化出版社，1997），页 327~381。

5　罗伊·波特，《医学简史》（台北：商周出版社，2005），页 174~175。

6　马光亚，《临床辨证与经验实录》（台北：知音出版社，2001），页 285~298。

7　谢观以为：明代汪石山《外科理例》指出，发明治外必本诸内之说，外科治法为之一变。见
谢观，《中国医明学源流论》（福州：福建科学技术出版社，2003），页 86~87。

8　陈寿，《三国志》，页 628。

9　陈寿，《三国志》，页 941。

（魏咏之）生而兔缺。有善相者谓之曰："卿当富贵。"年十八，闻荆州刺史殷仲堪帐下有名医能疗之，贫无行装，谓家人曰："残丑如此，用活何为！"遂赍数斗米西上，以投仲堪。既至，造门自通。仲堪与语，嘉其盛意，召医视之。医曰："可割而补之，但须百日进粥，不得语笑。"[1]

兔唇的割补术尚小，这时期另有换心之奇技，《列子·汤问篇》说鲁公扈与赵齐婴都患有病，扁鹊为之进行换心手术：

扁鹊遂饮二人毒酒，迷死三日，剖胸探心，易而置之；投以神药，既悟如初。二人辞归。于是公扈反齐婴之室，而有其妻子；妻子弗识。齐婴亦反公扈之室，有其妻子；妻子亦弗识。二室因相与讼，求辨于扁鹊。扁鹊辨其所由，讼乃已。[2]

《列子》系魏晋人之赝品。[3]扁鹊换心之技，未见这之前的史料。但晋·张湛注云："此言恢诞，乃书记少有。然魏世华佗能刳肠易胃，湔洗五藏，天下理自有不可思议者，信亦不可以臆断，故宜存而不论也。"[4]虽说存而不论，言下之意是信有其事的。晋·鱼豢《三国典略》云："有人患足肿痛，诸医咸莫能识。徐之才视之曰：'蛤疾也，得疾时，尝乘船入海，垂入水中乎？'疾者曰：'实曾如此。'之才为剖之；得蛤子二，大如榆荚。"[5]这一类刳剖之医术记载在汉魏以下的确有剧增的现象。

从华佗相近时代医家的叙述，华佗的确在主流医学别出奇技，可惜后世

1　房玄龄等，《晋书》（台北：鼎文书局，1980），页2217~2218。

2　杨伯峻，《列子集释》（台北：明伦出版社，1970），页108~109。

3　杨伯峻，《列子集释》，页220~243。

4　杨伯峻，《列子集释》，页109。

5　相关史料及考证，见陈竺同，《汉魏南北朝外来的医术与药物的考证》，《暨南学报》1卷1号（1935），页60~65。

失传，犹嵇叔夜之广陵散。《甲乙经·序》云："汉有华佗、张仲景。华佗奇方异治，施世者多，亦不能尽记其本末。"[1]《本草经集注·序录》云："春秋以前及和、缓之书蔑闻，道经略载扁鹊数法，其用药犹是本草家意。至汉淳于意及华佗等方，今所存者，亦皆修药性。张仲景一部，最为众方之祖宗，又悉依本草。但其善诊脉，明气候，以意消息之耳。至于刳肠剖臆，刮骨续筋之法，乃别术所得，非神农家事。"[2]

而且，不仅华佗一人，连岐伯、淳于意、张仲景等名医，中古医家都曾经以外科医的自造形象示人。《晋书·皇甫谧传》："岐伯剖腹以蠲肠"；[3]《抱朴子·至理》："越人救虢太子于既殒，胡医活绝气之苏武，淳于能解颅以理脑，元化能刳腹以澣胃，文挚愆期以瘳危困，仲景穿胸以纳赤饼，此医家之薄技"。[4]难道这些解颅、穿胸之技也是比附印度神医之故事？一般说成，魏晋时期因为战乱关系之故而更加重视外科，[5]但如何从中国医学发展的内部理路，重新理解华佗刳割技术的出现则有待更进一步研究。[6]

魏晋南北朝医学以外科、女性医学、急症医学等为主轴，而华佗作为开场人物无疑饶富象征意义。[7]

1 张灿玾、徐国仟主编，《针灸甲乙经校注》（北京：人民卫生出版社，1996），页16。

2 尚志钧、尚元胜，《本草经集注（辑校本）》（北京：人民卫生出版社，1994），页24。

3 房玄龄等，《晋书》，页1414。

4 王明，《抱朴子内篇校释》（北京：中华书局，1996），页112。

5 山田庆儿，《古代东亚哲学与科技文化》（沈阳：辽宁教育出版社，1996），页335；范行准，《中国医学史略》（北京：中医古籍出版社，1986），页38。

6 陈士铎（约1627~1707）《碎治法》云："论其治法，先用忘形酒，使其人饮醉，忽忽不知人事，任人劈破，绝不知痛痒，取出虫物，然后以神膏异药，缝其破处，使以膏药贴敷，一昼夜即全好如初。徐以解生汤药饮之，如梦初觉，而前症顿失矣。自青囊传后，华君获罪之后，失传者数千载，今再传术远公，终不敢以此等轻授，使远公再犯也。"以上似把"麻沸散"换成"忘形酒"，而其中所记碎治法尤可注意。见陈士铎，《石室秘录》，收入柳长华主编，《陈士铎医学全书》（北京：中国中医药出版社，1999），页286。

7 三国在中国史的地位，见余英时，《历史人物与文化危机》（台北：三民书局，2004），页219~225。汉魏之间，医学人才最盛，相关讨论另见拙作《华佗刳割术与中国中古医学史的走向》。

14 16世纪中医"反常"手术史之谜

中国医学之"手术"自来无史。[1]一所熟知，以手术著称的名医华佗[2]在南宋叶梦得的《玉涧杂书》即从三方面质疑：

> 华佗固神医也，然范晔、陈寿记其治疾，皆言若发结于内，针药所不能及者，乃先令以酒服麻沸散。既醉无所觉，因刳割破腹背，抽割积聚。若在肠胃，则断裂湔洗，除去疾秽。既而缝合，傅以神膏。四五日创愈，一月之间皆平复。此决无之理。人之所以为人者以形，而形之所以生者以气也。佗之药能使人醉无所觉，可以受其刳割与能完养，使毁

---

1 中医外科手术史，见李经纬，《试论中国古代的外科手术》，收入杜石然主编，《第三届国际中国科学史讨论会论文集》（北京：科学出版社，1990），页165~168。关于中医"外科"，1920年代张山雷《古今医案平议·疮疡门》，其中论"古"疡医部分，以为疡医、内科不同，"盖疡医自有一层特殊功用，诚非专于内科者所能体会。"（页1012）中医外科分期金元时代为"上下床之界限"；（页1129）"金元医案，因多模糊，而于疡科，更觉浮泛。"（页1022）张山雷说，中医不懂手术，"中医治疡旧法，只知内服煎剂，外用掺药，于手术上绝无研究。"（页1058）他又说："唯今之内科，只知有一纸药方，便谓能事已足，于普通应用之丸散辅佐诸法，一概视为分外之事，几与内科大方脉专家毫不相涉，又奚论乎手术治疗？"（页1092）张山雷也指出，外科疾病（症）往往一病多名，"俗学治疡，最喜多立无理名称，益形其丑。""疡科医家多造病名，本无模范可言。"（页1110）外科医据疾病的某一阶段、特征，"多立病名，总是小家伎俩。"（页1127）医、病家使用不同的病名，在互动过程决定其诊断。以上，见张山雷，《古今医案平议》（天津：天津科学技术出版社，2010），页1012~1134。关于疾病的历史性，见 Andrew Cunningham, "Identifying Disease in the Past: Cutting the Gordian Knot," *Asclepio* Vol. LIV-1（2002），pp. 13~34。中医的"病"，往往是由四诊认识的疾病现象，及病者生理、病理动态变化的"综合体"。见黄健平，《祖国医学方法论》（长沙：湖南人民出版社，1979），页46。

2 华佗的手术，梁·陶弘景《本草经集注》序文："刳肠剖臆，刮骨续筋之法，乃别术所得，非神农家事。"所谓"别术"，是相对本草家（神农家）的技术，并不是否认有"刳肠"、"刮骨"之技术。关于"刮骨"术，见赵翼，《陔余丛考》（台北：世界书局，2009），页452。华佗时代，外科手术是较为流行的。朱大渭收集这个时代十二例外科手术。见朱大渭，《魏晋南北朝的中医外科医术》，氏著，《六朝史论》（北京：中华书局，1997），页64~78。华佗故事，后人有信之。明叶权《贤博编》："鸡瘟相次死。或教以割开食囊，探去宿物，洗净，缝囊纳皮内，复缝皮，涂以油，十余鸡皆如法治之，悉活。庄家所宜知，且华佗之术不诬也。"见叶权，《贤博编》（北京：中华书局，2008），页35。这种治法，不可思议，但间接反映"手术"的可能。

者复合，则吾所不能知，然腹背肠胃既已破裂断坏，则气何由舍？安有如是而复生者乎？审佗能此，则凡受支解之刑者皆可使生，王者之刑亦无所复施矣。太史公《扁鹊传》记虢庶子之论，以为治病不以汤液、醴酒、镵石、挢引，而割皮解肌、扶臝结筋、揗洗肠胃、漱涤五脏者，言古俞跗有是术耳，非谓扁鹊能之也，而遂以附会于华佗[1]。

叶梦得反驳华佗手术的最主要的根据是，中医以"气"为学说立论[2]。这种"气的身体观"不利于手术的发展——"腹背肠胃既已破裂断坏，则气何由舍？"气之不存，形不复生。再者，统治者的"支解之刑"（肉刑）目的是，为造成受刑人的肉体永久的伤害，而象征无上权威的刑罚不鼓励与之相仿的医学技术。然华佗手术竟有缝合愈创之本事？这也意味着，手术如支解之刑对人体的伤害是长久的。如刑罚性权力对肉体的损害，手术的合法性被质疑着。因此，叶梦得认为，华佗故事"附会"古代传说中的医生"俞跗"的高明手术。《史记》俞跗的手术描述，充满神秘手术的色彩；而《三国志》华佗手术的细节则有更多"合理"的设想（麻沸散等）。陈

1　叶梦得，《玉涧杂书》，收入朱易安、傅璇琮等编，《全宋笔记》第二编九（郑州：大象出版社，2006），页368。《史记》医者"俞跗"，为"上古之时"的手术高手。战国楚人《鹖冠子·世贤》的寓言，论及几位良医，"俞跗"其一，谓其"已成必治，鬼神避之"，技艺极高。见黄怀信，《鹖冠子汇校集注》（北京：中华书局，2004），页332。俞跗，又作"俞拊"。《淮南子·人间》："虽有扁鹊、俞跗之巧"。《汉书·艺文志·方技略》有《泰始黄帝扁鹊俞拊方》二十三卷，也是扁鹊在前、俞跗在后。俞跗大约是战国时之医。其实，中医"内科"、脉诊、药效也有一些夸大的故事，不只是"手术"。扁鹊有神技，不下于俞跗之手术。叶梦得论古人诗文，他们的句子往往只差一二字，几乎一模一样。他说："读古人诗多，意所喜处，诵忆之久，往往不觉误用为己语。"此非故意蹈袭，"直是取旧句纵横役使"。见逯铭昕，《石林诗话校注》（北京：人民文学出版社，2011），页106。

2　叶梦得的形／气观，似乎表达手术如果破损形体，也会波及气脉的循行、流动。气论，见杜正胜，《从眉寿到长生——医疗文化与中国古代生命观》（台北：三民书局，2005），页265~277。"气"在中医学说，是解释病理、生理的假说。余国藩先生借由希腊古典的观点，"人工制作"（technê）是所有创造性知识的基础。他多次在文中提及"中医"——"我们可能会问'气'是否存在，是一种自然的力量（physis）抑或虚构的产物（technê）？"余国藩，《人文学科何以不是科学？——从比较的角度自亚里士多德的观点谈起？》，《汉学研究通讯》27卷2期（2008），页11。"气"是虚构的。

寅恪承袭叶氏之说，只是将俞跗的手术先例改成"印度神医"；[1] 中医手术故事乃向壁虚构。

值得注意的是，叶梦得并不从手术的麻醉、消毒等相关技术不成熟[2] 否定华佗"割皮解肌"之术。整体而言，中医"外科"（疡医）的主流治疗方式，相对于内科偏重内服汤药，的确更重视"外治"法。十八世纪的名医徐灵胎《医学源流论·疡科论》："疡科之法，全在外治，其手法必有传授。"[3] 所谓"全在外治"，方法如外贴膏药与侵入性手术；"一般是系除口服以外，经其他给药途径或施以非药物措施（包括施行手术），以达到治病与防病目的多种疗法的泛称。"[4] 而且"手法"（术），如徐氏所强调的必须经由师徒传授实作，不像内科可透过读书自修。

中医外科史，南宋以降、也就是叶梦得怀疑、批评华佗手术的年代，借用梁其姿教授的话，手术实践"正逐渐边缘化"。[5] 中医外科的"诊断"看病，

1　范家伟回顾陈寅恪、李建民讨论华佗手术。他说："华佗故事假若真的如陈寅恪所言，乃印度神话的比附，中国医学外科的历史及其渊源，失去其历史渊源与脉络。"见范家伟，《中古时期的医者与病者》（上海：复旦大学出版社，2010），页8。陈寅恪先生复制中国医学史内科的正统叙事来判定外科手术。又，于赓哲，《唐代疾病、医疗史初探》（北京：中国社会科学出版社，2011），页251~275。

2　参见 W. J. Bishop, *Knife, Fire and Boiling Oil: The Early History of Surgery* (London: Robert Hale, 2010), pp.155~186。19 世纪美国外科发展，虽然克服麻醉的问题，但一度接受手术的死亡率比以前更高。参见 Martin Pernick, *A Calculus of Suffering: Pain, Professionalism, and Anesthesia in Nineteenth Century America* (New York: Columbia University Press, 1985)。中药有内服全身、局部麻醉药，也有具有"抗菌"的药方（银翘散、犀黄丸等），但到底多有效，难以评估。见朱颜，《中医学术研究》（北京：人民卫生出版社，1955），页 28~31、53~55。

3　徐灵胎，《医学源流论》（北京：中国中医药出版社，2008），页87。

4　《中国医学百科全书·中医学》，页89。"宋金元时代的医学突出地表现在医学理论以及方剂学的大发展，所以在外治法方面相对地处于停滞阶段。"（页 90）有的学者将"外治法"，理解为 Non-herbal Therapies，见 Frank Liu, Liu Yan Mau, *Chinese Medical Terminology* (Hong Kong: The Commercial Press, 1980), pp. 138~139.

5　梁其姿，《面对疾病：传统中国社会的医疗观念与组织》（北京：中国人民大学出版社，2012），页180；又页3~28。南宋做为"外科"史的分水岭，其历史背景见邓广铭（1907~1998）《南宋的政治、经济和军事上的诸问题》，《陈龙川传》（北京：三联书店，2007），页 24~29。

本来也有独立于内科思路的方法，[1] 南宋以后日益向着内科疗法倾斜，获其沾溉。中医外科"内科化"，不只是理论的假借，同时也是整个诊疗方式的渗透内化。朱颜观察到传统中医史"内科疗法成为整体临床医学的主要内容。即在外科范围，也是占着极重要地位。"[2] 内科是中医之宗祧。而传统中医外科的"内科疗法"不断深化与普及的过程，我们仍然不难找到类似华佗奇异手术的案例。何时希、范行准两位医史学者，搜集历来非医学史料如笔记、野乘等的外科记载。[3] 范行准说，中医史"惟偶有一二手术，亦不足引起当时人注意，故半多湮没无闻。"[4]

叶梦得引用正史《三国志》的华佗手术有"缝合"一项。任何手术无论大小、复杂情况，都有以下几种"基本手法"：切开、剥离、止血、结扎、缝合、引流等。缝合不良的后果常导致愈合不良、甚至手术失败。[5] 16 世纪左右中医出现一种气管、食管双管断裂的缝合术，较早载于陈实功的《外科正宗》。[6]

1　中医"内科"（方脉）的诊断、治疗以脉诊、汤药为主；外科（疡医）的诊断，如何时希说："外科家察痈疽，有一摸二看之说"，也就是医者直接摸、察看病灶，而且不把脉。何氏又说："往时外科家不善诊脉，不长处方"；其治疗更长于"外治"法。见何时希，《读金匮札记》（上海：学林出版社，1988），页 281。和邦额（生于 1736 年）的一篇短篇小说，即以中医外科为背景，其诊断、治疗方法看和邦额，《夜谭随录》（上海：上海古籍出版社，1988），页 241~251。

2　朱颜，《中医学术研究》，页 85。朱颜另一种重要代表著作《中国古代医学成就》。相关论文见朱世增主编，《朱颜论医药》（上海：上海中医药大学出版社，2009）。

3　见何时希，《历代无名医家验案》（上海：学林出版社，1983），页 182~244。范行准，《范行准医学论文集》（北京：学苑出版社，2011），页 166~176、229~234。

4　范行准，《范行准医学论文集》，页 167。

5　韩万峰，《中医外科临床技能》（北京：人民卫生出版社，2011），页 87~117。

6　《外科正宗》成书于 1617 年、万历四十五年。马培之（1820~1905）论《外科正宗》："今之业疡医者，每执《正宗》一书。"见吴中泰，《孟河马培之医案论精要》（北京：人民卫生出版社，2010），页 150。陈实功的治疗以外治及手术较突出。见顾伯华，《略论陈实功外治十法及其在临床的应用》，收入《顾伯华学术经验集》（上海：上海中医药大学出版社，2002），页 59~66。另参见，李经纬，《外科学家陈实功》，《中国医学之辉煌——李经纬文集》（北京：中国中医药出版社，1998），页 315~318。不过，现代学者对传统中医的有效性是怀疑的。Susan Naquin、Evelyn Rawski说："在 19 世纪以前大多数时期的社会中，医疗水平有限以至不能有效地防治主要的致命疾病。"《18 世纪中国社会》（南京：江苏人民出版社，2008），页 106。

本事

《外科正宗·救自刎断喉法》论及兵刃自杀、双喉俱断的一种缝合手术，独出手眼，恢恢乎游刃有余：

> 自刎者，乃迅速之变，须救在早，迟则额冷气绝，必难救矣。
>
> 初刎时，气未绝，身未冷，急用丝线缝合刀口，掺上桃花散，多掺为要；急以绵纸四五层，盖刀口药上，以女人旧布裹脚将头抬起，周围缠绕五六转扎之，患者仰卧，以高枕枕在脑后，使项郁而不直，刀口不开，冬夏避风，衣被复暖，待患者从口鼻通出，以姜五片，人参二钱，川米一合煎汤，或稀粥每日随便食之，接补元气。
>
> 三日后，急手解去前药，用桃花散掺刀口上，仍急缠扎；扎二日，急用浓葱汤软绢蘸洗伤处，挹干用抿脚挑玉红膏放手心上捺化，搽于伤口处，再用旧绵花薄片盖之，外用长黑膏贴裹，周围交扎不脱，近喉刀口两傍，再用黑膏长四寸、阔二寸，竖贴膏上，两头贴好肉，庶不脱落；外再用绢条围裹三转，针线缝头，冬月三日，夏月二日，每用葱汤洗挹换药，自然再不疼痛，其肉渐从两头长合。内服八珍汤调理月余。如大便燥结，用猪胆套法，不可利药利之。
>
> 双颡俱断者百日，单断者四十日，必收功完口。此法曾治强盗郭忠，皂隶沙万，家人顾兴，俱双颡齐断将危者，用之全活。单颡伤断者十余人，治之俱保无虞矣。[1]

为取信于人，陈实功在上文特意列举患者的姓名郭忠等三人，不见于《外科正宗》其他病案的体例。其他病案只有标示病人性别。断喉将危的患者，以当时止痛、止血的方法相对贫乏，一般医者不愿救助。而陈氏曾成功缝合断

---

[1] 陈实功，《外科正宗》（北京：中医古籍出版社，1999），页277。

喉外伤患者，有十余人之多。

这种缝合术的特色有：（1）快速缝合刀口，属于"急诊医学"；（2）护理、进补药（煎汤、稀粥）如人参汤；（3）换药：每隔二日、三日清洗伤口，并同时服补药调理。在陈实功的"缝合术"提及八个术语，先做解释再进一步讨论：

一、桃花散：标准"金疮"外用药，功能止血。与陈实功同时的医家缪希雍说："桃花散：治跌损，刀伤，狗咬，烂脚。"[1] 本方组成为白石灰、大黄；在《丹溪心法》、《证治准绳》有同名之方，但组成药物不同，但都用于外科疾病。[2]

二、女人旧布裹脚：以女性用品作为护理之具，应有被除不祥的用意。这不是孤例。明代申拱辰的《外科启玄》（刊于1604年）论及"凡箭头有毒，……其患处必得妇人月水洗之，方解。"[3]

三、葱汤："葱"为葱白。《伤寒论》的"白通加猪胆汁汤"、"白通汤"、"通脉四逆汤"等，皆用葱白。[4] 除内服外，葱汤亦外用。明末贾所学《药品化义·风药》："葱头同黄柏煎汤洗疮毒，能去肿毒。"[5]

四、膏剂：膏药有外用、内服二种。陈实功所用膏剂为前者。这类外用软膏，以药物及油类等煎熬或捣匀，直接涂在伤口处；或涂在布上覆盖于疮

1　缪仲淳，《增订先醒斋医学广笔记》（北京：学苑出版社，2011），页213。晚清医家唐容川的《血证论》有关创伤出血，用药、思路与陈实功雷同。唐容川，《血证论》（北京：学苑出版社，2012），页63。

2　裘沛然主编，《中医历代名方集成》（上海：上海辞书出版社，1994），页1094。

3　申拱辰，《外科启玄》，收入胡晓峰主编，《中医外科伤科名著集成》（北京：华夏出版社，1997），页327。女性阴部及相关事物的法术效力，见李建民，《"阴门阵"新论》，《东华人文学报》21期（2012），页45~76。

4　李心机，《伤寒论通释》（北京：人民卫生出版社，2003），第314条、315条、317条。

5　贾所学撰、李延昰补订，《药品化义》（北京：学苑出版社，2011），页128。这本书最核心的概念是"药母"。按颈喉外伤用葱汤洗，有类似消毒作用。中医没有"致病菌"的观念，但可能有"感染症"的一些观察，如伤口化脓，或患者发烧的外观评估。见张进禄，《临床使用抗生素手册》（台北：合记图书出版社，2005），页38~48。

面，再以绢布固定。[1] 陈实功说："用捆脚挑玉红膏"；"捆脚"疑是一种工具，小匕杓之类。

五、川米：四川的稻米。又称糯稻。李中立《本草原始》提及糯米"湖南李从事堕马折伤，糯稻柴灰，以新热酒连糟入盐和淋取汁，淋痛处立瘥。其效如神。"[2] 这里主要是外用，而陈实功作为伤后的营养品。

六、八珍汤：患者调理复原期间内服汤剂，为伤科药方。薛己伤科著作《正体类要》八珍汤："治伤损等症，失血过多，或因克伐，血气耗损，恶寒发热，烦躁作渴等症。"[3] 八珍汤出自内科补剂，景仰山《医学从正论》："外科所用汤药，皆窃取后世温补邪说，不过八珍、十全等方，为托补之剂"。[4] 早期中医外科内服药物则以清凉解热为主。

七、猪胆套法："套法"又称导法、导便法。方法是将润滑性的锭剂灌进患者肛门，以通下大便。陈实功用的是"猪胆汁"导便法。他注意患者缝合后复原过程会有便秘，这应是经验之谈。

八、"颡"：生理名词。陈实功称断喉有"单颡"、"双颡"两种状况。颡又称为"喉"。宋代解剖图画三喉，后更正为二喉，也就是食管与气管。沈括《梦溪笔谈·药议》："人有水喉、食喉、气喉者，亦谬说也。世传《欧希

1　关于膏药的历史，初步见朱南孙，《膏方的渊源及其发展简史》，收入氏著，《朱南孙膏方经验选》(上海：上海科学技术出版社，2010)，页195~200。中医外科，从《五十二病方》、《鬼遗方》，一直到《千金翼方》，其用药法以外治膏剂占大部分。见小林清市，《刘涓子〈鬼遗方〉について》，收入《解说·研究》(大阪：オリエント出版社，1996)，页65~72。另，"玉红膏"系生肌收口之药，见赵尚华、钟长庆，《中医外科外治法》(北京：学苑出版社，2010)，页114~115。

2　李中立，《本草原始》(北京：学苑出版社，2011)，页402。

3　薛己，《正体类要》(北京：人民卫生出版社，2006)，页90。八珍汤以人参、熟地为主。张鲁峰《馤塘医话》："参、芪、白术，阳分药也，而古人多以治血，阳生则阴藉以长也。地黄、归、芍，阴分药也，而古人多以之治气，阴滋则阳得所养也。"见张鲁峰，《馤塘医话》(上海：上海浦江教育出版社，2011)，页100。

4　景仰山，《医学从正论》，收入《景仰山医学三书》(沈阳：辽宁科学技术出版社，2012)，页55。八珍汤以熟地滋肾阴等药物为主。"熟地"明、暗药性的讨论，见江海涛，《药性琐谈——本草习性精研笔记》(北京：人民军医出版社，2012)，页13~16。

范真五脏图》亦画三喉，盖当时验之不审耳。水与食同咽，岂能就口中遂分
入二喉？人但有咽有喉二者而已，咽则纳饮食，喉则通气。"[1] 所以人只有食
喉、气喉；明施沛《藏府指掌图书》所引述喉、咽各家之说相同。[2]

　　然而，南宋以后司法检验专书如宋慈《洗冤集录》等，以为自刎"伤着
气喉即死"。[3] 也就是自刎伤深及"气管"立即死亡。而且在评估各种自杀的
状况。其中，食管、气管均断裂时，死亡最速。(《洗冤集录·自刑》)

　　　　凡自割喉下，只是一出刀痕。若当下身死时，痕深一寸七分，食
　　　　系、气系并断。如伤一日以下身死，深一寸五分，食系断，气系微破。
　　　　如伤三五日以后死者，深一寸三分，食系断，须头鬓角子散漫。[4]

按自刎者割喉深浅程度不一，略分三种伤害状况；也可知食系在前，气系在
后。若割及气系(喉)表示自刎用力之深。《洗冤集录·杀伤》论他人行凶，"食
系、气系并断"，[5] 是为伤及要害人体无救。但陈实功却认为其缝合术"用之全
活"，真神乎其技。元代王与《无冤录》关于自杀检验条文，与《洗冤集录》
一模一样。《无冤录》的《格例》"颡"、"喉"两者通，如"食、气颡"、"揣捏
得食、气颡全或塌"。[6] 王与撰《食气颡之辨》指出，气颡在前、食颡在后："夫

1　胡道静，《梦溪笔谈校证》(上海：上海古籍出版社，1987)，页827。

2　施沛，《藏府指掌图书》(日本内阁文库藏本)，页6~7。

3　姜丽蓉译注，《洗冤集录》(沈阳：辽宁教育出版社，1996)，页133。《洗冤录》的若干记载，
近乎外科手术。清儒钱大昕说："《辍耕录》记勘钉之事，以为创闻，然此录已先有之矣。"见钱
大昕，《十驾斋养新录》(上海：上海书店，2012)，页277。

4　姜丽蓉译注，《洗冤集录》，页134。现代的评注者，以为"气管切破，空气可以从破口进出，
并不影响呼吸，只要伤后出血不堵塞呼吸道，一般不会致死。"又说："有的在颈前正中切割，把
喉头气管、食道切断，却未伤及两侧大血管，伤口很深却未致死。"见高随捷、祝林森，《洗冤
录译注》(上海：上海古籍出版社，2008)，页106~107。

5　姜丽蓉译注，《洗冤集录》，页136。

6　王与，《无冤录》，收入《沈家本全集》(北京：中国政法大学出版社，2010)第八卷，页651、
664；贾静涛，《中国古代法医学史》(北京：群众出版社，1984)，页186~188。

所谓食、气系者，《结案式》中则名曰食、气颡。予尝读医书，夫人身有咽有喉，喉在前通气，咽在后咽物，二窍各不相丽。"[1] 无论如何，颈项食颡、气颡皆断，从司法刑侦角度而言"当下"即死，而陈实功却认为可以急救？

陈实功的急救缝合术过程，没有提及"麻药"。陈氏说患者受伤后养护时"避风"，以及葱汤洗伤口"自然再不疼痛"，可见患者确有疼痛的问题。[2] 不过，缝合"须救在早"；患者奄奄一息之际，缝合刀口时未必有用麻药。[3] 陈实功的手术，所用之药多为内服补药，如前述人参汤、八珍汤等。陈氏创造以温补药物调养的外科手术"混种物"。[4]

陈实功《外科正宗》在明清外科技术流派中，特别强调"手术"。[5] 而气管"缝合"细节、技巧是不可见的，固难描述。"手术史"为中医史所罕知者；1940年刘复撰《古医割治纪事叙目》一文，"割治"即以割为治疗，也就是手术治疗。他说："考古割术不传，即传亦非典籍所能昭示者。……降及明季清初，绝学复传。洛阳祝巢夫，杭州姚应凤，松江奚凤鸣，郑州陈凤典，群贤崛起，载诸地志，不可谓无其事也。"在主流儒医系谱之外出现的外科高手，间或记载于压抑的地方志的奇人轶闻里。"地方化"外科的用意，是要认定这

1　王与，《无冤录》，页649。中医食管、气管前后位置有二说，应以王与之说近是。西医"食道"，俗称gullet，通至胃部，分颈部、胸部及腹部三部分；腹部食道位于横膈膜以下。颈部一段之食管可控制食物单向流动。"气管"，俗称windpipe，连接口鼻至双肺的呼吸管道。气管在前，食管在后。见邓树桢，《最新天星英汉百科医学辞典》（台北：天星出版社，2007），页422、1024。

2　关于"疼痛"的病理解释，中医有三假说。颈伤大约属于"分裂则痛"。严健民以为，此说"相当于肌原性疼痛"。详见严健民，《经脉学说起源·演绎三千五百年探讨》（北京：中医古籍出版社，2010），页232。中医三种疼痛说都与"风寒"联系起来。

3　明末姚可成《食物本草》（1643年）收录"麻药草"，有押不芦一味"昔华佗能刳肠涤胃，岂不有此等药耶？"（卷19）见姚可成，《食物本草》（北京：人民卫生出版社，1994），页1205。"押不芦"是宋代由阿拉伯传入中国之西亚药物，即曼陀罗花。参见 Berthold Laufer，杜正胜译，《中国与伊朗——古代伊朗与中国之文化交流》（台北：台湾中华书局，1975），页308~309。

4　Bruno Latour，余晓岚等译，《我们从未现代过》（台北：群学出版社，2012），页41~43。

5　《外科正宗》涉及手术案例甚多，见页67、84~85、173、185、220、253、277等。明清外科医学流派，初步见《中国医学百科全书·中医学》，《明清外科三大学派》一条，112~113。

个边缘技术别有其不同的政经权力。例如，上述原籍河南的陈凤典主要活动于云南；人呼"老神仙"，道医者流。刘氏又将中医近世手术与外治针术并举，"割术之不彰，正犹针术之散失"。[1] 中医手术史料零者不整，依托杜撰，悬断遥拟，难取信人。

中医史上不乏脉诊、针术的神异记载；读者多不怀疑有其术、甚至深信这些技术确有神奇之处。而中医手术的记载，读者每先疑其事，或否认为无，为凿孔裁须之谈；因此，刘复特别强调"不可谓无其事也"。他发现明末清初，[2] 也就是陈实功的时代稍晚，这一类手术记载突然又多了起来。陈邦贤《中国医学史》即以较长的篇幅，描述清代湖南辰溪的一位骨伤科医生张朝魁，

1　刘民叔，《刘民叔医书合集》（天津：天津科学技术出版社，2011），页422。刘民叔将中国医学分为六支，"割治家，俞跗学派是也"。其一。他又说："中医约分汤液、针灸、导引、房中、祝由、割治六大学派。及于今日，惟汤液一派，用药治病，为世之显学。"（页398）刘氏的著作，最近引起了一些关注。

2　明末清初，最富想象力的手术是由李渔在白话小说《肉蒲团》（1657年）所创造的。《肉蒲团》第七回描述生殖器移植手术："先用快刀割断，然后剖开雌狗之阴，取出雄狗之肾（即外肾，生殖器也），切为四条。连忙把本人的阳物用麻药麻了，使他不知疼痛，然后将上下两旁割开四条深缝。"（页255）这个手术是必须要应用缝合术的。李渔是很懂医学的，这个人兽生殖器缝合术篇幅很长。他说手术后，可以行房，不能生育："那先天的元气，割的时节却未免泄漏了些，定然不足。生儿育女之事，就保不定了。"（页257）故事的主角是元代的一位儒生"未央生"。他手术后，还给他的友人"赛昆仑"细看（第八回）。Patrick Hanan 教授在讨论李渔的作品，注意到这种手术；做手术的不是主流儒医，而是"术士"。一般房中术，增强性能力是经由药物，但李渔却用"手术"；因此，他创造了比《金瓶梅》西门庆与《绣榻野史》东门生更厉害的男主角。见 Patrick Hanan 著，杨光辉译，《创造李渔》（上海：上海教育出版社，2010），页124。未央生最后自我阉割，皈依佛门。见李渔，《肉蒲团》，收入陈庆浩、王秋桂主编，《思无邪汇宝》（台北：台湾大英百科公司，1994），页469–502。《肉蒲团》第一回即引用《本草纲目》（页136）。李渔雅好医道；他在另一本小说《十二楼》的《萃雅楼》有叙述细致的阉割过程，包括上麻醉、"止血的末药"及伤口"收口"等医疗步骤。见李渔，《十二楼》（北京：华夏出版社，2012），页149~152。关于中国古代性风俗，姚灵犀《思无邪小记》抄录笔记、说部等，相关史料千余种。体例类似梁廷楠《东坡事类》。不过，姚氏多一一抄录，各条史料之间没有必然关系。少数史料加上作者按语。《思无邪小记》的史料，有些是摘抄，不是原文。如《梵天庐丛录》（页169）、《临清寇略》（页181）等"秘本"，嗜痂者可参看。此书有1941年天津书局本。我的影印本是《中国古艳稀品丛刊第五辑》（无出版地点、时间），1980年代即可购买到。台北广文书局《中国近代小说史料汇编》有基本的小说，如《六合内外琐言》，可参。

"能以刀剖皮肉"，又说张曾为人"剖腹"开刀、患者痊愈。[1] 相对内科，中医
手术高手更具有"表演自觉"；他们所留下的手术充满了神话、戏剧性的场
面。在历史上既定的内科舞台上，夸张的演出有时候引人侧目、稍稍挽回自
己在边缘的处境。

对中医手术的认识论，宜采用"先例"研究法。[2] 历史上先例，对所有中
医史的分支的讨论都是重要的。手术史因为其不连续性、间接的特性，"先例"
更是具有关键地位。

"先例"分析法

陈实功的"双颊"断裂缝合术，不见于明代任何官私医籍。元代危亦林《世
医得效方》收录伤科史料较全，但只有腹部肠创伤缝合术。[3] 较早以桑皮缝合
自刎伤口的记载，见宋人郭彖（南宋初举进士）的《睽车志》；这是一本短篇
志怪：[4] 主角傅霖"淳熙庚子任临安监，尝建于北关创立新仓，攘取民居八十余
家"，而受到报应，其女遂病。"又欲大营备戽水车之具，官无余镪。其家素
富，乃从妻丐五百缗，妻拒不与。霖窘迫，以刀自裁，救之不死。医者以桑
皮缝合其创，傅药虽愈，而额颈挛不复伸，俯首不能仰视，神识沮丧"。[5] 自
杀部位应在颈部。很遗憾，我们在宋代医书找不到断喉缝合类似的记载。

---

1 陈邦贤，《中国医学史》（上海：商务印书馆，1957），页305。就实际技术而言，赵学敏收集
"走方医"的验方，提及他们"用刀曰放红"、"钳取在速而不乱"，足见走方医会刀、钳等手术，
与儒医不同（见《串雅内编·绪论》）。《串雅》（内、外编，1759撰）该书记录大量的"外治法"，
启发了清代外治专书《急救广生集》、《理瀹骈文》二书。又，鲁照又作《串雅补》（1825年）。
以上四书，相关研究缺乏，值得注意。

2 Arnaldo Momigliano, *The Classical Foundations of Modern Historiography* (Berkeley: University of
California Press, 1990), p.136.

3 许敬生主编，《危亦林医学全书》（北京：中国中医药出版社，2006），页468。

4 鲁迅，《中国小说史略》（香港：新艺出版社，1976），页106。

5 郭彖，《睽车志》（台湾商务印书馆影印文渊阁四库全书本）第1047册，页229~230。宋代另
一本志怪小说，徐铉（916~991）的《稽神录》有一则手术，"处士蒯亮言，其所知额角患瘤，医
为割之，得一黑石棋子。"见徐铉，《稽神录》（北京：中华书局，1996），页125。

傅霖的自刎故事，纯属虚构；然断喉"以桑皮缝合其创"符合外科手术的想象，有其所本。安金藏、张琼的案例可证。安金藏是唐武后时的太常乐工，常侍东宫太子左右；东宫太子被告谋反，武则天下诏来俊臣查处，安金藏以死明太子不谋反。《新唐书·忠义·安金藏传》：金藏"引佩刀自剖腹中，肠出被地，眩而仆。后闻大惊，舆致禁中，命高医内肠，褫桑皮线之，阅夕而苏。"[1] 这里的"桑皮"即是桑白皮。[2] 线，即缝合、补缀。另外，《资治通鉴·后周纪四》公元 956 年条下，后周世宗出兵攻击南唐，张琼为赵匡胤的麾下心腹："太祖皇帝乘皮船入寿春壕中，城上发连弩射之，矢大如屋椽；牙将馆陶张琼遽以身蔽之，矢中琼髀，死而复苏。镞着骨不可出，琼饮酒一大卮，令人破骨出之，流血数升，神色自若。"[3] 此类似关云长的故事。张琼中箭深入及骨。取箭的过程，缝合皮肉，使创口愈合。所谓"破骨"应指"死骨剔除术"（the operation of bone sequestrum excision）。[4]

1　欧阳修、宋祁，《新唐书》（北京：中华书局，1975）卷 191，页 5506。唐长孺对武则天杀李家皇室、长孙无忌集团的人，持正面评价。见唐长孺，《魏晋南北朝隋唐史》（北京：中共中央高级党校历史教研室，1964），页 243。安金藏事亦见《大唐新语》卷 5 记载。后唐玄宗追封安氏为代国公，制书详《全唐文》卷 23。此事应为实录。见冯汉镛，《唐宋文献散见医方证治集》（北京：人民卫生出版社，1994），页 73。

2　桑皮线，在东汉《神农本草经》作"桑根白皮"。北宋苏颂的《本草图经》（1058~1062 编成）说桑根"白皮作线，以缝金创肠出者，更以热鸡血涂之。唐·安金藏剖腹用此法，便愈。"见尚志钧，《神农本草经校注》（北京：学苑出版社，2008），页 126~127；唐慎微，《证类本草》（北京：华夏出版社，1993），页 373。《证类本草》提及采收桑根白皮的禁忌"出土上者杀人"。意思是，桑树根不用露出在地面的部分的白皮。有一则关于程颢（1032~1085）的故事："明道主簿上元，谢师直为江东转运判官。师宰来省其兄，尝从明道假公仆掘桑白皮。明道问之曰：'漕司役卒甚多，何为不使？'曰：'《本草》说桑白皮出土见日者杀人。以伯淳所使人不欺，故假之尔。'"伯淳是程颢的字。桑白皮采收易见其"毒"；采取之人也应该具有某种禀赋（"不欺"）足以抗毒。程颢、程颐，《二程集》（北京：中华书局，2004），页 660。

3　司马光，《资治通鉴》（北京：古籍出版社，1956）卷 293，页 9545。关于后周世宗三征南唐，及赵匡胤不同于世宗的"统一"决策，见邓广铭，《宋史十讲》（北京：中华书局，2009），页 3~13。

4　韦以宗主编，《中国骨伤科学辞典》（北京：中国中医药出版社，2001），页 208。又，唐人刘𫗧的小说，记录一则"凿骨"手术，与战伤有关，可参。见刘𫗧，《隋唐嘉话》（北京：中华书局，1997），页 24。

成书于 1331 年，李仲南的《永类钤方》涉及断喉的缝合手术。在《唇口喉齿腮伤》一节：

> 凡割喉者，用脚骑患人头项，以丝线先缝内喉管，却缝外喉管，用封血药。或喉被人打叶了，以手掐圆之。吊项见急济方中。若喉结伤重，软喉断不治。结下食喉管断，以汤与之，得入肠可治，若并出不可治。[1]

"封血药"即为止血。所谓"吊项"，是上吊、自缢，与自刎割喉的处理方式不同；前者是自杀行为的常态。《永类钤方》将两者分别对待。上述文字，与紧接着下文王肯堂的说法，一模一样。相关的手术内容，我们稍后一并讨论。《永类钤方》另记载腹腔缝合术，"却用桑白皮为线，打曲针向皮内缝合，后用断血、合口药同济，用绢袋缚定，再贴绢上再缚。"[2] 从缝合所用的"曲针"，可以推测手术按不同状况而使用不同的针具。

与陈实功同时的医家王肯堂《证治准绳·疡医》抄录上书断喉缝合术，食管断即不可治：

> 凡割喉者，用骑脚患人头颈，以丝线先缝内喉管，却缝外颈皮，用封口药涂敷，外以散血膏敷贴，换药。或喉被人打歪，以手摇正，却以前膏敷贴。若结喉伤重，软喉断不可治。以汤与之，得入肠者可治，若并出者不可治。[3]

上述二条引文，很难得提到医者正在施行手术的姿态。缝合人体部位具体

---

1 李仲南，《永类钤方》（北京：人民卫生出版社，2006），页 825。本书记载腹腔胰肉摘除手术，值得注意（页 827）。足见中医认识胰脏。
2 李仲南，《永类钤方》，页 826。
3 王肯堂，《六科准绳》（台北：新文丰出版公司影印明刻本，1979），页 429。

指出，包括"内喉管"及"外颈皮"（李仲南作"外喉管"）。这种缝合术能缝断裂的内喉，可说极尽精巧。其中，上文又论及"结喉"、"软喉"的情况，按《洗冤集录·论沿身骨脉及要害去处》："颈之前者颡喉，颡喉之上者结喉"。[1] 结喉，或是喉节，在颈正前突起处。而所谓"软喉"即食管。[2] 王肯堂也认为，食管断是"不可治"的。例如喂食病人汤水，水由刀口溢出不能入肠胃即表示食管断裂。王肯堂承袭李仲南的做法，而较陈实功的手术保守。

与王肯堂、陈实功同时代而稍晚，陈士铎的《洞天奥旨·金刃疮》（1694年）以内治、汤剂治疗为主，完全不提手术。陈氏认为自杀的原因是"激忿"冲动造成的。陈士铎说："惟涕泣而刎颈，郁怒而断指，其症皆重也。"又说："必须劝其解怒以平肝，消愁以养脾，宽怀以安心，然后用补气、补血之药，而佐之止痛生肌之味，始可奏效。"[3] 陈士铎的解怒消愁之法，似只能对尚未自刎的人进行道德劝说。

1724年，由年希尧与梁文科收集、编辑的《集验良方》，旨为个人养生、自疗之"急用"，其中《救自刎断喉方》一段，全部改写自上一节陈实功之书，可视为陈书的"缩写本"：

> 自刎者，乃迅速之极，须救在早，迟则额冷气绝，必难救矣。初刎时气未绝，身未冷，急用热鸡皮贴患处，安稳枕卧；或用丝线缝合刀口，掺上桃花散，多揸为要。急以棉纸四五层盖刀口上，以女人旧布裹脚周围，五六转扎之，颈项郁而不直，刀口不开；三日后即手解去前药。再用桃花散撒刀口，仍急缠扎过；数日再用玉红膏敷患处，外用生

1　姜丽蓉译注，《洗冤集录》，页119。

2　刘再朋主编，《疡科古论选读》（北京：人民卫生出版社，1987），页58。

3　陈士铎，《洞天奥旨》，收入胡晓真主编，《中医外科伤科名著集成》，页719。陈士铎由情志、内因入手，有其时代背景。参见张会卿，《八情考》，收入清·沈时誉编，《医衡》（郑州：中原农民出版社，2012），页142~144。沈氏之书刊于1661年。

肌长肉大膏药贴之，外用绢帛围里，针线缝紧，后期肉长收功。[1]

断喉缝合术，本是像陈实功这一类"专科"医生的个人手艺。在上述《集验良方》"手册"式的小方书，则改成"急用热鸡皮"贴在伤口上（不知会不会引起感染？）的治疗方法。年希尧、梁文科都是朝廷命官，前者之弟系年羹尧；因此热鸡皮贴自刎患处法，不宜视为一种"民间疗法"。《集验良方》对缝合术则以"或用"表达其疑虑、可代替的态度，同时不提单颡、双颡断裂不同情况。而且贴热鸡皮法，方是稳妥之法。[2] 此创治断喉之另一种先例。以下另一本小方书可证。

　　江苏无锡的儒生华岫云所编的《种福堂公选良方》，为一般人"以备救急"之用；这本方书在他死后由两位徽商资助下印行。该书《治自刎断喉方》全文与上书《集验良方》一模一样："自刎者，乃迅速之症，须救在早，迟则额冷气绝，必难救矣。初刎时，气未绝，身未冷，急用热鸡皮贴患处，安稳枕卧，或用丝线缝合刀口。"[3] 华岫云的断喉急救法，没有注明出处来源。在陈实功原版与年希尧"修订版本"之间，华氏选择后者。这是处治断喉的一个变化。不同的"修订"版，成为以下断喉治疗法的主流。

　　如何理解年希尧、华岫云等对陈实功《外科正宗》原文的"改写"？借用剑桥大学 Frank Kermode 的说法，年希尧等的改写是一种对经典"占用"

1　年希尧、梁文科，《集验良方》（沈阳：辽宁科学技术出版社，2012），页12。本方书有清·曹寅家藏版（1710年），可见系家用之医书。

2　这种方法，可能利用鸡皮的热及血。唐·陈藏器（713~741）认为"鸡"主治外伤："主马咬疮及剥驴马伤手。热鸡血及热浸之。"见尚志钧辑，《本草拾遗辑释》（合肥：安徽科学技术出版社，2003），页410。

3　华岫云，《种福堂公选良方》（北京：中国医药科技出版社，2012），页130。华氏的贡献，是收集叶桂的著作而加以改编、刊刻，如《温热论》、《临证指南医案》等。按华岫云有关"治自刎断喉方"直接抄自年希尧书，或另有所本，并不清楚。陆以湉（1801~1865）的《冷庐杂识》收录大量医药知识。如治疗疯狗、毒蛇咬人的"五圣丹"，并不是得自医者；而是有一个私下授受的管道："韩氏"→亲戚→汪睦斋→郑拙言。陆以湉说此方"秘不传人"；他大概得自郑拙言，并公布示人。见陆以湉，《冷庐杂识》（北京：中华书局，1984），页288。古代医方传抄的模式，是值得留意的。

（appropriative）形式。Kermode 将"经典"的研究与"变迁"联系起来。旧有典籍修正意味着，改写者本身及其文化的变化。[1] 因此，年氏的"改写"，另以贴鸡皮甚至稍后以内补药物来代替，反映中医外科"内科化"的倾向。这种种治疗方法的改变，为了食管急救法有更普遍的适用性。

　　陈实功《外科正宗》一书，至 18 世纪徐灵胎即出现"评"本。徐氏另评点叶天士的医案。陈实功、叶天士分别为内、外科大家。中医内科、外科对"经典"的看法不同；前者引述言必称《内经》、《伤寒论》，后者不必然。《外科正宗》的经典地位，在外科甚至超过《内经》；由徐灵胎评陈实功书肯定的态度可见。然徐氏对陈书的针法、手术等外治法相当谨慎；[2] 并对陈氏的双颊断裂缝合术则未赞一词。[3] 徐灵胎在评本《叙》论肯定《外科正宗》的重要：但指责："后人读此书，信以为然，事事效法，杀人无算，全无悔悟"。[4] 杀人者，当包括手术。这是对医者慎不可孟浪从事之劝戒。而刊于 1760 年、乾隆时医者顾世澄《疡医大全·救自刎门主论》亦全部抄录陈书全文，但以为："断食颡者可治，断气颡者难治。"[5] 程国彭《医学心悟·自刎》（1733 年）也只是处理喉管"未断"的情况："凡自刎喉管未断者，不可见水，急用麻线缝之，外以血竭细末搽之，随用天下第一金疮药厚涂之。"[6] 到了 19 世纪许克昌、毕法同辑《外科证治全书》（1831 年）说法一样，刎伤"不伤气嗓易治，如二嗓皆断危险之证也。"[7] 书中也

1　Frank Kermode, *Pleasure and Change: The Aesthetics of Canon*（Oxford、New York: Oxford University Press, 2004），p. 36.

2　戴祖铭，《徐评外科正宗校注》（北京：学苑出版社，1997），页 209~210。参见，徐慎庠，《许楣〈校正外科正宗〉事考》，收入氏著，《学医随笔》（北京：人民军医出版社，2011），页 122~127。袁枚曾作《徐灵胎先生传》，叙徐氏医治其左臂伤。见清郑澎若编，《虞初续志》（郑州：中州古籍出版社，1989），页 180~181。

3　戴祖铭，《徐评外科正宗校注》，页 485。

4　戴祖铭，《徐评外科正宗校注》，页 1。

5　顾世澄，《疡医大全》（北京：中国中医药出版社，1994），页 763。

6　程国彭，《医学心悟》（北京：中国中医药出版社，1999），页 226。程氏另有《外科十法》一书，"乃治痈疽、发背之大纲"。

7　许克昌、毕法，《外科证治全书》（北京：人民卫生出版社，1966），页 131。

不像陈实功书载有任何成功病案的记录。[1]事实上，后于陈氏的食管缝合的相关记载，多宣示原则，没有具体案例。

而倾向内治有申拱辰《外科启玄·金刀自刎》以药物疗法为主、不见任何手术的建议："夫刀刃之伤，重则断头刎颈，轻则割肉成疮，此皆激忿所致，非血气使然也。内服补中益气加止痛乳、没之类，外以三七汤洗之，其血自止，更上刀疮药则愈。"[2]这里的乳香、没药、三七都是外科常用之药。[3]另成书于乾隆年间的官书《医宗金鉴·金疮》，这本书的体例先有歌诀、次注释："金疮须宣验伤痕，轻伤皮肉重伤筋，外撒如圣桃花散，血多八珍汤独参。"这首歌诀里的桃花散、八珍汤皆见于陈实功书。注解部分，只提到腹破肠出的缝合术、没有断喉缝合术的记载。[4]可见气管缝合术较之肠断裂缝合术似更为危险。

刊于 1805 年，程鹏程的《急救广生集》自刎急救法，具体记录二则案例：

> 一人因角口，用刀自刎，伤长二寸余，食嗓半断，伤口冒血痛甚，在地滚跌，不能敷药。因缚其手足，令卧凉地，用枕垫其首，使伤口渐合，即敷"铁扇散"搧之，少顷血凝，半日后汤饮如常，三日而愈。

又云：

---

1 如何理解陈实功手术的成功案例？（没有失败的手术？）黄宗羲有一文《张景岳传》值得注意，他认为"医案"这种文类有"自传"的性质；而其源来自"名医"传记的写作："自太史公传仓公，件系其事；后之儒者，每仿其体，以作名医之传，戴九灵、宋景濂其著也。而名医亦复自列其事，存为医案，以待后人，遇有病之相同者，则仿而治之，亦盛心也。世风不古，以医负贩，其术无异于里闾俗师也。而不肯以里闾俗师自居，虽复杀人如草，亦点缀医案以欺人。"因此，医案作用是双重的，可作为教学示范，也可用来"自我宣传"（或所谓"欺人"）。见黄宗羲，《南雷文定》（台北：商务印书馆，1970），页 154。张景岳之著作如《新方八阵》，其中外科在"因阵"（卷四），多用熟地。陈修园有《景岳新方砭》可参。
2 申拱辰，《外科启玄》，页 326。
3 陈桂阳、钱加华，《骨伤本草》（北京：人民军医出版社，2011），页 288~292、301~305。三七，或作山漆，人参三七等，是明代以后中医伤科要药。见章静、方晓阳，《中药三七在明代得以传播的历史条件》，《中华医史杂志》34 卷 1 期（2004），页 16~20。
4 吴谦，《外科心法要诀》（北京：中国医药科技出版社，2012），页 388~389。

一人因角口忿激，用剃刀自刎，食喉半断，喘气伤口俱有血泡。盖喉间之气已伤于伤口也。用散药敷之，搐少顷，血即凝，两日痊愈。[1]

以上案例都是单喉受伤、而且是"半断"未全断的情况。两例俱使用外治、也就是药散外敷伤口。所用之药"铁扇散"，清末沈雨苍著《金疮铁扇散秘方》，列举各式病案。[2]

晚清温病名医王士雄在其舅俞世贵处找到前辈史典《愿体医话》；这本医话的特色是以急救法为主。其《救刎死》只说"食管断可治"：

自刎之人，食管断可治，气管断难治。盖人之食管居前，气管居后，刎之太深，则二管俱断，故必死。若止食管断，气管微破者犹可救全。要知觉早，乘其气未绝，额未冷，急将其头扶住，用熟针穿丝线，缝于刀口皮内之膜上，往回间花缝。[3]

史典判断喉断的几种状况，及其可治与否，与前述《洗冤集录》相同；其中"二管俱断"必死，医者不愿处理。上引文提及缝合食管"皮内之膜上"处，这里的"膜"，谢观《中华医学大辞典》："膜，在脂外肉内，形如薄皮"，保护某些器官。又如，"眼膜"、"耳膜"等，也有保护人体内部器官之意。[4]这个食管缝合术似深入颈部"皮里肉内"。[5]

1　程鹏程，《急救广生集》（北京：人民军医出版社，2009），页82。

2　沈雨苍，《金疮铁扇散秘方》，收入丁继华主编，《伤科集成》下册（北京：人民卫生出版社，2009），页2214~2216。是书有道光二十九年（1849年）序文。

3　史典，《愿体医话》，收入王士雄撰辑，《三家医话》（上海：上海浦江教育出版社，2011），页80。范行准认为史典是大约17世纪的医家，曾"用生鲜的雄鸡皮为病家植皮"。见范行准，《中国医学史略》（北京：中医古籍出版社，1986），页194。

4　谢观，《中华医学大辞典》（沈阳：辽宁科学技术出版社，1994），页1534。

5　此为王洪绪（维德）《外科症治全生集》（1740年）评《外科正宗》的话。王氏说："闾坊刻外科，妄称正宗，……世之宗其法者，尽属刽徒。"（《凡例》）见王洪绪，《外科症治全生集》（北京：中国中医药出版社，1999），页16。又见任旭，《王维德的学术思想与认识论》，收入宋春生、刘艳骄、胡晓峰主编，《古代中医药名家学术思想与认识论》（北京：科学出版社，2011），页341~353。

以上，有主张单喉轻伤的情况可治，有主张全以汤药治疗，而陈实功双喉俱断仍可缝合救治可说是"独门绝活"、度人金针。19世纪钱文彦《伤科补要·咽喉伤》是极少数支持陈实功之说者，旨在"心手相应"的技术：

> 治者，须心手相应，不差毫发，乃无误也。而先看其刀弯者，其痕深。其刀直者，其痕浅。若左手持刀而刻者深，右手持刀而刻者浅。一刀勒者深，两刀勒者浅。如喉脘破而有出入之气，封药吸进必呛咳，先用鸡子内软衣盖于破脘之上，再将药封之，则不呛矣。如单脘破者，月余而瘥；双脘破者，两月而愈。照法治之可也。[1]

钱氏所述的缝合、瘥愈时程，长短与陈实功手术相若。自刎又有一刀、两刀之分；自杀者若可连续用刀，使力稍轻。不过"传承"这个概念似在气管缝合手术史是很难使用的。从陈实功到钱文彦，踰数百年，中间没有任何相关手术个案出现；两者的联系有关，却值得商榷。陈实功的气管缝合术是独特、不可模仿的，[2] 是对明清脉学、药学日益通俗化、普及化及服用补剂品味一致化的一种抗议？

与《伤科补要》大约同时，胡增彬的《经验选秘》，是一种"手册式"的救急方书。《经验选秘·割颈断喉》只有提及早救的原则，外治是贴鸡皮，并以内服药方为主："急宜早救，迟则额冷气绝。乘初割时轻轻扶住仰睡，将头垫起，合拢刀口，将血拭去。急用大雄鸡一只，快手轻去其毛，剥鸡皮乘热贴伤口。内服玉真散自愈，愈后鸡皮自落。"[3] 这种伤口贴热鸡皮法，见于前

---

1 钱文彦，《伤科补要》，收入胡晓峰主编，《中医外科伤科名著集成》，页878。
2 "手术"的个人属性，例如台湾的张国华医生；他的脊椎手术，不是直接移植西医；他自己发明最少十二种开刀手法。张国华说："没有读过国外的医学博士，能够持续不断创新手术方法，他归因于中华文化"。见黄汉华，《张国华从中华文化变手术解法》，《远见》2010年8月号，页388~389。如何理解手术"技术"？如何理解医者使用器械的"上手状态"？以及，手术"在职"（on the jobs）的失传？参见赵乐静，《技术解释学》（北京：科学出版社，2009），页61~121。
3 胡增彬，《经验选秘》（北京：中医古籍出版社，2004），页154。玉真散出自《外科正宗》。破伤风常用之方。见赵存义，《古方方义与方名考释》（北京：中国中医药出版社，2012），页87~88。

述年希尧《集验良方》、华岫云《种福堂公选良方》。鸡皮疗法恐已替代缝合手术。我们综合这个条文，及其他相关记载，不难得知中医自刎急救没有规范化。大部分医书主张，食管断可救，或食管未断情况才予以救治；气管断不救，更不要说二管俱断的情况。《经验选秘》缺乏救治成功的记载；陈实功成功救活十余则自刎者，非常罕见。因此，我们对陈氏的双颡缝合术应视作"特殊事件"而个别描述。

成书于 1883 年，江苏京口医者赵濂的《医门补要》可做进一步补证。这本医书是中医手术史重要的著作。在该书《颈断治法》提及处理食管：

> 人之颈项，中有二管。或刀刌与刀伤，若断前管，为食管，可治。先止其血，掺生肌药，贴以膏药，外用布条缠好，常令仰面，静卧勿语。头后垫高，要使伤口合住，不可离开。过三日上药一次。每日用米粉做细圆子吞食，不可饮汤水及齿相呷，月余全功。若断后管，为气管，立时殒命。[1]

这里的喉管，分"前管"、"后管"；伤及气管则不治。气管缝合术的个案，

1　赵濂，《医门补要》（台北：五洲出版社，1984），页 53。本书涉及手术者多矣。如手术面临的疼痛与不同对象："凡用刀针时，令患者口内先含桂圆肉八枚，以接补元气，方不晕脱。若老人、幼孩及病久虚体者，皆难忍痛，不可草率动手，猝有昏脱之变。"（页 2）书中手术相当特殊，如："大人、小孩龟头有皮裹包，只留细孔，小便难沥，以骨针插孔内，逐渐撑大。若皮口稍大，用剪刀，将马口旁皮用钳子钳起，量意剪开，速止其血。或用细针穿药线，在马口旁皮上穿过，约阔数分，后将药线打一活抽结，逐渐收紧。七日皮自豁，则马口可大矣。"（页 41）马口即男性龟头。另有女性开肛手术，使用铍刀、药线、薄棉等相关器具："一女孩生下无肛门，先用药线穿挂肛上羃皮，四日吊豁。随以铍刀挑破肛之正门，外用细木尖，长寸许，裹以薄棉，插入刀口。三日使皮肉不得复连，乃成完全人矣。"（页 88）而且手术好用火针："一童跌豁上口唇，先以细火针穿通两边豁唇，次以丝线针自火针孔穿出，收紧豁口。掺生肌散，贴以膏药，三日一换，惟饮稀粥，禁止言笑，一月复原。"（页 106）赵濂应是当时外科能手，另著《伤科大成》等。参见余瀛鳌，《赵濂〈医门补要〉在外科上的成就》，收入氏著，《未病斋医述》（北京：中医古籍出版社，2012），页 116~117 的讨论。中医手术史，会出现偶尔的创见、失败的实验与尝试、不合常规的治疗。透过中医手术独特的连结（articulate）医学、身体的途径，可以对中医史有独树一帜的洞见。

属于不多见的"异例"。

食管（单管）断裂处治的认定，缝合手术等"外治"诸法渐由不同的"内服"药方代替。李汝珍的博学小说《镜花缘》第29回载录外科药方"七厘散"，可"治食嗓割断，无不神效"。[1] 大约同时代的赵学敏《本草纲目拾遗》将七厘散与"麻药"闹羊花子等药方并列，"治金刃伤，止痛如神"。[2] 除止痛的功效，七厘散可止外伤流血不止，内、外兼用。据民国名医陆士谔编《叶天士手集秘方》，考证七厘散出自军事医学，后广用于民间私斗，为重伤良方：

> 七厘散，专治跌打损伤，骨断筋折，血流不止；或金刃伤重，食嗓割断，不须鸡皮包扎，急用此药干糁，定痛止血。先以药七厘服之……此方传自军营，凡打仗受伤，屡有起死回生之功。两粤、云、贵得此调治，斗殴诸重伤，无不应手痊。[3]

上书是否出自清初名医叶天士之"手集"亲炙，存疑。目前是书仅得陆氏1919年亲校本一种，并无其他传本。而且叶氏弟子亦从未提及上书。按七厘散系"军营"用药，之后用来取代前述年希尧等方书的热鸡皮贴法。一直至今天，七厘散成为伤科科学成药，而以内服治疗"内伤"为主。

古代以兵刃自杀者，在自杀案例应属于少数。大部分例子是用"自缢的方法"，一来为"保存尸体的完整"，同时也与古人灵魂／身体信仰有关。[4]

1　李汝珍，《镜花缘》（长沙：岳麓书社，2006），页119~120。《镜花缘》涉及中药极多。见赵建斌，《中医药方剂考》，收入氏著，《镜花缘丛考》（太原：山西人民出版社，2010），页343~378。

2　赵学敏，《本草纲目拾遗》（北京：中国中医药出版社，1998），页81。赵学敏为天主教徒，其生平及著作见范行准，《明季西洋传入之医学》（上海：上海人民出版社，2012），页22~23。

3　陆士谔，《叶天士手集秘方》（北京：中国中医药出版社，2012），页203~204。本书是否即清初叶天士"手集"，可商。如托名叶天士的《医效秘传》。《手集秘方》可能出之陆氏假托。参见清·吴金寿校，《医效秘传》（上海：上海科学技术出版社，1963）。

4　李宗侗，《中国古代社会史》（台北：华冈出版公司，1977），页267~269。

中医的急救法，也以急救上吊者最主。自刎案例不多，自刎后单颡断甚至双颡皆断而致获救的实录恐怕更少。

现代波兰医学史家路德维克·弗雷克指出，"医学"这个学科迥异于其他的科学分支（如物理）；前者没有办法系统、理论化。他说，医学现象要"理性化理解"是不可能的。[1]弗雷克特别指出医学中的"非典型"案例，这些异例无法充分整合到其整体之中；因此"非典型"者只能个别处理、讨论。[2]我们不能从明清外科医学偏向"内治"的背景来解释"手术"之个别，甚至认定个别的手术出自抄袭或附会。像罕见疾病的病例，每一个独特生命不同的档案；中医手术的个例也是裂隙式的出现。

中医手术之"成立"，与现代医学消毒、止痛技术有无、成熟与否，关系不大。所以，朱颜说：传统中医"外科手术方面，仍是极其幼稚，而且缺乏消毒知识，因此没有什么长处可说。"[3]这种说法，并无法解释本章所讨论十六世纪的中医食管、气管缝合术的成功史。"非典型"的手术也是手术。幼稚的中医手术在历史上还没有发展。中医"例外"、"意外"的手术个案，终究无法产生"科学"外科，而停留于一门技艺，而且注定失传的命运。

以下，是双颡断裂缝合术的"先例"及其失传图示。要言之，技术之所

1　Ludwik Fleck, "Some Specific Features of the Medical Way of Thinking", in R. S. Cohen and T. Schnelle（ed.）, *Cognition and Fact—Materials on Ludwik Fleck*（Holland: D. Reidel Publishing, 1986）, pp.39~46. Fleck 的原文说："How does one find a law for irregular phenomena? —this is the fundamental problem. In what way should they be grasped and what relations should be adopted between them in order to obtain a rational understanding?"（p. 39）

2　我们不时在笔记、随笔读到一些据说是作者阅历、却难以解释的医学记录。例如，汪东即记载一则他在民国二十八九年间，中医外科的见闻。汪氏说："我国习传偏方及药物之有奇效者伙矣。惜能用者不知，可以知者，又鄙夷不屑，此医道之所以日窳也。"见汪东，《寄庵随笔》（上海：上海书店，1987），页25。

3　朱颜，《中医学术研究》，页88。

以"失传"，是以一连串医学论述及其他方法的"取代机制"而进行：

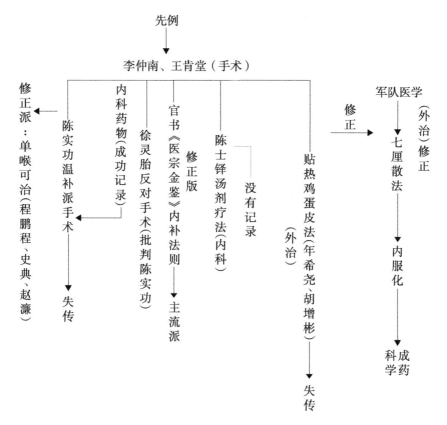

中医之"手术"史与绵延不断的"内科"发展同时发生，一隐一显。中医手术宋元以后化整为零，明清以下医者或各持"一技"，衰而又衰。[1]

明清中医外科"内科疗法"不断深化，各种"专科"医疗的历史隐而不彰。经由这种内科思路，中医外科尤其注重与脏腑相关的"内痈"症，及内、外病症"相似"之处的汇通。陆以湉的《冷庐医话·外科》即论及肺、胃、

1　与陈实功大约同时，明代嘉靖癸丑的进士李豫在他的随笔《黄谷谈谈》（卷1）对当时的医学有一段深刻的观察：外治法衰（针灸）、汤药法兴。他认为，用药其实不难，在所有治疗方法中乃"医家之下着"。"余往在留都，尝语诸医曰：'汤药者，医家之下着。'诸医咸瞠目莫喻，正以此也。噫嘻！是徒俗医所不达耶？"见李豫，《黄谷谈谈》，收入《四库全书存目丛书·子部103》（台南县：庄严文化公司影印，1995），页220。

大小肠之内痈，及比较"外科之症有与内科相似者"。[1]

　　生于江苏苏州的医者张璐以自己生活亲历的时代，将医学发展分为三期：第一期，"余生万历丁巳，于时风俗虽漓，古道未泯，业是道者，各擅专科，未尝混厕而治也。"明季中叶以前医疗市场，是"其技各专一门"的状况。[2] 接着，是大量儒者进到这个市场。第二期，明、清易代交替，张璐指出"壬寅以来，儒林上达，每多降志于医，医林好尚之士，日渐声气交通，便得名噪一时，于是医风大振，比户皆医"。此时的儒者为医，不是科场失意、转业以医为啖饭之计；不少是大学者如傅山、吕留良、高鼓峰等。[3] 第三期，张

1　朱伟常，《冷庐医话考注》（上海：上海中医学院出版社，1993），页227~229。

2　见顾起元（1565~1628），《客座赘语》（北京：中华书局，1987），页227。另参见李孝悌，《顾起元的南京记忆》，收入唐力行主编，《江南社会历史评论》2期（2010），页137~154。按医学"专科"大多世业相传。晚清平步青在《霞外攟屑》指出，越地"世医歇绝"的情况（《越医》）。见平步青，《霞外攟屑》（台北：世界书局，1963），页228~229。梁章钜（1775~1849）也说："历考古近名医，并未闻有三世相承者"，其说与平氏世医歇绝之说相类。见梁章钜，《浪迹丛谈·续谈·三谈》（北京：中华书局，1981），页141。

3　明、清交替之际，活动于抚州、嘉兴一带的医家高鼓峰的重要被人所忽略。鼓峰，字旦中。其著作《医宗己任编》为代表。高氏与黄宗羲兄弟、吕留良等儒学大家往来，本习儒业，后以医闻。高氏《四明医案》一开始："庚子六月，同晦木过语溪访吕用晦，适用晦病热证。"（页95）黄晦木即黄宗羲弟；吕用晦即吕留良。吕氏从高鼓峰习医学。吕氏《行略》："自弃诸生后，或提囊行药，以自隐晦，且以效古人自食其力之义。"明末清初，儒者行医多是不愿仕清之遗民一种"姿态"。黄宗羲后批评高旦中及吕留良行医，以为"方伎龌龊"（《南雷文案》卷七）、非儒本业。黄氏《高旦中墓志铭》一文认为，高氏医学源自明·赵献可《医贯》而改头换面、不加引注："旦中又从赵养葵得其指要"；"盖旦中既有授受，又工揣测人情，于容动色理之间，巧发奇中，亦未必纯以其术也。"黄氏批评高鼓峰语多微辞，且"不欲置旦中于医人之列"。所谓"儒医"，并非如现代学者所想象的顺理成章；儒者内部亦有所分歧。黄宗羲、吕留良即因儒者是否要"因医行而废学"等看法不同而交谊完全破裂。见容肇祖，《吕留良及其思想》（香港：存萃学社影印，1974），页37~57。高鼓峰、吕留良的医学以"内因"，及温补内服汤剂为主。参见杨小明，《黄宗羲与医学》，《中华医史杂志》32卷4期（2002），页223~226。高氏《四明心法》与赵献可《医贯》之间思想关系，有待进一步研究。见高鼓峰等，《医宗己任编》（北京：学苑出版社，2011）；清代医家杨乘六、董废翁、王汝谦对这一系医学多所补苴发挥。中国医学外科自南宋以降，有"内倾"（内科化）的发展，有三变：南宋、金元及明清交替之际三个段落。南宋以王硕《易简方》治疗痈疽方法为代表。至金元时期，以李杲等对痈疽、疮疡的论治为代表。见刘时觉，《永嘉医派研究》（北京：中医古籍出版社，2000）；李聪甫、刘炳凡，《金元四大医家学术思想之研究》（北京：人民卫生出版社，1983）。

璐认为医学风气"圣门之教无违，炎黄之德不显"。[1] 儒林医学全盛，"专科"技术益形式微。与上述第一期医疗市场"各擅专科"的局面不同？刭手术专科已无生气，非惟罕见，抑且难取信于人。至 1903 年，上海医家毛祥麟的《对山医话》提到的，手术"专科"一息尚存："古之医士能破胁取症，割股疗毒，筋断能续，骨断能接。今虽罕见，然能通其技者，宇内犹有其人"，[2] 洵非虚构。

上述三期，中医"外科"分化为三：陈实功温补调养的"手术"是新兴型；上述毛祥麟所知见的手术及外治诸法是残存型；而纯以汤药治疗则是主导型的外科，三者同时并存。[3] 陈实功的双颏断喉缝合术也成为残存型，无人能做。

最后，以英国传教士医者合信（Benjamin Hobson, 1816~1873）的《西医略论》救自刎缝合术为参照：

> 凡人自刎伤气管，不必死。若伤食管及大脉管，一二瞥眠必死，无救法。有时伤小脉管，血塞住气管，应将结血取出，绑扎脉管，令头略低卧，用线缝结割皮三四处，外贴湿布……食管断，食入，自断处流出，不能入胃。[4]

上书反映的手术大约是 19 世纪上半叶西医之大概。西医也只处理单喉断裂的情况，与明清医书所载相仿佛。因此，陈实功的双喉断裂缝合术不能不说类似一种"反常"的手术，但并没有进入持续累积的阶段。[5]

1　张璐，《张氏医通》（太原：山西科学技术出版社，2010），页 3。

2　毛祥麟，《对山医话》（上海：上海浦江教育出版社，2011），页 48。1909 年，梁希曾《疬科全书》也指出："今人于外科一门，多行霸道，不顾人命"；是批评手术为事。见刘时觉，《中国医籍续考》（北京：人民卫生出版社，2011），页 819。

3　刘康，《对话的喧声：巴赫金的文化转型理论》（北京：北京大学出版社，2011），页 153。

4　合信，《西医略论》（咸丰七年新镌，江苏上海仁济医馆藏板本），卷中《急救证治·救自刎》，页 89。参见赵璞珊，《合信〈西医五种〉及在华影响》，《近代史研究》1991 年 2 期，页 67~83、100。

5　吴以义，《库恩直解》，《自然科学史研究》30 卷 4 期（2011），页 383~392。

19 世纪下半叶后西医外科发展，而中医的"刳肠胃之术"、"针法"俱不振。清末陈炽的《庸书外篇·西医》以为中医外治法失传、西医盛行："惟古人治病，汤剂特其一端，其针灸、外治诸方失传已久。书传所载诸治验，或夸张失实，然汤、散之不及，必有他法以佐之，无疑义也。……泰西则加意讲求，日进之势也。"[1] 中医外科礼亡仅存饩羊了。清末民初的章纳川《中医盛衰理由说》以为中医有三支，张仲景一支盛、而各种"成方"流行，以致中医由盛转衰："华佗氏之道，所行未几，人莫能知其医之美，为曹氏所害，则刳肠胃之术，无人敢学，遂失其传矣。惟仲景之方略，叔和氏彰明其旨，而人始胜于针法，无病不瘳，……直至今日，为泰西医学之所深耻也。"[2] 而与章氏同时代，叶德辉亦比较中、西医，并主张中医应复兴"针灸"，但革除西医手术："支解之术，以暴易暴者，扫除而涤荡之。君子犹远庖厨，岂人命不如禽兽?"[3] 只有禽兽、罪犯（如前叶梦得所言）等，才施以支解、手术之术。

本章的"先例研究法"不只溯源某一种技术的相关文献，同时也寻找某种技术其后被引用、改写的历史。此为手术史研究之大纲，可因之而三反。陈实功的双颊断裂缝合术应个别讨论，其所述的个别案例也不宜视作通例。而我们对待忽然出现的某些外科技术[4] 不是直接放到当时的内科主流脉络，[5] 也不是以现代中医能不能做，或西方近现代医学手术的标准予以判断。

1　陈炽，《庸书外篇》（清光绪二十二年刻本），卷下《西医》，页 29。

2　章纳川，《汤头钱数抉微》（太原：山西科学技术出版社，2011），页 42~43。

3　叶德辉，《叶德辉文集》（上海：华东师范大学出版社，2010），页 263。叶氏在清末提倡《公羊》之学，为今文家宣传之言。见左舜生，《游戏召祸的叶德辉》，收入氏著，《中国近代史话初集》（台北：文星书店，1966），页 133~136。

4　例如，余听鸿的医案（1918 年）就记载一则详细的截肢手术。见余听鸿，《诊余集》（北京：学苑出版社，2008），页 232。中医还有不少小型手术，不被注意。例如，清末北京名医杨著园说："为之针儿手食指，谓之扎积；其最悍者，用刀割儿食指，剔出肉缕，至为酷毒，谓之割积。"见杨著园，《著园医药合刊》（太原：山西科学技术出版社，1992），页 49。清末李守中记载"时疫核"（鼠疫）、"标蛇症"（痧症之一），其治疗方法有小手术，见李守中，《时疫核标蛇症治法》（广州：广东科技出版社，2009），页 11。

5　明清中医外科的"内科疗法"，主要有二书：高秉钧，《疡科心得集》（北京：中国中医药出版社，2004）；余听鸿，《外证医案汇编》（上海：上海科学技术出版社，1961）。余书选辑陈学山、薛生白、缪宜亭、叶天士、徐灵胎等之外科医案，共 700 余例。又，余震（1709~ ?）收集外科

中医手术与"内科"(方脉)两者的文化资源截然不同。后者，其技术、理论与政治体制、主流哲学有更紧密的结合，[1] 互相浚发。像主流哲学自视为正统；手术则被视为脱离内科史的正统。

如何研究中医"手术史"？前述现代研究中医手术史研究的开创者刘复说，中医手术"不传，即传亦非典籍所能昭示者"；手术史料典籍所载稀少、个人临床经验亦不足用以作为解释的资源[2]——毕竟我们很难找到一个会做气管、食管俱断缝合手术的中医生。[3] 我们总会遇到史料不能言说之处；多元、复数中国医学史的理解，可以就由这些地方直接切入。

医案，也"与内科有关涉者"，见余震，《古今医案按》(北京：人民卫生出版社，2007)。明清针灸等外治法衰、汤药疗法大盛。明医者汪机(1463~1539)在《针灸问对》："或曰：《内经》治病，汤液、醪醴为甚少，所载服饵之法才一二，而灸者四五，其他则明针法，无虑十八九；厥后方药之说肆行，而针灸之法仅有获存者，何也？"汪氏认为"针"只能治不足之病(所谓的虚病)。古代之人充实病中于外，针灸可用；今人得病于内，故用汤液为多。而且"七情"、情志之病，"针不可以治之也"。汪氏认为，当时的针家不重视脉诊，"切脉观色，医之大要。今之针士，置而弗论，此制法所以不古若，而愈疾亦十无一二也。"汪机另有一书《外科理例》收有670条病案，针灸治疗有179例，余全用汤药施治。见李磊校注，《针灸问对》(太原：山西科学技术出版社，2012)，页1；页43~45、105等及《汪机研究》一文(页315~357)。王士雄也批评外科"内治"之歪风："在昔内证尚须外治，今则疡科专以汤液治外疾，藉言补托，迁移时日，轻浅者糜帑劳师，深久者溃败决裂，或死无敛具，或残体破家。"又批评："昧者犹訾刀针为蛮法！"可见中医外科治疗手术之必要、专用汤药不宜。见王士雄，《归砚录》(天津：天津科学技术出版社，2004)，页38、61。当时医风问题，吴炽昌说："当世医无定评，忽贤忽不肖"。见吴炽昌，《客窗闲话》(北京：文化艺术出版社，1988)，页69。又，干祖望(1912年生)将传统中医外科流派分为"儒医"与"专业医"。前者的代表以王肯堂、万密斋为主。在手术、方脉二派之外，还有所谓"丹方"一派，丹方即"单方"，其中《外科十三方》为代表。见干祖望，《干祖望中医外科》(北京：人民卫生出版社，2006)，页365~374。明·黄承昊《折肱漫录》论外科肿毒"凡患毒者，多服十三方、仙方活命饮以消毒，但老弱之人不能堪此。"十三方大约明代已有。见黄承昊，《折肱漫录》(上海：上海浦江教育出版社，2011)，页96。今人张觉人著有《外科十三方考》(北京：学苑出版社，2009)。张氏说，十三方出自下层铃医之秘，且与丹道密切。

1 相对于"内科"，中医手术史属于"文化主观历史"。参见黄应贵，《"文明"之路》(台北："中央"研究院民族学研究所，2012)第三卷，页257。

2 就算在数理的世界，逻辑规则无法证明的命题，也不能说这些命题是假的。人把握"真实"、历史的真也有其限度。Janna Levin 的小说，*A Madman Dreams of Turing Machines* (New York: Knobb, 2006)的主角是两位数学家，及说明"不完全性"的原理。

3 中医"外科"、"骨伤科"在20世纪后，有一些新的发展；特别是着重在若干优势的外科疾病。如慢性骨髓炎、乳晕瘘管、烧伤等。肛门痔瘘也采用手术。李乃卿、曹建春，《中医外科骨伤科常见病诊疗常识》(北京：中国中医药出版社，2005)。

跋：我学习医学史的经验浅谈

每一个医史研究者进入医学史的途径不同，各得轮扁之甘苦。我是持续收集及阅读陈邦贤、何时希、余云岫、范行准等几位前辈学者的作品开始的。温故知新，求珠惜椟，为了答谢这些医学史的先行者。

我阅读的第一本中医通史，是陈邦贤 1954 年版的《中国医学史》。[1] 这本书的特色是"疾病史"。陈邦贤也是现代系统研究麻风病、脚气病的第一人。

陈邦贤对医学史有许多研究构想、规划。这通常是一门学科开创者的特权。他曾将医学史析为五十四个小专史，例如："自然及不自由运动、心跳、脉搏、喷嚏、肺动、勃起史"、"增进容貌秀丽史"、"外科医学史"、"触觉触物史"、"智力，如自省、幻想、记忆、推理等史"、"空气全史"、"各种游戏史"等。这是一份极富想象力的医学史范畴清单。陈邦贤甚至建议当时刚成立的"中央"研究院历史语言研究所（1928 年成立）[2] 研究医学史："吾国中央研究院历史语言研究所，倘能设医学史研究科；或医学院中如日本明治十六年，大学医学部，设置医史科，俾医史成为一重要之科学，岂不懿欤！"[3] 他兼容医学与历史学者共同分担责任："今之专门学者，孰肯研究其专门之历史，而史学家又不欲

1　陈邦贤，《中国医学史》（上海：商务印书馆，1955 二刷）。陈氏有医学三史。

2　"中央"研究院历史语言研究所 1928 年 4 月在广州成立。前后九次迁徙。

3　陈邦贤，《医学史分类之研究》，《中西医学报》10 卷 1 号（1929），页 53~56。本文引用 1949 年前中医药期刊，见段逸山主编，《中国近代中医药期刊汇编》（上海：上海辞书出版社影印，2011）。一共 5 辑，48 种。段逸山先生为这套期刊丛编所撰写的前言很值得细读。我们有意为中医写"新史"，应吸收"民国时代"的相关研究资源。

研究其专门史也。"[1] 航断港绝潢，今之医学史偏就"内史"[2]者未竟功而退。

陈邦贤致力于中医经典的重新解释及相关医史史料的系统整理。在《中西会通素灵摘要》，以《内经》为"万世不祧之祖"，"后世医者不敢出其范围"。[3] 中医作为"古典医学"之特质，见本书第一部分的讨论。陈邦贤另一项工作是《二十六史医学史料汇编》。[4] 他前后阅读二十六史四遍，搜集医史史料长十五年之久。陈氏以为正史"非医学文献"中，"上层建筑的医学事件"尤其值得留意。这套巨著，对医学重要事件长时间反复而系统出现的变化模式，提供了第一手的史料。

对我影响的第二位医史学者是何时希。[5] 最早接触的是他的两本书：《近代医林轶事》与《历代无名医家验案》。前者，从何时希的叙述的清末民初"医林"人物具体感受到一个葱蔚洇润的"上海医派"。当日不少名医都涉及医学史的撰述。我曾按照何氏所说绘制一个学术传承的谱系，[6] 作为阅读近代中医流派的参考。例如章次公先生。章氏也有医学史作品，我都尽力收集来看。

1 陈邦贤，《中外医事年表自叙》，《德华医学杂志》1卷11号（1929），页1。

2 关于"内史"、"外史"取向的讨论，详见 Steven Shapin, "Discipline and Bounding: The History and Sociology of Science as Seen through the Externalism–Internalism Debate," *History of Science* 30 , pp. 333~369。

3 陈邦贤，《中西会通素灵摘要序》，《中西医学报》16期（1911），页 7~10。

4 陈邦贤，《二十六史医学史料汇编》（北京：中医研究院中国医史文献研究所，1982）。

5 何时希先生出身江苏青浦的"世医"。何氏医学从南宋至今有 30 世。见陈邦贤，《"江南何氏二十八代世医"访问记》，《上海中医药杂志》1957 年 12 月号，页 47~48。

6 我根据何时希所述，制作"民国上海中医想象系谱图"（详下）。民国上海医派主要有二系："丁甘仁学派"与"恽铁樵学派"；后者更倾向与西学、西医汇通。这二派的中医都有医经、医史的著作。他们多少与江苏的"孟河医派"有渊源。见何时希，《近代医林轶事》（上海：上海中医药大学出版社，1997）。

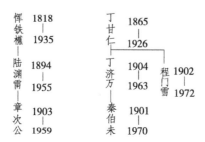

他即特别表彰明末清初东南医家卢之颐及其父之核心地位。卢之颐个性奇特，其"议论天下事无所避忌，识者为之忧危，以为必中奇祸也。"[1] 烈士畸人，抗心希古。章氏解放之后意气用事，与卢之颐相呼应。

何时希另一本书《历代无名医家验案》特别标示"无名"如僧道、走方郎中、江湖卖艺者等留下的史料。委巷丛谈，有一技一药，片言居要，即以移录。例如"麻风病"，取材自传统笔记杂著为多。凡麻风之别名如"癫"、"疠"、"天刑病"等，唐代"福田院"之隔离传染措施及各种治疗习俗，[2] 皆有论述。何书之后《引见书目》，罗列笔记、野史等。我进入史语所工作的第一个十年（1990~2000）可专心读书，按图索骥，受益于何时希这个《书目》甚多。十年象牙塔，索落自甘，谢绝人事，杜门避世。

何氏著《中国历代医家传录》三大册，搜集医家两万余人，引书三千种。相较同类工具书，只简单介绍医家生卒年及医学成就，何著是一种"研究型"的工具书。何著有《历代医家师承传受表》，[3] 对古代医学"师承"的不同方式，及进一步了解医家的"身份感觉"提供有用的线索。李涛的《中国戏剧中的医生》，这篇别开生面的论文，展现了不同类型的医生面相；戏剧中的医生众像反映了"那时代的文人思想和民众心理"。这篇文章以二十六本戏曲，时间跨越从十三至十九世纪。释道剧曲中的医生是正面的。但不少戏剧表现对切脉诊断病是相当怀疑的。能治病、有学问的"儒医"则是些并不以医为职业的人。而"戏剧作家常将卖毒药、害人、拐卖人口等下流行为，假定为医生所为。"[4] 收录于本书的第七章、第八章涉及医者对药物在不同场域的应用。这两章的案例角色皆取自正史，但戏剧性不下于虚构的

1　章次公，《明遗民医征略序》，《医史杂志》1卷1期（1947），页35~36；《卢之颐生平及其著作》，收入朱良春主编，《章次公医术经验集》（长沙：湖南科学技术出版社，2001），页45~46。

2　何时希，《历代无名医家验案》（上海：学林出版社，1983），页205~213。何先生在这本书的《后记》，谈他1950年代在北京的读书生活，心向往之（页366~369）。

3　何时希，《中国历代医家传录》（北京：人民卫生出版社，1991），下册，页470~624。

4　李涛，《中国戏剧中的医生》，《医史杂志》1卷3、4期（1948），页1~16。

戏曲传奇。

　　还有一位被忽略的医学史家余云岫。在台湾 1970 年代，就有三本他的著作影印本流传，《古代疾病名候疏义》、《医学革命论选》与《皇汉医学批评》。[1] 余氏西医背景，日本大阪医科大学出身。但他的中国"古代医史的预备工作"并不完全是现代西医式的解释。

　　举例来说，余云岫《古代疾病名候疏义》是解释《说文解字》、十三经等古籍的"疾病"。实际内容包含了中医技术史，如"寸口"等诊断术的考证、[2] 砭石刺法、[3] 毒药的起源[4] 等中医主要技术。有人以为，余云岫直接以西医疾病"确定"古代中医史的疾病，并不完全正确。如"劳病"在余云岫书中出现 13 次，"虚劳"出现 10 次，以及相关劳病的术词的解释，余云岫都不是简单的中、西医直接"翻译"，最多是参照。"劳病"者不是一种专病。古代将身心的过劳体验，疲惫衰弱等，形成一类附着于历史文化的"综合征"。后有五劳六极七伤等名目。劳病在古疾病词汇与"瘅"、"癉"、"露"、"痎"等[5] 有关。可以说，在古代劳病相关术语群特别丰富多姿。余云岫在多方解释"心疾"（出现 13 次）、"心病"（出现 3 次）、"惑疾"（出现 6 次）等，也多少与劳病的痛苦经验联系起来。[6] 这种种有因日常生活的作息而引起的劳乏、忧郁等主观感觉。作为疾病概念的"劳"及其派生术语的历史，与现代西医术语大相僻驰。余氏经常在书中有不知定为何病之叹！

1　这三种影印本分别是：余岩，《古代疾病名候疏义》（台北：自由出版社，1972），此书影印 1953 年北京人民卫生出版社；《医学革命论选》（台北县：艺文印书馆，1976）；余云岫，《皇汉医学批评》（上海：上海社会医报馆，1931）。

2　余云岫，《古代疾病名候疏义》（北京：学苑出版社，2012），页 79~81。下采张苇航、王育林的新点校本。

3　余云岫，《古代疾病名候疏义》，页 187~188、366~367。

4　余云岫，《古代疾病名候疏义》，页 328~332。

5　余云岫，《古代疾病名候疏义》，页 25~26、320、368~369、297~298 等。都有"劳"之谊。

6　余云岫，《古代疾病名候疏义》，页 308~309、362~363、368 等。

余云岫《古代疾病名候疏义》中，提到"无辜"这一类疾病四次。[1]无辜者，无解之病。民国时期萧叔轩的一篇长文《无辜考》以为，它是与鬼神有关的"祟病"。[2]无辜病认定某种妖鸟祟害小儿。这一类病甚至与"痫病"等也有所牵连。[3]中医有些疾病间是有交互复杂的关系，明程云鹏《慈幼新书》论及小儿无辜病：

> 疳有名无辜者，壮热羸瘦，头露骨高，舌下有虫，或脑后项边有物如弹丸，按之转动，软而不疼，其内有虫，须速针出，不尔，便传食脏腑矣。此症因夜露儿衣时，为鸱鸮羽所污而致。[4]

以上的叙事是由隋唐时代医书层层抄录、演变而成。"疾病"是医病关系共同创造出来的神秘实体。深浅虚实，损之又损，叙证琐碎。有广大人民悠久的信仰为基础，并结合了医者的经验观察。余云岫充分理解古代疾病的歧义多义。他在讨论与无辜相关的《中华旧医结核病观念变迁史》，即说："唐人之所谓尸注，实不专指结核病，凡一切急性、慢性、传染病及怪异罕见之证，世人以为神鬼之祟者，皆属之"。[5]"传染"诸疾与"神鬼之祟"往往类似一种反相形成。医者压抑了后者为病因，而以"气"或"邪"的病理机制合理表达。清·潘永因《宋稗类钞》记载一则邪祟病：

> 李行简外甥女适葛氏而寡，更嫁朱训，忽得疾如中风状。山人曹居白视之曰："此邪疾也。"乃出针刺其足外踝上至一茶久。妇人醒曰：

1　余云岫，《古代疾病名候疏义》，页27、34~35。

2　萧叔轩，《无辜考》，《中西医药》2卷9期（1936），页5~21；《中西医药》2卷11期（1936），页28~36；《中西医药》2卷12期（1936），页23~30；《中西医药》3卷4期（1937），页10~15。一共四期连载。

3　萧叔轩，《无辜考》，《中西医药》2卷12期（1936），页25~26。

4　明·程云鹏，《慈幼新书》（北京：人民军医出版社，2012），页152。

5　余岩，《医学革命论选》，页72。

"息平矣。"每疾作时，梦故夫引行山林中，今早梦如前，而故夫忽为棘刺胫间不可脱，惶惧宛转乘间乃得归。曹（居白）笑曰："适所刺者，入邪穴也（一作百邪穴）。"[1]

针法是经验性的治疗。上述具有戏剧性的治疗效果，医生落针之处与患者梦中"为棘刺胫间"竟一致。逃避至"山林"不得归是患者潜在的欲望？所谓"惶惧"之情，也是"每疾作时"的症状或生病经验。"邪疾"似患者故夫亡魂作祟，同时也反映了患者"更嫁"的困境隐情。患者显示的梦得到医者的适当响应而消解。本书收录的第三、四、五章，探讨有关的课题。

前述患者"如中风状"。英国科学思想史家劳埃德所说的生病与"不适"之间的暧昧。在他所举的例子，"一种给定的临床状况可能归结于一系列的病因"。或者，疾病的功能之一，是患者"以一种高度警觉来反思最近的事件，行为和社会关系中他们可能做错了什么。"[2] 人的不适感与社会关系是密切的。

我心目中现代医学史"四大家"，最后一位是范行准。范先生留下大量经典作品。如《胡方考》[3]、《中国古代军事医学史的初步研究》[4] 等，至今无人能出其右。范行准每篇文章似有全局在胸才下笔。[5] 整体而言，至今他的研究成果仍是两岸医史界"第一名"，短时仍无人可超越他。

范行准《中国古代迷信的药物》，[6] 重新定义"迷信的"，及缘于"迷信"

---

1 清·潘永因，《宋稗类钞》（北京：书目文献出版社，1985），页 670。

2 劳埃德著，池志培译，《认知诸形式：反思人类精神的统一性和多样性》（南京：江苏人民出版社，2013），页 83~84。

3 范行准，《胡方考》，《中华医学杂志》22 卷 12 期（1936），页 1235~1266。陈明开拓域外史料，为医学史别开新面。见陈明，《中古医疗与外来文化》（北京：北京大学出版社，2013）。

4 范行准，《中国古代军事医学史的初步研究》，《人民军医》1957 年 3 月号至 10 月号分 7 期连载。（其中 6 月号缺）

5 若干重要论著，见王咪咪编纂，《范行准医学论文集》（北京：学苑出版社，2011）。

6 范行准，《中国古代迷信的药物》，《国药新声》5 期（1939），页 31~39；《国药新声》6 期（1939），页 19~25；《国药新声》7 期（1939），页 25~30。关于药物的起源，参见真柳诚，《〈神农本草经〉的问题》，《斯文》119 号（2010），页 92~117。

所产生的医药。古代药物的"药效"，来自于"法术的效验"的规范核心。因此巫者、方士注意怪异之物、污恶之物等，信仰其中蕴含的诸力。而厌胜与预防意味的药物占了大多数。至于用药方法，他说："今天人们的吃药叫'服药'的'服'字，古时并不是内用的方法而是外用佩带的佩字意义。……今日通行所说的'服药'两字，是有深长转变的历史在里边的。"[1]古代药物对"毒"的体验源自"外用"，应该不下于"内服"罢。例如，法术之眼特别迷信"赤色"的药，这些药物的效验可由外在观察而得。与可见的"血"、"火"的颜色一样。范行准说："《山海经》中所用为治病的药物，除了奇怪的形状外，就是最注意这赤的颜色了。差不多有三四十种是用赤色或赭色或朱色的药。"[2]可见的"毒"广泛应用在避邪、逐鬼、祓除不祥法术等疗效。食物、植物数量虽多且易得，但尝之"毒"否，非初民最关心。本书第六章的"艾火"，属于范行准所说的迷信药物，[3]也是外用之药。

"迷信"包含礼俗、宗教、法术、数术、医疗等各领域。[4]江绍原的"迷信研究"即兼含上述诸课题。与范行准上一文研究题旨雷同，江绍原特别关注"迷信的身体"。例如：毛发、胡须、毛足指甲、口水、血[5]等人与动物身体的部分。这些是身体的精华所在。毛发等法术医疗可以用来治病，同时也影响该物"本主"及他人的意志心境。而身体的小部分"被用为本人的替代

1　范行准，《中国古代迷信的药物》，《国药新声》6 期（1939），页 23~24。

2　范行准，《中国古代迷信的药物》，《国药新声》7 期（1939），页 28。

3　黄龙祥，《黄龙祥看针灸》（北京：人民卫生出版社，2008），页 19。

4　余新忠讨论清代瘟疫史，注意鬼神司疫、祈神驱疫等礼俗层面。见余新忠，《清代江南的瘟疫与社会：一项医疗社会史的研究》（北京：中国人民大学出版社，2003），页 121~126、157、258~259 等。

5　江绍原，《发须爪：关于它们的迷信》（北京：中华书局，2007）；《吐沫》及《血与天癸：关于它们的迷信盲行》，收入王文宝、江小蕙编，《江绍原民俗学论集》（上海：上海文艺出版社，1998），页 89~113、161~193。另，江绍原，《中国礼俗迷信》（天津：渤海湾出版公司，1989）收集相关史料甚丰，可参。我曾影印江氏在《贡献》发表的医学史小品百余篇。这些文章发表1928 年，题目为《国人对于西洋医药和医药学的反应》。

品"；"本人"的部分即是其整体，这种"关系"也是医学知识的原理之一。大、小人体的"感应"宜忌是法术、医学所共享的。奥地利科学史家 Otto Neugebauer 认为传统希腊语言与"线性"数学的关系，正如"代数"与巴比伦语言关系之不同。[1] 中医的阴阳五行语言及其数术文化背景也发展出独特的治疗思维。

本书有关身体史的主题有象征君主及政体的"肺石"、作为血肉形体"替代品"的影子、人体月经、血液接触过的污染之物的法术效力等，显示其中的操作逻辑及感知真实的文化语言背景。

本书的最后一部分涉及"手术史"。前述陈邦贤曾有"外科医学史"的构想，可惜没有任何具体成绩。中医史广义是"内科疗法"的历史。《伤寒论》及其后续注疏经解之作不可胜数。历代著名方、药的讨论及"科学中药"的研究是主流。[2] 六大类型的症候群、三百九十七种亚症候群，以及一百一十三方的加减变化。

中、西医都有"手术"。但如医学史家亨利·西格里斯特所说："外科，在各种治疗方法上有特殊的地位。外科这个字的古义是'手工'的意思。再确切一些便是'手术'。"[3] 手术的特色有二：一是用在紧急的危险状态；一是主要用来除去人体的外来之物，清除脓疡等。相对其他治疗方法，西格里斯特说："外科总要等到旁的一切比较安全的方法已经失去其效用，或者要除去致命的危险，才用得着。"[4] 在 20 世纪前，无论中西，其实"手术的应用是有限的。"[5] 因此，手术史的史料少且奇异，令人难以置信。

徐珂的《清稗类钞》有几则"手术"兼祝由、禁咒的故事。其中一位乾

1　Otto Neugebauer, *The Exact Sciences in Antiquity*（Providence R. I.：Brown University Press, 1957）.

2　方瑞琪、赖荣年，《中医药发展实证医学之研究策略》，《当代医学》39 卷 5 期（2012），页 387~392。

3　Henry S. Sigerist 著，顾谦吉译，《人与医学》（台北：台湾商务印书馆，1971），页 249。

4　Henry S. Sigerist，《人与医学》，页 250~251。

5　Henry S. Sigerist，《人与医学》，页 256。

隆时代军医治疗枪炮伤的神技：

> 舒荣，沅陵人。精医术，治外证，不方不药，取水一盂咒之，人指画符，患者服之立瘥。或剖腹去毒，拭以水，创合而患者不知痛。乾隆末，福文襄、王康安、宣勇伯和琳督师征苗，荣在营中，士卒中铳炮，饮水即瘥，全活数万人，群称为神水。[1]

"以指画符"、"饮水即瘥"是不可靠的。剖腹去毒手术在古代又有什么文化逻辑足取信于人？

我们与《清稗类钞》另一例手术案参照。故事的主角名易三，从异人张老人得医术：

> 易（三）得术，急欲医人，人无与医者。适其稚子患腹痛，欲割治，妻不肯，乃伺妻出户，潜祝水割腹，涤脏积。妻突入，号踊，乃以手覆所割处，无迹，立愈。由是渐医外人，手到辄瘥，不受酬犒，如老人戒。凡所治内外证，必割，必祝水令沸，刀令竖，乃治焉。数十年中，病人就庐异视者无虚日，四方贵官延治者，不远数千里[2]。

可见祝由之术，信仰者不只是下层人民而包括四方贵官。英国新左派史学家拉斐尔·塞缪尔建议不要太快在"真实"与上述故事之间断定孰是孰非。我们太喜爱"可靠的"（hard）的事实。而上述二则故事过于戏剧化了。然而易三的手术，不也传达了大部分人对"名医"的渴望，对神秘法术的向往，对疾病的恐惧及对迅速医治的需求。塞缪尔希望我们注意，不同故事重点中的相似之事，公式化及重复的部分，以及支撑这些故事的想象情结。这不就是

1　徐珂，《清稗类钞》（北京：中华书局，1986），第 9 册，页 4151。

2　徐珂，《清稗类钞》，第 9 册，页 4142~4143。

古老的法术改头换面与"手术"结合在新的环境再一次出现。两种边缘技术的结合，且"不方不药"，是与中医主流药物疗法竞争的一种生存策略？借用上述新左派史家的话，中国医学史是"混杂"、有不同的版本。因此，认真对待历史上的"虚构"，是历史学者最重要的工作之一。[1] 近代法术与手术结合的故事，似乎预告着中医面临新的手术时代。

最后，我想起一位外科医生胡美（Edward H. Hume，1876~1957）的回忆录《道一风同》（*Doctors East, Doctors West*）。这位有约翰霍普金斯大学医学博士学位的医生，在中国曾被嫌弃不懂得看病。[2] 他创立了湖南第一所西医医院雅礼医院。胡美医生亲历的医治的故事，揭露了在疾病与技术的表象下的宗教、礼俗的因素。他尊重中医，同时也深刻理解长久生活习惯及既存的偏见影响医疗行为有多深：

> 当时，湖南省还没有开办主要的外科手术。中国朋友建议我们慢慢地、非常慢地开展大手术。"你们只要开办简单的外科手术"，他们警告我们，"做那些能在挤满旁观者的诊疗所里进行的手术。不要冒险。等一两年，直到人们足够了解你。别太快！"[3]

可让旁观者观看参与的简单手术，[4] 目的无非是为了宣传新医院。手术无疑要冒险的：

> 某日，一个病重的孩子从不远的村子里被送来。他的大腿有处枪

1　贺五一，《新文化视野下的人民历史——拉斐尔·萨缪尔史学思想解读》（北京：社会科学文献出版社，2012），页155~175。

2　胡美著，杜丽红译，《道一风同——一位美国医生在华30年》（北京：中华书局，2011），页31。

3　胡美，《道一风同》，页21。

4　杨念群说："关于空间，还有一个最关键的词就是委托制，从医学史的角度说就是把自己人委托给外人在一个封闭空间进行治疗。中国人很少把自己的亲人委托给外人照管，他们习惯在非常开放的、亲密的关系里面进行治疗，病人和周围的亲属是可以参与这个医疗过程的"。见杨念群，《梧桐三味》（北京：北京大学出版社，2006），页223。

伤，他的家人恳求手术。"先生，请开刀吧。我们在村子里听说你能创造奇迹。"但是，这位创造奇迹的医生在面对处于如此绝望的病人时也不得不犹豫。此外，在外科手术中冒致命危险的时机成熟了吗？我记起刘老师两年前告诉我的，每个中国人都认为身体是看不见灵魂的居处。切除身体可能损害后代传颂他的形象，可能对灵魂居处造成永久的伤口。[1]

不同见解的深层显示了中西文化的距离——手术造成了灵魂居所永久的伤口。胡美最后动了手术。孩子死了。

本书中不同的课题，追求以"狐狸苦苦追求刺猬的见事眼光"。[2] 相对医学专门者的医学内史，本书追求着中国文化的通识。我们自己文化的热需要不断地添薪。如已故的历史学家魏斐德所说，对我们历史文化的"全新的整体"的理解。[3] 今日，我们重新理解中国文化，请优先研究中医文化的全史。

最后，诚挚地感谢促成这本书出版的南开大学历史学院余新忠教授。

李建民　于最热的夏天

2013 年 8 月 24 日

1　胡美，《道一风同》，页 55~56。

2　以赛亚·柏林著，彭淮栋译，《俄国思想家》（台北：联经出版事业公司，1987），页 100。

3　魏斐德著，梁禾译，《讲述中国历史》，《史林》2001 年 3 期，页 10。